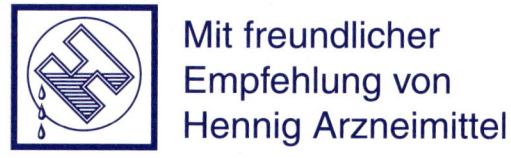

Therapie von Schwindel und Gleichgewichtsstörungen

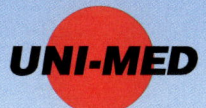

UNI-MED Verlag AG
Bremen - London - Boston

Reiß, Michael:
Therapie von Schwindel und Gleichgewichtsstörungen/Michael Reiß und Gilfe Reiß.-
1. Auflage - Bremen: UNI-MED, 2006
(UNI-MED SCIENCE)
ISBN 3-89599-938-5
ISBN 978-3-89599-938-3

© 2006   by UNI-MED Verlag AG, D-28323 Bremen,
              International Medical Publishers (London, Boston)
              Internet: www.uni-med.de, e-mail: info@uni-med.de

Printed in Europe

UNI-MED. Die beste Medizin.

In der Reihe UNI-MED SCIENCE werden aktuelle Forschungsergebnisse zur Diagnostik und Therapie wichtiger Erkrankungen "state of the art" dargestellt. Die Publikationen zeichnen sich durch höchste wissenschaftliche Kompetenz und anspruchsvolle Präsentation aus. Die Autoren sind Meinungsbildner auf ihren Fachgebieten.

Wir danken folgenden Mitgliedern unseres Ärztlichen Beirats für die engagierte Mitarbeit an diesem Buch: Isabelle Barnaure, Dr. Jens Uwe Eigenwillig, Prof. Dr. Frank Erbguth, Dr. Christian Geber, Dr. Margarete Giesen, Elias Al-Ghabra, Dr. Michael Knoop, Juliane Kretschmer und Lars Seiler.

Vorwort und Danksagung

Schwindel bzw. Vertigo stellen keine Krankheitseinheit dar, sondern sind Symptome unterschiedlichster Ätiologie und Pathogenese als das Ergebnis eines intersensorischen Konflikts. Bei Schwindel handelt es sich um ein fachübergreifendes Symptom und umfasst multisensorische bzw. sensomotorische Syndrome. Es ist nach dem Kopfschmerz das zweithäufigste Leitsymptom und tangiert nicht nur die HNO-Heilkunde und die Neurologie, sondern auch die Innere Medizin und die Augenheilkunde. Neben der behinderten Nasenatmung ist Schwindel eines der häufigsten Symptome in der HNO-Heilkunde. Auch Übelkeit und Erbrechen, die oft bei Schwindel auftreten, zählen zu den 10 am häufigsten genannten Beschwerden bei der Vorstellung beim Allgemeinarzt. Die sehr unterschiedlichen zugrundeliegenden Krankheitsbilder sind nicht nur durch Schwindel oder vegetative Symptome gekennzeichnet, sondern auch durch Nystagmus und Ataxie.

Der Diagnostik und der Therapie der Symptome Schwindel, Übelkeit und Erbrechen kommt damit eine nicht unerhebliche Bedeutung zu. Die Prävalenz von Schwindel liegt etwa bei 17 % bis zu 39 %. Genaue Angaben sind aufgrund unterschiedlicher Definitionen der Schwindelerkrankungen und der vielfältigen Ursachen schwer zu erheben.

Das Symptom Schwindel nimmt in der ärztlichen Praxis einen immer größeren Raum ein. Neben dem pathologischen Läsionsschwindel, wie eine ein- oder beidseitige Labyrinthstörung, kann auch ein physiologischer Reizschwindel in Form von Bewegungskrankheit oder Höhenschwindel bedeutungsvoll sein. Nicht die klassischen Gleichgewichtserkrankungen, wie die akute periphere einseitige Vestibulopathie (PVP) oder der Morbus Menière, führen zu einer Zunahme der Schwindelbeschwerden, sondern das ansteigende Lebensalter, metabolische Störungen, die Zunahme von Sport- und Verkehrsunfällen sowie auch die besseren diagnostischen Möglichkeiten.

Das vorliegende Buch beschäftigt sich vordergründig mit der Therapie des vestibulären Schwindels bzw. von Gleichgewichtsstörungen. Übelkeit und Erbrechen werden in kurzer Form ebenfalls berücksichtigt. Sie stellen die vegetativen Komponente eines vestibulären Schwindels dar und lassen sich pathophysiologisch aus einer vestibulär induzierten chemischen Aktivierung des Brechzentrums herleiten. Antivertiginosa sind hierbei hinsichtlich ihrer Wirkung und Indikation auch antiemetisch ausgerichtet. Die einzelnen Therapeutika können damit nicht losgelöst von einander betrachtet werden. Übelkeit und Erbrechen liegen jedoch sehr unterschiedlichen Erkrankungen und Pathomechanismen zugrunde.

Betrachtet man die einzelnen Monographien und Abhandlungen über Schwindel bzw. Gleichgewichtsstörungen, so fällt auf, dass die Kapitel über die Behandlung von Gleichgewichtsstörungen überwiegend nur relativ kurz abgefasst sind.

Das Ziel des vorliegenden Buches ist es, die therapeutischen Gesichtspunkte bei der Behandlung des Schwindels und relevanter Erscheinungen zusammenzustellen, wobei die medikamentösen, physikalischen und operativen Aspekte im Vordergrund stehen. Im Mittelpunkt steht die Behandlung des Symptoms Schwindel und die entsprechenden Ursachen, d.h. die symptomatische und die kausale Therapie. Die Therapie von Schwindel beinhaltet allgemeingültige Aspekte, während bei den jeweiligen Krankheitsbildern eine zum Teil sehr spezifische Behandlung berücksichtigt werden muss. Es soll an dieser Stelle noch einmal darauf hingewiesen werden, dass die in diesem Buch aufgeführten Präparate keinen Anspruch auf Vollständigkeit erheben.

Nach Darstellung der Grundlagen, d.h. Anatomie, Physiologie, ätiologische Aspekte, Pathophysiologie und Untersuchungsmethoden bzw. Diagnostik, werden die allgemeinen therapeutischen Methoden abgehandelt. Im speziellen Teil mit der Darstellung der einzelnen Krankheitsbilder werden neben den Therapierichtlinien die klinischen Grundlagen der einzelnen Störungen berücksichtigt. Im Anhang werden die einzelnen therapeutischen Aspekte noch einmal zusammengefasst und wichtige Fachbegriffe erläutert. Des weiteren sind vor dem Literaturverzeichnis die im Text verwendeten Abkürzungen zusammengestellt.

Erstmalig wird umfassend der Schwerpunkt Therapie bearbeitet, der aber nicht losgelöst von der Ätiologie, Pathogenese, Diagnostik und Differenzialdiagnostik betrachtet werden kann. Letztere können jedoch nur in einem begrenzten Maß berücksichtigt werden.

Wir hoffen, dass dieses Buch für die Arbeit in der täglichen Praxis eine Basis ist, Patienten mit Gleichgewichtsstörungen adäquat zu diagnostizieren und zu behandeln.

Den an der Entstehung des Buches Beteiligten und Unterstützenden sei an dieser Stelle herzlichst gedankt. Ganz besonders möchten wir Herrn Dr. Baumann von HENNIG ARZNEIMITTEL und den Mitarbeitern des UNI-MED Verlags für ihre großzügige und einfühlsame Unterstützung bei der Realisierung des Buches danken.

Radebeul und Dresden, im Juli 2006   *Michael Reiß*
                                                                                        Gilfe Reiß

Autoren

Priv.-Doz. Dr. med. Michael Reiß
Elblandkliniken Meißen-Radebeul GmbH & Co. KG
Standort Radebeul
Hals-Nasen-Ohren-Klinik
Heinrich-Zille-Str. 13
01445 Radebeul

Dr. med. Gilfe Reiß
Klinik und Poliklinik für Neurochirurgie
Universitätsklinikum Dresden
Fetscherstr.74
01307 Dresden

Inhaltsverzeichnis

Einteilung des Schwindels

1. Einteilung des Schwindels

Der Begriff Schwindel ist in der deutschen Sprache nicht genau abgegrenzt. Im medizinischen Sinne versteht man unter Schwindel eine unangenehme Störung der räumlichen Orientierung oder die fälschliche Wahrnehmung des Körpers in Form von Drehen bzw. Bewegung und/oder der Umgebung. Der Begriff Schwindel wird aber auch gebraucht, wenn eine Ohnmacht (Schwinden der Sinne) beschrieben werden soll. Schwindel ist also eine sehr allgemeine Bezeichnung. Im englischen Sprachgebrauch gibt es dagegen sehr unterschiedliche Termini für Schwindelbeschwerden: Dizziness, Vertigo, Disequilibrium oder Giddiness (Goebel, 2001). Dizziness steht für unbestimmtes Unwohlsein und ist der Oberbegriff für Schwindel bzw. Gleichgewichtsstörungen. Vertigo bezeichnet eine Gleichgewichtsstörung des vestibulären Systems bzw. einen gerichteten Schwindel. Disequilibrium bzw. Imbalance kennzeichnen ein Unsicherheitsgefühl und Giddiness bzw. Presyncopal Dizziness bedeuten Kopfleere bzw. Ohnmacht.

Die Einteilung des Schwindels ist nach verschiedenen Kriterien möglich. Grundsätzlich unterscheidet man einen physiologischen von einem pathologischen Schwindel.

Bei der Einteilung des pathologischen Schwindels sind folgende Parameter wichtig:

- Entstehungsort
- Zeitverlauf
- Art bzw. Qualität
- Auslösefaktoren

Die Zuordnung der einzelnen Schwindelarten und -formen ist bei der Anamneseerhebung bzw. Diagnostik von großer Bedeutung. Grundsätzlich kann man daher einen vestibulären von einem nichtvestibulären Schwindel unterscheiden (Tab. 1.1).

Ein wichtiges Unterscheidungskriterium ist der Ort der Schädigung bzw. Entstehungsort, d.h. am Ohr selbst, an den zentralen Leitungsbahnen oder an anderen Organen. Der vestibuläre Schwindel kann wiederum auf periphere oder zentrale Ursachen zurückgeführt werden.

Eine klinisch brauchbare Einteilung stammt von Frenzel aus dem Jahr 1955 (Abb. 1.1), da sie auch durch die Anamneseerhebung leicht zu differenzieren ist. Schwindelformen, die mit einem Dislokationsgefühl einhergehen, werden als systematischer Schwindel zusammengefasst. Ein systemati-

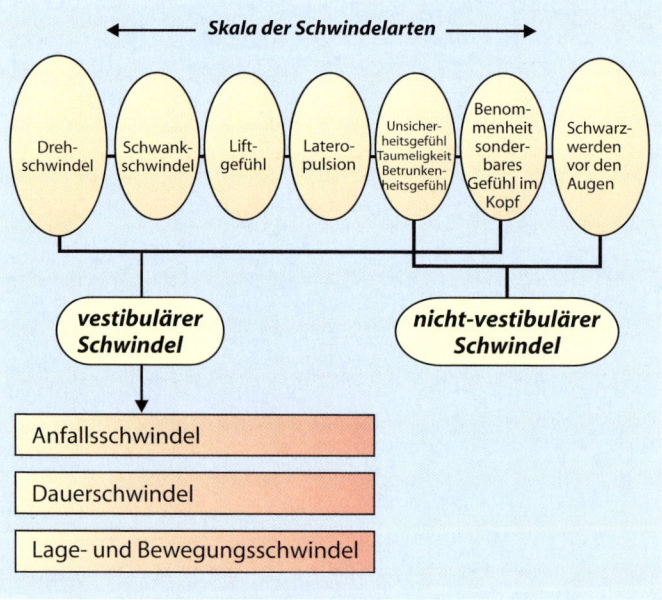

Abb. 1.1: Einteilung der Schwindelformen nach Frenzel (1955).

1. Physiologischer Schwindel
• Kinetosen
• Höhenschwindel

2. Pathologischer Schwindel
2.1 Einteilung nach dem Entstehungsort bzw. Ursache

vestibulärer Schwindel
• peripher-vestibulärer Schwindel
• zentral-vestibulärer Schwindel

nichtvestibulärer Schwindel
• kardiovaskulärer Schwindel
• metabolischer Schwindel
• okulärer Schwindel
• somatoformer Schwindel
• zervikogener Schwindel

2.2 Einteilung nach der Qualität des Schwindels
• systematisch - unsystematisch
• Bogengangsschwindel - Otolithenschwindel

2.3 Einteilung nach dem Zeitverlauf

Dauerschwindel
• Drehschwindel
• Liftschwindel
• Schwankschwindel
• phobischer Schwindel

Anfallsschwindel mit anderen otoneuro-logischen Symptomen
• Morbus Menière
• Morbus Lermoyez
• Tullio-Phänomen

Anfallsschwindel bei zentralen und anderen Erkrankungen
• Sekundenschwindel (Herzrhythmusstörungen, zervikaler Schwindel)
• Drop attacks (vertebrobasiläre Insuffizienz)
• "Schwarzwerden vor den Augen" (hypotone Dysregulation)
• phobischer Schwindel
• Epilepsie
• Migräne

Schwindel im Zusammenhang mit Bewegungen und Körperlagen
• Lageschwindel
• Lagerungsschwindel
• Schwindel durch Änderung der Kopfhaltung

Tab. 1.1: Einteilung des Schwindels.

scher Schwindel tritt bei Störungen des vestibulären Systems auf, d.h. peripher-vestibuläre und zentral-vestibuläre Erkrankungen. Beschwerden sind Drehschwindel, Schwankschwindel, Liftgefühl, Latero- oder Retropulsionsgefühle. Davon abzugrenzen ist der unsystematische Schwindel, bei dem unbestimmte Gefühle wie Benommenheit, Verwirrtheitsgefühle, Taumeligkeit oder "Schwarzwerden vor den Augen" auftreten.

Unter Berücksichtigung neuerer Untersuchungserkenntnisse wird die Unterscheidung in periphere und zentrale Störungen zunehmend diskutiert. Der vestibulookuläre Reflex (VOR) ist zentraler Bestandteil bzw. Grundlage des sensomotorischen Systems. Vestibuläre Schwindelformen sind auf Störungen des VOR zurückzuführen und betreffen periphere und zentrale Anteile. Die Differenzierung eignet sich daher nur eingeschränkt, die Ursachen und die einzelnen Befunde zu interpretie-

ren. Im folgenden soll diese Einteilung aus didaktischen Gründen noch verwendet werden.

Neben dem Drehschwindel, der durch eine Störung der Bogengänge (Bogengangssymptome) hervorgerufen wird, kann man auch einen Schwindel abgrenzen, der auf eine Störung der Otolithenfunktion (Otolithensymptome) zurückzuführen ist. Dieser Schwindel vom Otolithentyp ist vor allem durch einen Schwankschwindel charakterisiert. Bei beiden Formen können linearer und rotatorischer Nystagmus, Oszillopsien und gerichtete Fallneigung auftreten.

Berücksichtigt man den Zeitverlauf, so kann man einen Dauer- und einen Anfallsschwindel bzw. episodischen Schwindel unterscheiden. Von einem Dauerschwindel spricht man, wenn der Schwindel über Stunden bis Tage besteht. Ein episodischer Schwindel bzw. Schwindelanfälle können dagegen Sekunden bis Minuten dauern. Ursache kann eine periphere oder eine zentrale Störung sein (Schmäl, 2003).

Unter einem **peripher-vestibulären** Schwindel versteht man Störungen im Bereich des Labyrinths und des 8. Hirnnerven, also des retrolabyrinthären Bereichs. Bei Läsionen der Vestibulariskerngebiete im Hirnstamm oder der von ihnen ausgehenden Projektionen zum Kleinhirn, Mesencephalon, Thalamus und letztlich vestibulären Kortex spricht man von einem **zentral-vestibulären** Schwindel. Der in der Otologie gebräuchliche Begriff der retrolabyrinthären Läsion beschreibt eine Schädigung des N. vestibularis vom Verlassen des Labyrinths bis zur Einmündung in den Hirnstamm. Damit ist eine solche Schädigung aber nicht einem zentral-vestibulären Geschehen, sondern einem peripher-vestibulären Geschehen zuzuordnen. Ein typisches Beispiel ist das sogenannte Akustikusneurinom, welches dementsprechend einen peripheren Schwindel verursacht, otologisch aber einer retrolabyrinthären Schädigung zuzuordnen ist. Aufgrund dieser Grenzsituation können Akustikusneurinome bei entsprechender Ausdehnung auch einen **kombinierten peripheren und zentralen Schwindel** hervorrufen. Dieser kommt nicht nur bei intrakraniellen, extrazerebralen Prozessen vor, sondern auch bei Intoxikationen. Gleiche ursächliche Faktoren, z.B. Gefäßveränderungen oder Traumen, können sowohl einen peripheren als auch einen zentralen Schwindel verursachen.

Man kann grob davon ausgehen, dass ein peripher-vestibulärer Schwindel vorwiegend mit "Ohrsymptomen" und ein zentral-vestibulärer Schwindel mit zentralen Hirnstamm- oder Kleinhirnzeichen assoziiert sein kann. Verschiedene Krankheitsbilder können jeweils der peripheren vestibulären und der zentralen Schwindelform zugeordnet werden. Der benigne paroxysmale Lagerungsschwindel (BPPV), die akute einseitige periphere Vestibulopathie (PVP) und der Morbus Menière sind die häufigsten peripheren Schwindelerkrankungen. Zentrale vestibuläre Schwindelformen können durch ischämische und entzündliche Läsionen (einschließlich Plaques einer multiplen Sklerose - MS), raumfordernde Prozesse in der hinteren Schädelgrube, Fehlbildungen (Arnold-Chiari-Malformation), neurodegenerative Prozesse und Traumen bedingt sein (Tab. 1.2).

	peripher	zentral
Schwindel	+++	++
vegetative Symptomatik	+++	+
Hörstörung	++	+
neurologische Symptome	-	+++
Kompensation	rasch	langsam

Tab. 1.2: Merkmale des peripheren und zentralen Schwindels.

Schwindel kann nicht nur durch Erkrankungen im Bereich des vestibulären Systems oder der gleichgewichtserhaltenden Regelsysteme verursacht werden. Herz-Kreislauf-Erkrankungen, Stoffwechselerkrankungen, hämatopoetische Erkrankungen oder okuläre Ursachen können ebenfalls Schwindel hervorrufen. Eine weitere nichtvestibuläre Ursache ist der zervikogene Schwindel, dessen klinische Bedeutung und zugrundeliegenden Pathomechanismen umstritten sind.

Fehlen otologische, internistische oder neurologische Organstörungen, so muss man an einen somatoformen bzw. psychogenen oder psychovegetativen Schwindel denken.

> **Merke:**
> Wichtige Unterscheidungskriterien, die auch bei der Differenzialdiagnose eine Rolle spielen sind die Art des Schwindels (Drehschwindel, Schwankschwindel, Benommenheit, Liftgefühl), die Dauer des Schwindels (Schwindelattacke über Sekunden bis Minuten oder Stunden, Dauerschwindel über Tage bis Wochen) und die Auslösbarkeit bzw. Verstärkung des Schwindels (Schwindel in Ruhe, beim Gehen, Kopfdrehen, Lagerung, Husten, Pressen oder laute Töne).

Der Vergleich von Häufigkeitsangaben verschiedener Autoren wird dadurch erschwert, dass der Begriff "Schwindel" und auch die einzelnen Krankheitsbilder unterschiedlich definiert bzw. weit gefasst werden (Tab. 1.3).

1. benigner paroxysmaler Lagerungsschwindel (BPPV) - ca. 10 bis 25 %
2. somatoformer Schwindel (u.a. phobischer Schwankschwindel) - ca. 10 bis 20 %
3. zentraler vestibulärer Schwindel - ca. 5 bis 10 %
4. akute periphere einseitige Vestibulopathie (PVP) - ca. 5 bis 10 %
5. basiläre/vestibuläre Migräne bzw. Migräneschwindel (MiS) - ca. 5 bis 15 %
6. Morbus Menière - ca. 5 bis 10 %
7. bilaterale Vestibulopathie - ca. 4 %
8. Vestibularisparoxysmie - ca. 3 %
9. Perilymphfistel (PLF) - ca. 1 %

Tab. 1.3: Verschiedene Schwindelformen, geordnet nach der Häufigkeit. Die Rangfolge hängt vor allem vom Patientengut und der Diagnostik bzw. den Untersuchungskriterien ab.

Eine weitere Differenzierung des Schwindels ist anhand der einzelnen Nystagmusarten, -eigenschaften und -parameter möglich. Diese Nystagmusparameter haben eine große diagnostische Bedeutung. Ein Nystagmus muss von Augenbewegungen abgegrenzt werden. Prinzipiell stehen dem Menschen zwei Arten von Augenbewegungen zur Verfügung: Langsame Folgebewegungen und rasche Blicksprünge, d.h. Sakkaden. Nicht alle Nystagmen bzw. Augenbewegungsstörungen gehen mit Schwindel einher. Die meisten Nystagmen können auf eine Störung eines oder mehrerer okulomotorischer Subsysteme zurückgeführt werden. Ein Nystagmus kann angeboren oder erworben sein. Nystagmen sind in der Regel konjugiert. Man unterscheidet weiterhin zwischen dem eigentlichen Nystagmus (jerk) und dem Pendelnystagmus (pendular). Des weiteren treten Nystagmen unter bestimmten Bedingungen auf:

• Blickrichtungsnystagmus
• Kopfschüttelnystagmus
• Lagenystagmus
• Lagerungsnystagmus
• thermisch ausgelöster Nystagmus
• Nystagmen, die nur bei Wegfall der Fixation (Augenschluss, Frenzel-Brille) auftreten

Die Ausprägung zentral-vestibulärer Nystagmen wird durch Fixation nicht wesentlich beeinträchtigt, während bei peripheren Störungen der Nystagmus durch Fixation oder ein zusätzliches Lichtsignal supprimiert wird. Bei Augenschluss oder Untersuchung mit der Frenzel-Brille nimmt die Ausprägung des Nystagmus deutlich zu. Hierdurch lassen sich die beiden Formen voneinander abgrenzen.

Ätiologisch können unterschiedliche Erkrankungen eine Rolle spielen:

• vestibuläre Nystagmen (labyrinthärer Nystagmus, Nystagmus aufgrund von Erkrankungen im Hirnstamm, Cerebrum oder Cerebellum)
• kongenitaler Nystagmus
• Blindennystagmus
• Willkürnystagmus
• Augenbewegungen im Koma
• pharmakologisch induzierte Augenbewegungsstörungen
• periphere infranukleäre Augenbewegungsstörungen (Schielen und entsprechende Syndrome, Visusstörungen)

Die Nystagmusschlagrichtung kann horizontal, vertikal oder torsionell sein (☞ Kap. 2.1.3. und Kap. 13.2.).

Ätiologie und Pathogenese des Schwindels

2. Ätiologie und Pathogenese des Schwindels

2.1. Aufbau und Physiologie des vestibulären Systems

2.1.1. Embryologie

Phylogenetisch ist das Gleichgewichtsorgan sehr alt. Vor über 600 Millionen Jahren gab es bereits beim Hohltier Statozysten zur Wahrnehmung der Schwerkraft. Beim Menschen wird das Ohr in der Embryonalentwicklung als erstes aller Sinnesorgane angelegt. Die Entwicklung des Innenohrs beginnt in der 6. Woche.

Die embryonale Entwicklung des Innenohrs ist ein komplizierter Prozess, bei welchem es zu einem Wachstum der Labyrinthstrukturen in drei Dimensionen kommt. Das Ohrbläschen unterteilt sich zunächst in einen ventralen Anteil, der Sacculus und Ductus cochlearis bildet, und einen dorsalen Anteil, den Utriculus. Alle drei Bogengänge entstehen aus drei flachen Vorwölbungen des Utriculus. In der weiteren Entwicklung der Bogengänge kommt es gleichzeitig zu einem Wachstum und zu einer Verschmelzung. Der laterale Bogengang ist die letzte Struktur, die sich während der Embryogenese des Innenohrs entwickelt.

2.1.2. Anatomie

Zum Gleichgewichtssystem gehören das Vestibularorgan, der Vestibularnerv und die Vestibulariskerne im Hirnstamm.

Im Innenohr jeder Seite befindet sich jeweils ein Gleichgewichtsorgan mit seinen Teilorganen, die in Form des knöchernen Labyrinths im Felsenbein eingebettet sind. Das häutige Labyrinth besteht aus den Bogengängen, den drei Drehbeschleunigungsrezeptoren, sowie den Otolithenapparaten Utriculus und Sacculus, den zwei Linearbeschleunigungsmessgeräten.

Die drei Bogengänge stehen annähernd in den drei Hauptrichtungen des Raumes und repräsentieren die einzelnen Dimensionen. Die häutigen Gänge bilden Endolymphschläuche, die sich vor der Einmündung in den Utriculus zu jeweils einer Ampulle aufweiten. Man unterscheidet die folgenden Bogengänge:

▶ **seitlicher bzw. lateraler Bogengang**
Dieser wird auch als horizontaler bezeichnet, obwohl er bei aufrechter Körperhaltung nicht genau waagerecht liegt. Erst bei Vorwärtsneigung des Kopfes um 30° liegt der laterale Bogengang horizontal. Beachtet werden sollte seine Lage zum Antrum mastoideum und zum N. facialis.

▶ **vorderer (oberer) bzw. superiorer Bogengang**
Dieser ist vertikal ausgerichtet und erreicht als Eminentia arcuata die mittlere Schädelgrube.

▶ **hinterer bzw. posteriorer Bogengang**
Dieser steht ebenfalls vertikal, befindet sich jedoch rechtwinklig zum oberen Bogengang (Abb. 2.1).

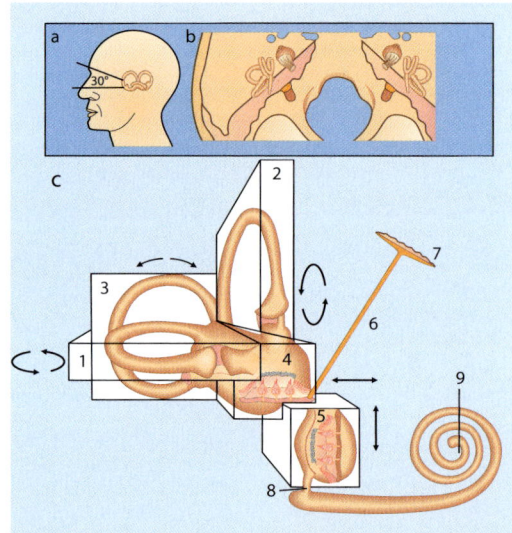

Abb. 2.1: a) Die Hauptachse des Gleichgewichtsorgans bildet einen nach vorne offenen Winkel von 30°. b) Lage der Bogengänge zueinander und im Kopf (oben). c) Darstellung der Arbeitsebenen des horizontalen Bogengangs (1), des vorderen vertikalen (oberen) Bogengangs (2), des hinteren vertikalen Bogengangs (3), der Macula utriculi (4) und der Macula sacculi (5). (6) Ductus endolymphaticus, (7) Saccus endolymphaticus, (8) Ductus reuniens, (9) Cochlea.

Die endolymphgefüllten Bogengänge münden mit fünf Öffnungen (ein Crus commune, nichtampulläres Ende des vorderen und hinteren Bogengangs) in den Utriculus. Vorderer (oberer) und hinterer Bogengang bilden einen ampullenfreien Schenkel als Crus commune.

Die Sinnesepithelien des vestibulären Labyrinths befinden sich im Otolithenapparat und in den Ampullen der drei Bogengänge (Abb. 2.2). Man unterscheidet zwei Typen von Haarzellen beim Menschen: die flaschenförmigen Typ-I-Haarzellen und die zylindrisch geformten Typ-II-Haarzellen. Beide funktionieren als mechanosensorische Rezeptoren, wobei nach Reizung durch Dreh- oder Linearbeschleunigung die mechanoelektrische Transduktion erfolgt. Der Rezeptorpol beider Zelltypen enthält Stereozilien, welche bei der Aufsicht hexagonal angeordnet sind. Der adäquate Reiz ist eine Scherbewegung der Sinneshärchen. Lateral des Stereozilienbündels befindet sich eine Kinozilie. Eine Verbiegung in Richtung Kinozilie führt zu einer Depolarisation, die Bewegung in die entgegengesetzte Richtung zur Hyperpolarisation (Abb. 2.3).

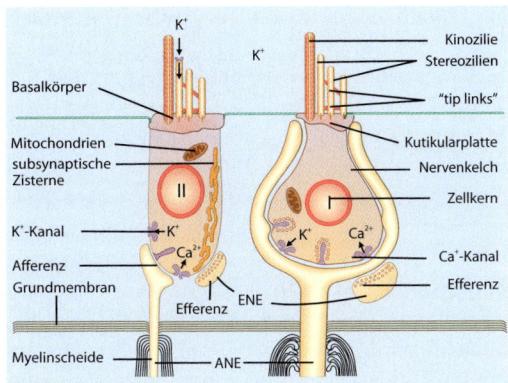

Abb. 2.3: Haarzelltypen im Bogengangsbereich Typ I und Typ II (ENE = efferentes bzw. ANE = afferentes Nervenende).

Die Ampulle beherbergt den Rezeptor der Drehbeschleunigung (Abb. 2.4). Dieser besteht aus einer Cupula, welche auf der Crista ampullaris wie auf einem Scharniergelenk gelagert ist. Die Bewegung wird durch den subcupularen Raum ermöglicht. Zusätzlich soll der obere Teil der Ampulle mit Polysacchariden, welche den Flüssigkeitsstrom auf den unteren Teil der Cupula lenken, angefüllt sein (Abb. 2.5).

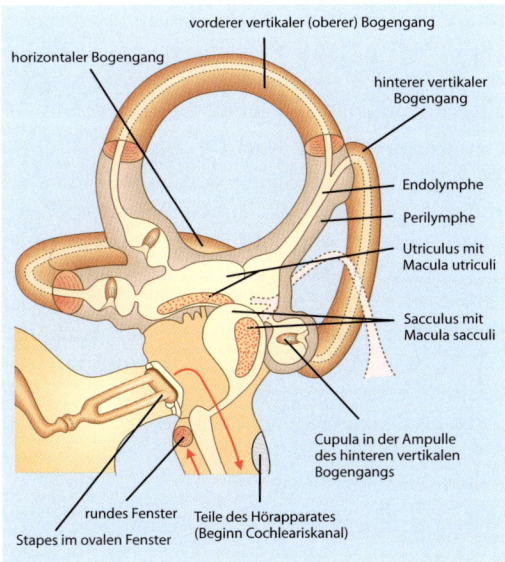

Abb. 2.2: Lage der vestibulären Rezeptoren im Bogengangs- und Otolithenapparat.

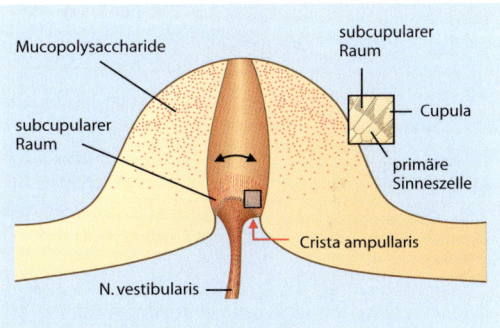

Abb. 2.4: Anatomie der Bogengangsampulle.

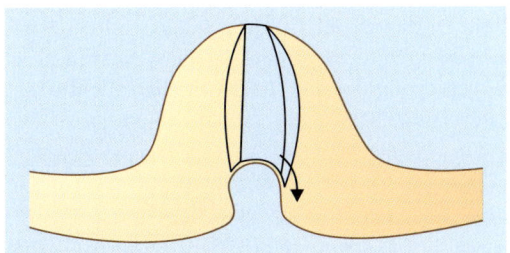

Abb. 2.5: Bewegung der Cupula, die sich auf der Crista wie ein Scharniergelenk bewegt.

Die Otolithenorgane sind Maculae bzw. Sinneszellen im Vestibulum des Labyrinths. Sie dienen der Messung geradliniger Beschleunigungen und der Schwerkraft. Die Maculae sind bedeckt mit einer Membran mit prismatischen Kalziumkarbonatkristallen in Form von Calcit, den sog. Otolithen (Statolithen bzw. Otokonien, Ohrsteinchen). Diese kleinen Kalksteinchen haben ein etwa 2,7 mal höheres spezifisches Gewicht als die umgebende Endolymphe und einen Durchmesser von 2-5 μm. Wie an der Cupula führt eine Tangentialverschiebung dieser Membran zu einer Verbiegung der Sinneshärchen und damit in Abhängigkeit von der Bewegungsrichtung zu einer Aktivierung bzw. Hemmung (Abb. 2.6).

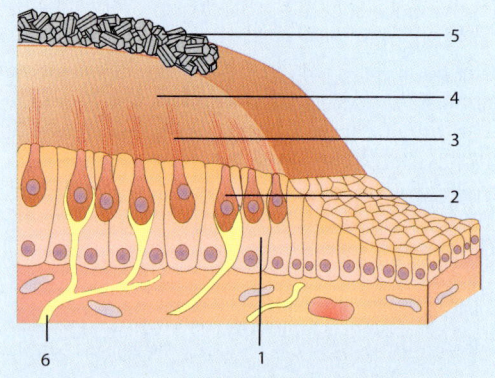

Abb. 2.6: Darstellung einer Macula statica 1. Stützzellen, 2. Sinneszellen, 3. Zilien, 4. gallertartige Otolithenmembran, 5. Otolithen, 6. afferente Nervenfaser. Die Otolithen und die Otolithenmembran haben eine höhere Dichte als die Endolymphe, so dass sie der Schwerkraft folgen und damit die Sinneszellen reizen.

Während die Polarisation der Sinneszellen in den Cristae einheitlich ist, sind die funktionellen Verhältnisse in den Maculae komplizierter. Durch eine bogenförmig verlaufende Grenzlinie (Striola) werden die Sinnesepithelien in zwei Hälften geteilt. Die Sinnespolarisationen der Otolithenorgane verlaufen nicht parallel, sondern entsprechend bogenförmig. Sie sind damit in allen Richtungen einer Ebene vorhanden.

Die Hauptachsen der beiden Otolithenorgane Sacculus und Utriculus stehen in einem Winkel von 90° zueinander, wobei der Sacculus senkrecht steht. Zur Horizontalen bilden die horizontalen Bogengänge und die Utriculi einen nach vorne offenen Winkel von 30°. Beim Gehen vor allem auf unebener Fläche wird der Kopf leicht nach vorne geneigt, so dass die horizontalen Bogengänge und die Utriculi weitestgehend horizontal ausgerichtet sind. Dadurch wird eine optimale Arbeitsebene erzielt.

Von besonderer klinischer Bedeutung ist die unmittelbare Lage der Otolithenorgane zur Fenestra vestibuli bei Gleichgewichtsstörungen nach Stapesplastik. Die Abstände zum ovalen Fenster sind vom oberen Rand des ovalen Fensters zum Utriculus, welcher einen Durchmesser von etwa 2-3 mm aufweist, mit 0,3 mm am geringsten. Die Steigbügelfußplatte ist vorn 0,75 mm und hinten 1,6 mm vom Sacculus entfernt. Der Sacculus ist vom mittleren Anteil der Fußplatte etwa 1 mm entfernt. Zur Vorderkante ist mit 0,75 bis 1 mm die geringste Distanz nachweisbar.

Die einzelnen Informationen aus den verschiedenen vestibulären Rezeptoren fließen über den N. vestibularis in den vestibulären Kernen der Medulla oblongata zusammen. Der N. vestibularis (Pars vestibularis superior und inferior) tritt zusammen mit dem N. cochlearis in den inneren Gehörgang ein. Zum Ganglion vestibulare, welches am Boden des inneren Gehörgangs liegt, ziehen vorwiegend afferente und nur wenige efferente Fasern.

Die Nn. utriculares und sacculares ziehen zum oberen Anteil des Ganglion vestibulare (Scarpae), ein Nerv zieht vom Sacculus zum Ganglion vestibulare inferior. Alle Cristae geben jeweils einen Nerven ab. Vorderer und lateraler N. ampullaris ziehen zum oberen vestibulären Ganglion. Der hintere Bogengang entlässt den N. singularis und den N. ampullaris posterior zum Ganglion vestibulare inferior. Im Ganglion vestibulare liegen die Nervenzellen des zweiten Neurons. Die efferenten Bahnen steuern sowohl Typ-I- als auch Typ-II-Zellen ohne Spezifität.

Man unterscheidet insgesamt 4 Vestibulariskerne:

- Nucleus vestibularis superior (Bechterew-Kern: Blickfeldmotorik)
- Nucleus vestibularis lateralis (Deiters-Kern: Stützmotorik)
- Nucleus vestibularis medialis (Roller-Kern)
- Nucleus vestibularis inferior (Schwalbe-Kern)

Die Kerne nehmen nicht nur vestibuläre Reize auf, sondern auch Bewegungsinformationen aus den visuellen und propriozeptiven Sinnessystemen entgegen. Die Kerngebiete links und rechts sind durch Kommissurenfasern verbunden. Die bilaterale Verbindung ist für die Kompensation einseitiger Labyrinthausfälle verantwortlich.

Der VOR ist über einen Reflexbogen aus 3 Neuronen verschaltet (3-Neuronen-Reflexbogen). Dieser gibt die Informationen vom peripheren Labyrinth über den Vestibularisnerven (1. Neuron im Ganglion vestibulare im inneren Gehörgang), das Vestibulariskerngebiet, die vestibulären Projektionen im Hirnstamm (Fasciculus longitudinalis medialis - MLF, Brachium conjunctivum, aufsteigender Deiters-Trakt) (2. Neuron im Vestibulariskerngebiet) an die Kerngebiete der okulomotorischen Hirnnerven (N. oculomotorius, N. trochlearis, N. abducens - 3. Neuron) der Gegenseite weiter. Der 3-Neuronen-Reflexbogen stellt das Kernstück des VOR dar. Der VOR hat die Aufgabe, das Blickfeld zu stabilisieren. Der vestibulospinale Reflex dient dagegen der Stabilisierung der Körperhaltung (Abb. 2.7).

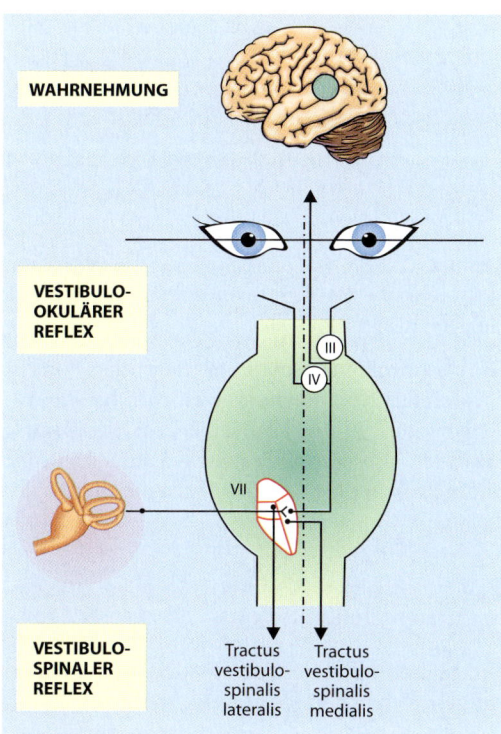

Abb. 2.7: Schematische Darstellung des vestibulo-okulären Reflexes (VOR) mit seinem 3-Neuronen-Reflexbogen und der Gewährleistung der okulomotorischen, perzeptiven und posturalen Funktionen.

2.1.3. Physiologie

Das Gleichgewichtsorgan ist ein Sinnessystem mit verschiedenen Aufgaben, ohne dass es eine einzelne Aufgabe allein erfüllen kann:

- räumliche Orientierung (**Information über die Stellung des Kopfes im Raum - perzeptiv**)
- Informationen über das Einwirken von linearen und angulären Beschleunigungskräften
- die Koordination und Regulation der Augenbewegungen (damit bei **Kopfbewegungen** ein **Blickziel** möglichst schnell und **scharf** gesehen werden kann - **okulomotorisch**)
- die Koordination von Bewegungsabläufen durch Einflüsse auf die Skelettmuskulatur
- die Gewährleistung eines Reflextonus (**Stabilisierung der Körperhaltung - postural**)

Die Otolithen reagieren auf lineare Reize. Ein Beispiel ist die Gravitation bei Normalstellung des Kopfes. Andere Phänomene werden im Aufzug oder bei Beschleunigen bzw. Bremsen eines Autos erzeugt. Durch eine lineare Beschleunigung werden die gegenüber der Endolymphe träger reagierenden Otolithen bewegt, so dass sie schließlich in den afferenten Nerven Impulse auslösen.

Die Bogengänge reagieren auf anguläre Reizvorgänge, d.h. Kopfbewegungen oder Karussellfahren, und messen damit die Drehbeschleunigung. Die Cupula wird bei einer Rotation durch die Trägheit der Endolymphe zum Bogengang ausgelenkt. Bei einer horizontalen Drehung wird die Endolymphe in beiden horizontalen Bogengängen bewegt, so dass die Cupulae in der entgegengesetzten Richtung zur Winkelbeschleunigung ausgelenkt werden. Bei Erreichen einer konstanten Drehung gehen die Cupulae aufgrund der Eigenelastizität allmählich wieder in ihre Ausgangslage zurück. Beim Abbremsen der Rotation werden die Cupulae nun in die entgegengesetzte Richtung bewegt. Eine Rotation nach rechts erzeugt damit am rechten Bogengang eine Cupulaauslenkung zum Utriculus hin (utriculopetal). Die resultierende Depolarisation bewirkt eine Steigerung der Spontanaktivität mit entsprechender Nervenreizung. Im linken Bogengang wird die Cupula vom Utriculus weg bewegt (utriculofugal), so dass eine Auslenkung zur entgegengesetzten Seite erfolgt. Durch diese Hyperpolarisation kommt es zu einer Verminderung der Aktionspotentialrate. Über das mediale Längsbündel werden die Nervenimpulse zu den ipsilateralen Augenmuskelkernen fortgeleitet. Aufgrund des VOR entsteht bei einer Rotation nach rechts zunächst eine langsame Augenbewegung in die entgegengesetzte Richtung des Reizes, d.h. nach links. Zentral wird sogleich eine schnelle Rückstellbewegung des Auges bewirkt. Diese Bewegung entspricht der schnellen Phase des Nystagmus (Haid, 1990).

Die Raumebene eines Bogengangs korreliert mit einer Hauptzugrichtung eines verschalteten Augenmuskels:

- horizontaler Bogengang: horizontale Augenbewegung

- oberer bzw. vorderer Bogengang: Bewegung der Augen nach oben, mit Drehung weg vom stimulierten Bogengang

- hinterer Bogengang: Bewegung der Augen nach unten, mit Drehung weg vom stimulierten Bogengang

Der bereits beschriebene VOR ist Kernstück des vestibulären Systems. Er dient dazu, kompensatorische Augenbewegungen während Kopf- oder Körperbewegungen ausführen zu können. Sonst würden Oszillopsien entstehen bzw. ein betrachtetes Objekt wäre während einer Bewegung an verschiedenen Retinaorten abgebildet. Außer der okulomotorischen Projektion des VOR besteht eine weitere zum vestibulären Kortex ziehende Projektion, die für die Raumorientierung und Wahrnehmung zuständig ist. Weiterhin existiert eine vestibulospinale Projektion, die vom Vestibulariskerngebiet über den Tractus vestibulospinalis medialis oder lateralis zieht und die für die Haltungsregulation verantwortlich ist. Der VOR verfügt damit über 3 Schenkel: okulomotorische, perzeptive und posturale Schenkel. Diese können die einzelnen Symptome des vestibulären Schwindels erklären.

Der Aufbau des VOR erklärt die rasche Generierung der kompensatorischen Augenbewegungen. Die Leitungszeit beträgt im VOR nur etwa 20 ms, so dass nahezu gleichzeitige Augenbewegungen während Kopfbewegungen möglich sind. Außerdem ist der VOR auch durch eine hohe Plastizität gekennzeichnet. Nach Neuanpassung einer Brille muss der VOR neu einreguliert werden. Dies geschieht innerhalb weniger Stunden.

Man unterscheidet drei Hauptarbeitsebenen des VOR bzw. der von ihm generierten Augenbewegungen:

- horizontal - bei Kopfbewegungen um die vertikale Körperlängs-(Z)-Achse (Yaw)

- vertikal - Beugung und Reklination des Kopfes in sagittaler Richtung um die horizontale binaurale Y-Achse (Pitch)

- torsionell - bei seitliche Bewegungen des Kopfes um die Seh-(X)-Achse (Roll)

Diese Hauptarbeitsebenen spielen bei der Klassifizierung des zentralen Schwindels eine wichtige Rolle.

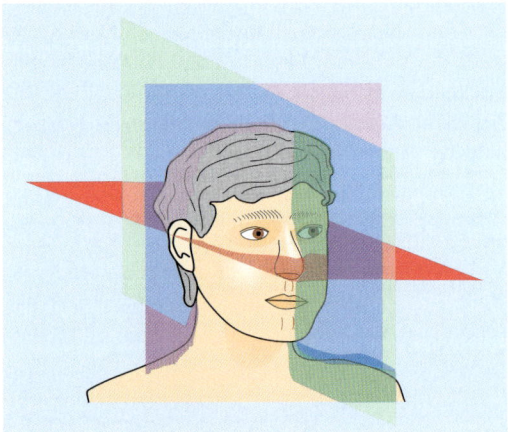

Abb. 2.8: Die drei Hauptarbeitsebenen des VOR: grün - Sagittalebene (Pitch), rot - horizontale Ebene (Yaw), blau - Frontalebene (Roll).

Die paramediane Formatio reticularis des Pons ist ein wesentliches Integrationszentrum für die Augenbewegungen und kontrolliert z.B. horizontale Sakkaden durch prämotorische Burst-Neurone mit monosynaptischen Eingängen auf den N. abducens.

2.2. Pathophysiologie des vestibulären Schwindels

Die Hauptfunktionen des vestibulären Systems spiegeln sich in den Störungen

- im Bereich der Wahrnehmung bzw. Raumorientierung (Schwindel),

- der Blickstabilisation (Augenfehlstellung, Nystagmus),

- der Haltungsregulation (Ataxie, Fallneigung) und

- des Vegetativums (Übelkeit, Erbrechen) wider.

Sie entsprechen den 4 Hauptfunktionen des zentral-vestibulären Systems, die verschiedenen Orten des Gehirns zugeordnet werden können. Der wahrgenommene Schwindel basiert auf einer kortikalen Störung der Raumorientierung. Durch eine richtungsspezifische Tonusverschiebung des VOR entsteht der Nystagmus. Stand- bzw. Gangunsicherheiten sind das Resultat inadäquater vestibulospinaler Reaktionen. Infolge Beteiligung des limbischen Systems werden die als zunächst angenehm empfundenen Körperbewegungen als Unlust interpretiert. Durch eine chemische Aktivierung des medullären Brechzentrums kommt es zur Auslösung von Emesis und Nausea. Erbrechen wird durch das Brechzentrum in der lateralen Formatio reticularis der Medulla oblongata ausgelöst und in seinem Ablauf gesteuert. Die Stimulation erfolgt nicht nur aus Afferenzen der Vestibulariskerne, sondern auch aus der Chemorezeptor-Triggerzone der Area postrema am Boden des 4. Ventrikels und aus kortikalen Arealen unter Einschluss des limbischen Systems. Im Bereich der Chemorezeptor-Triggerzone ist die Blut-Hirn-Schranke aufgehoben, weshalb auch Substanzen, die sonst nicht in das zentrale Nervensystem (ZNS) gelangen können, auf die Aktivität des Brechzentrums einwirken (Abb. 2.9).

Grundlage des vestibulären Systems ist der VOR. Ein Funktionsverlust eines der beiden Gleichgewichtsorgane führt zu einer Abnahme des afferenten Reizes zum Gleichgewichtskerngebiet. Dort kommt es zu einer Asymmetrie der neuronalen Aktivität, die z.B. auch physiologisch bei Drehbewegungen auftritt. Aufgrund des VOR wird der Augenmuskeltonus auf der kontralateralen Seite vermindert, so dass die Augen synchron aus der Mittelstellung zur kranken Seite bzw. mindertonisierten Seite gezogen werden. Die Geschwindigkeit hängt von dem Ausmaß der Differenz ab. Bei dieser Bewegung handelt es sich um die langsame Phase des Nystagmus. Ab einem individuell verschiedenen Triggerpunkt werden die Augen sehr rasch zurückgestellt. Diese Rückbewegung ist die schnelle Phase des Nystagmus, die kontralateral gerichtet ist und einer Sakkade entspricht. Der in Winkelgraden gemessene Weg, den die Augen

zurücklegen, entspricht der Amplitude des Nystagmus. Der Funktionsverlust eines Gleichgewichtsorgans führt zu einem horizontal gerichteten Nystagmus mit vertikalen und rotatorischen Anteilen.

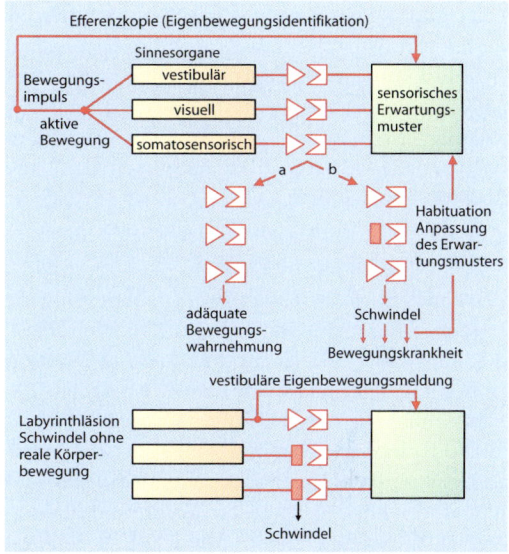

Abb. 2.9: Entstehung von Schwindelempfindung und Kinetose (nach Brandt und Büchele, 1983). Besteht eine Inkongruenz zwischen Sinnesreizung und Erwartungsmuster, so entsteht Schwindel und bei wiederholter Reizung durch Summation eine Kinetose. Eine Gewöhnung wird zentral dadurch erreicht, dass das zentrale Erwartungsmuster umprogrammiert wird (oben). Bei einer einseitigen Labyrinthstörung wird vestibulär eine Körperbeschleunigung gemeldet, die im Widerspruch zu den gleichzeitig eingehenden visuellen und somatosensorischen Informationen steht (unten).

2.3. Ätiologie - Risikofaktoren

2.3.1. Kardiovaskuläre Erkrankungen

Die kardiovaskulären Erkrankungen stellen eine wichtige Ursache des Schwindels dar. Obwohl das vestibuläre System selbst intakt ist, kann Schwindel dann vestibulär verursacht werden, wenn Anteile des Vestibularsystems schlecht oder nicht durchblutet werden bzw. die zentrale Integration gestört ist. Viele internistische Erkrankungen können außerdem vestibuläre Krankheiten negativ beeinflussen oder verursachen (Stoll, et al., 2004).

Eine akute Durchblutungsstörung im vertebrobasiliären Stromgebiet kann neben dem Auftreten von Hirnstammfunktionsstörungen zu einer akuten, meist einseitigen und schweren Störung der Innenohrfunktion führen. Es kann auch zu einer selektiven Durchblutungsstörung der labyrinthären Blutgefäße kommen. Inwieweit chronische Durchblutungsstörungen, wie z.B. im Rahmen einer Blutdruckregulationsstörung, einer generellen Arteriosklerose, eines Diabetes mellitus oder eines Nikotinabusus zu einer funktionellen Innenohrstörung führen, ist unklar und im Einzelfall schwer nachweisbar (Scherer, 1997; Stoll, et al., 2004; Suckfüll, et al., 2003).

2.3.2. Entzündliche Genese

Prinzipiell spielen vor allem entzündliche, otogene Ursachen in Form einer Labyrinthitis eine Rolle, d.h. eine seröse oder eitrige Entzündungsreaktion in den Flüssigkeitsräumen oder Membranen des Labyrinths. Die Entzündungen können entweder viral oder bakteriell bedingt sein. Eine Labyrinthitis kann tympanogen bzw. otogen, meningeal oder hämatogen ausgelöst werden (Baloh und Halmagyi, 1996; Brandt, 2003b; Haid, 1990; Scherer, 1997).

Alle neurotropen Viren kommen als Ursache einer Funktionsstörung des Gleichgewichtsorgans in betracht. Die virale Labyrinthitis kann otogen im Rahmen von viralen Infekten des oberen Respirationstraktes (Influenza-, Picorna-, Korona- oder Adenoviren) oder selten meningogen und vorwiegend im Kleinkindesalter im Verlauf einer Mumps- oder Masernmeningitis auftreten.

Die bakterielle Labyrinthitis kann otogen durch eine akute Otitis media (Pneumokokken, Haemophilus influenzae, β-hämolysierende Streptokokken), meningogen über den inneren Gehörgang besonders bei Kindern oder hämatogen (Treponema pallidum, Mycobacterium tuberculosis, Mukormykose) entstehen (Jahnke, 1994).

Eine akut-eitrige Infektion des Mittelohrs, die in das Labyrinth fortgeleitet wird, ist selten, aber gefährlich, da sie zu einem hochgradigen Innenohrschaden und einer Meningitis führen kann.

2.3.3. Autoimmunkrankheiten

Die Existenz von Autoimmunkrankheiten für plötzliche funktionelle Störungen des Innenohrs

wird heutzutage nicht mehr angezweifelt, ist aber bis heute nicht eindeutig bewiesen. Die audiologischen Symptome mit allmählicher Abnahme des Hörvermögens sind vorherrschend (Naumann und Scherer, 1998).

Neben verschiedenen systemischen immunvermittelten Erkrankungen (z.B. Cogan-Syndrom, systemischer Lupus erythematodes) spielen auch immunvermittelte Innenohrschwerhörigkeiten ohne weitere systemische Manifestation eine Rolle, die zu etwa 50 % mit vestibulären Symptomen einhergehen. Frauen zwischen dem 17. und 42. Lebensjahr sind häufiger betroffen als Männer. Bei einem geringen Teil entwickelt sich im weiteren Verlauf eine systemische Autoimmunerkrankung. Eindeutige diagnostische Kriterien für eine isolierte Autoimmunerkrankung sind nicht bekannt, jedoch sprechen sie therapeutisch in der Regel gut auf eine immunsuppressive Behandlung an. Die routinemäßige serologische Suche nach Autoantikörpern ist bei Patienten mit Gleichgewichtsstörungen jedoch nicht sinnvoll (Baloh und Halmagyi, 1996).

2.3.4. Traumatische Genese

Im Rahmen von Schädelhirntraumen (SHT), insbesondere mit Schädelbasisfrakturen, oder auch iatrogen im Rahmen einer Ohroperation können ebenfalls cochleovestibuläre Störungen sowie Schwindelbeschwerden auftreten. Das SHT ist eine der wichtigsten Schwindelursachen. Traumatischer Schwindel kann peripher- und/oder zentralvestibulär bedingt sein. Abzugrenzen ist der zervikogene traumatische Schwindel.

2.3.5. Toxische Genese

Toxische Gleichgewichtsstörungen können im Rahmen einer akuten oder subakuten Mittelohrentzündung durch endogene Toxine bzw. Abbauprodukte der Bakterien oder Viren, durch ototoxische bzw. vestibulotoxische Medikamente und gewerbliche Substanzen als seröse Labyrinthitis auftreten. Bei einer Begleitentzündung im Mittelohr oder bei einer viralen tympanogenen Infektion wie der Grippeotitis werden Entzündungsmediatoren oder Erregertoxine freigesetzt. Neben vestibulotoxischen Arzneimitteln haben viele andere Medikamente (etwa 25 % aller Präparate) Schwindel als Nebenwirkung.

2.3.6. Metabolische Störungen

Labyrinthäre Schäden können auch durch metabolische Veränderungen entstehen. Am besten ist der Zusammenhang zu einer Hyperlipidämie belegt. Eine Korrektur dieser Störungen ist sicher sinnvoll. Auch für die Urämie wird vermutet, dass sie das Labyrinth direkt schädigen kann.

2.3.7. Hereditäre Genese

Verschiedene Schwindelformen können angeboren sein. Hierbei handelt es sich überwiegend um Syndrome mit kongenitalen Hörstörungen, bei denen z.T. Schwindel bzw. vestibuläre Störungen bestehen. Dies betrifft u.a.

- das **Usher-Syndrom** Typ I-III (Innenohrschwerhörigkeit, Retinopathia pigmentosa mit Nachtblindheit und Gesichtsfeldeinschränkung; Typ I schwerste Form mit Taubheit und Labyrinthausfall)
- das **Alström-Syndrom** (Innenohrschwerhörigkeit, retinale Degeneration, Optikusatrophie, Adipositas, Diabetes mellitus)
- das **Refsum-Syndrom** (Ichthyosis, Katarakt, Retinopathia pigmentosa, periphere Neuropathie, Ataxie, Innenohrschwerhörigkeit, Anosmie)
- das **Waardenburg-Syndrom** (Missbildungen des Gesichtsschädels, Pigmentstörungen, Innenohrschwerhörigkeit) und
- das **Alport-Syndrom** (Nephropathie, Innenohrschwerhörigkeit, Katarakt).

Beim Usher-Syndrom Typ III und beim Pendred-Syndrom (Innenohrschwerhörigkeit, euthyreote Struma) ist das Auftreten von vestibulären Störungen variabel.

In Abhängigkeit vom Schweregrad der Anomalien im Innenohr unterscheidet man vier Typen: Typ Michel, Typ Mondini-Alexander, Typ Bing-Siebenmann und Typ Scheibe, die durch eine Aplasie bzw. Hypoplasie mit unterschiedlich ausgeprägten cochleovestibulären Funktionsstörungen gekennzeichnet sind.

Erbliche degenerative Ataxien bzw. Heredoataxien des spinozerebellären Systems gehen ebenfalls mit ausgeprägten Gleichgewichtsstörungen und Schwindelbeschwerden einher. Man unterscheidet autosomal rezessive Erkrankungen (Friedreich-Ataxie), mitochondriale Erkrankungen und autosomal dominante Ataxien. Diese müssen von den erworbenen (alkoholische Kleinhirndegeneration) bzw. idiopathischen nichterblichen Ataxien abgegrenzt werden.

2.3.8. Tumoren

In seltenen Fällen können raumfordernde und destruierende Prozesse zu Schwindelbeschwerden führen. Unter diesen seltenen Tumoren sind die Akustikusneurinome bzw. Kleinhirnbrückenwinkeltumoren die häufigsten. Des weiteren können überwiegend infratentoriell gelegene Tumoren der hinteren Schädelgrube Schwindel bzw. Ataxie verursachen. Während die Mittel- und Kleinhirntumoren erst im späteren Verlauf bei zunehmendem Druck auf den kaudalen Hirnstamm vestibuläre Symptome verursachen, sind Schwindelbeschwerden bei Raumforderungen im Hirnstammbereich (Pons, Medulla oblongata und 4. Ventrikel) ein häufiges Frühsymptom.

2.3.9. Alter

Das Alter ist ein wichtiger Risikofaktor für Schwindel und Gleichgewichtsstörungen. Die physiologischen Altersveränderungen sind mannigfaltig. Sie beeinflussen das Gleichgewichtssystem auf verschiedenen Ebenen und in unterschiedlicher Ausprägung. Mit zunehmendem Alter kommt es zu physiologischen, asynchron verlaufenden Organveränderungen. Sie berühren auch das vestibuläre, das visuelle und das propriozeptive System (Baloh und Halmagyi, 1996; Füsgen, 1998).

Degenerative Veränderungen treten am peripheren Gleichgewichtsorgan vorzugsweise an der Ampulle der Bogengänge sowie Sacculus und Utriculus auf; sie wurden auch im Bereich der Ganglien, Vestibularisnerven sowie der -kerne beschrieben. Cerebellum und Cerebrum sowie die höheren kortikalen Leistungen sind ebenfalls beteiligt.

Veränderungen des visuellen Systems sind nachlassende Seh- und Tiefenschärfe sowie Dunkeladaptation. Auch kann die Hörleistung mit steigendem Lebensalter abnehmen. Im Alter wird es schwieriger, zwei Dinge gleichzeitig zu tun ("dual task"). Kognitive Aufgaben während des Gehens beeinträchtigen das statische und das dynamische Gleichgewicht.

Bei den propriozeptiven Rezeptoren nimmt besonders die Diskrimination und das Vibrationsempfinden ab. Weitere Faktoren sind eine nachlas-

sende Nervenleitung sowie degenerative Gelenk-
beschwerden mit Veränderungen der propriozeptiven Fähigkeiten in den unteren Extremitäten und
der Halswirbelsäule (HWS). Auch die endopro-
thetische Chirurgie im Knie- und Hüftbereich in
Folge degenerativer Schäden verändert die Rezep-
torfunktion in den betroffenen Bereichen.

Weiterhin sollte bei älteren Patienten die Medi-
kamentenanamnese beachtet werden. Eine Reihe
von Medikamenten können Schwindel hervorrufen. Zusätzlich sind auch Medikamentenwechsel-
wirkungen sowie Fehlmedikationen aufgrund ko-
gnitiver Defizite von Bedeutung.

Auch besteht bei älteren Patienten ein höheres Risiko, an Hypertonie, kardiovaskulären Erkrankungen, peripheren Gefäßschäden und Diabetes mellitus zu erkranken. Viele dieser Faktoren führen zunehmend auch zu einer sozialen Isolation und Immobilität, wodurch ebenfalls Gleichgewichts- und
Schwindelbeschwerden gefördert werden (Füsgen,
1998).

2.3.10. Psychiatrische Erkrankungen

Der Anteil psychogen verursachter Schwindelzustände wird auf bis zu 50 % geschätzt. Schwindel
kann bei psychopathologischen Symptomen wie
Angst, Depressionen, Schlafstörungen oder An-
triebsstörungen auftreten. Er äußert sich monosymptomatisch, d.h. meist als Angstäquivalent bei
Angsterkrankungen, als Konversionssymptom bei
dissoziativen und somatoformen Störungen oder
im Rahmen eines Symptomenkomplexes (Eckhardt-Henn, et al., 1997). Die Ätiologie und Pathogenese eines somatoformen Schwindels hängt
offenbar von der vegetativen Labilität bzw. dem
Funktionszustand des ZNS ab. Bei bestimmten
Personen kann es bei Erregung, Stress oder depressiven Phasen vorkommen, dass die spezifischen
vestibulären, propriozeptiven und optischen Reize
nicht mehr ausreichend koordiniert werden können (Baloh und Halmagyi, 1996; Brandt, 2003b;
Brandt, et al., 2004).

2.4. Funktionelle Kompensation des Vestibularsystems

Bei der vestibulären Kompensation handelt es sich
um einen zeit- und altersabhängigen neuronalen
Prozess, an welchem mehrere Sinnesmodalitäten
beteiligt sind. Dieser Prozess läuft in Phasen über
mehrere Wochen ab.

Im Falle einer dauerhaften Schädigung, wie z.B.
nach einem akuten Ausfall des peripher-vestibulären Systems, reduziert sich in der Regel das
Schwindelgefühl des Patienten zusammen mit
dem zu beobachtenden Nystagmus zunehmend.
Das vestibuläre System verfügt also über Mechanismen, den Verlust eines seiner Rezeptororgane
mehr oder weniger auszugleichen. Diesen Vorgang
bezeichnet man als vestibuläre bzw. zentrale Kompensation bzw. Regeneration. Die zentrale Gegenregulation ist kein einheitlicher Vorgang bzw. kein
feststehender definierter Zustand. Sie umfasst verschiedene neuronale und strukturelle Mechanismen, die an unterschiedlichen Orten (vestibulo-
spinal, vestibulookulär) in verschiedenen Zeitab-
schnitten und begrenzten Möglichkeiten erfolgen.
Verschiedene Autoren vertreten sehr unterschiedliche Auffassungen. Es existieren widersprüchliche
Angaben, ob eine vollständige vestibuläre Kompensation erreicht werden kann oder nicht. Zwar
verschwindet in der Regel ein pathologischer
Spontannystagmus, eine Asymmetrie optokinetischer Reaktionen kann unter bestimmten Reizbe-
dingungen jedoch bestehen bleiben. Besonders für
hochfrequente Kopfbeschleunigungen ist das Ergebnis bei dem einzelnen Patienten oft nicht zufriedenstellend. Eine "generalisierte" Kompensation ist also nicht zu erwarten, allenfalls für bestimmte Einzelleistungen.

Die zentrale Frage besteht darin, auf welche Weise
es zum Wiederaufleben der Spontanaktivität der
Neurone auf der erkrankten Seite kommt und wie
anschließend durch zentrale Mechanismen die
Störung kompensiert werden kann. Man unterscheidet schnelle Mechanismen, die innerhalb von
wenigen Stunden nach einer Labyrinthstörung ge-
genregulieren, von Mechanismen, die eine dauer-
hafte Versorgung garantieren. Diskutiert wird daher nicht nur ein neuronaler bzw. anatomischer,
sondern auch ein hormoneller Mechanismus der
vestibulären Gegenregulation.

Verschiedene Systeme sind bei dem Kompensationsvorgang involviert (Herdmann, 2000):

- zelluläre Regeneration
- Spontanheilung
- vestibuläre Adaptation
- Substitution
- Habituation

Bei der **zellulären Regeneration** kommt es zur funktionellen Erholung der geschädigten Rezeptoren oder Neurone auch unter Einwirkung von Medikamenten. Dies wurde z.B. experimentell für vestibuläre Haarzellen bei Nichtprimaten, die durch Aminoglykoside geschädigt wurden, gezeigt. Es kommt jedoch zu keiner vollständigen Regeneration.

Vor allem die PVP weist eine gewisse **Spontanheilung** auf, welche mit der des Hörsturzes vergleichbar ist. Die typischen Anzeichen eines Ausfalls verschwinden in den ersten 14 Tagen nach dem Akutereignis.

Unter **Adaptation** versteht man eine Reduzierung der Reizantwort während eines einmaligen kontinuierlichen Reizes (Haid, 1990).

Bei der **Substitution** wird die entsprechende Funktion durch andere Organsysteme übernommen oder gesteuert. In der Regel können die anderen Mechanismen die Schädigung nicht alleine kompensieren. Das efferente vestibuläre, okulomotorische und das somatische System haben dabei eine wichtige Bedeutung (Scherer, 1997). Bei der Stabilisierung der Körperhaltung spielt z.B. das visuelle und das somatosensorische System eine besondere Rolle, die jedoch eine adäquate Substitution nicht vollständig gewährleisten können. Im Gegensatz zu einer Erblindung oder Ertaubung durch Schädigung des peripheren Endorganes kommt es durch eine Schädigung des Labyrinths nicht zum Verlust des Orientierungssinnes.

Unter **Habituation** versteht man die Reduzierung der Symptome nach beständig wiederholten spezifischen Reizen auf einer anderen Empfindlichkeitsstufe. Eine wiederholte Reizung in kurzen Intervallen führt über einen zentralen Mechanismus mit Reduktion der Reizantwort zu einer Reaktionsabnahme bzw. Habituation. Die genauen Mechanismen und neurologischen Abläufe sind nicht bekannt. Es kommt also zu einer Leistungssteigerung bezüglich der Anforderungen an das

Gleichgewichtssystem. Bei allen Phänomenen spielen sich zentral-vestibuläre Vorgänge ab (Haid, 1990).

Schwindel, Nystagmus und Gleichgewichtsstörungen können vereinfacht als Folge eines neuro- bzw. intersensorischen Datenkonflikts zwischen den am Vestibularapparat beteiligten Sensoren (Bogengangsapparat, Otolithen, visuelles System und propriozeptives System) und den nachgeschalteten vestibulären Zentren angesehen werden. Die höheren vestibulären Zentren, die die Informationen verschiedener Sensoren auswerten, können Schwindel erzeugen, wenn die Sensoren nicht miteinander vereinbare Informationen weiterleiten.

Ein klassisches Beispiel dafür ist die PVP, bei der es zu einem heftigen Drehschwindel mit einem sogenannten Ausfallnystagmus kommt. Im Vestibulariskerngebiet der erkrankten Seite liegt keine Spontanaktivität vor. Durch die Plastizität des ZNS kommt es jedoch durch einen Kompensationsmechanismus zu einer Neuorganisation der von den einzelnen Sensoren weitergeleiteten Daten und zu einer Unterdrückung der Fehlmeldungen. Im Falle der PVP nimmt die Schwindelintensität bis hin zu einer vollständigen Kompensation mit subjektiver Beschwerdefreiheit und Fehlen eines Spontannystagmus ab, obwohl das erkrankte Gleichgewichtsorgan weiterhin eine Untererregbarkeit aufweist. Infolge der vestibulären Kompensation kommt es bald zu einer Reduktion der Spontanaktivität der kontralateralen gesunden Seite. Durch die Kommissurenverbindungen zwischen beiden Vestibulariskernen entsteht auf der erkrankten Seite allmählich wieder eine zunehmende Spontanaktivität, so dass im Idealfall wieder ein Gleichgewicht wie vor der Schädigung resultiert. Für die vestibuläre Kompensation spielen Cerebellum und Formatio reticularis eine übergeordnete Rolle, wobei auch efferente inhibitorische Bahnen vom gesunden Labyrinth einwirken.

Innerhalb eines Zeitraums von einer Woche nehmen die Beschwerden einer einseitigen vestibulären Schädigung ab, sogar ohne Medikamente. Eine zusätzliche Medikation beschleunigt die Kompensation und die Langzeitheilung (☞ Kap. 13.1.2.). In den folgenden Wochen und Monaten ist der Patient dann meist wieder in der Lage, seine gewohnten Tätigkeiten im Alltag zu verrichten, d.h. Gehen, Laufen, Rennen oder Tennisspielen. Nicht alle Patienten zeigen eine solche rasche Genesung.

Die nach einer Störung aufgetretenen Symptome kann man in statische und dynamische einteilen. Statische Symptome sind diejenigen, die spontan (z.B. ohne Bewegungsreize) nach der Labyrinthschädigung auftreten. Dynamische sind diejenigen, die erst nach einem vestibulären Reiz auftreten.

Voraussetzung einer Kompensation des ZNS ist eine ungestörte höhere Hirnfunktion. Alter, SHT und Grundkrankheiten (Diabetes mellitus, kardiovaskuläre Störungen) spielen eine besondere Rolle. Je jünger der Patient ist, desto schneller und günstiger verläuft die vestibuläre Kompensation. Wichtig sind auch die sensorischen Fähigkeiten (Tab. 2.1). Psyche und Wetterfaktoren sollen auch eine Rolle spielen.

- Intaktes Sehvermögen?
- Ist die Fehlsichtigkeit korrigiert?
- Doppelbilder?
- Doppelbilder korrigiert?
- Intaktes Hörvermögen?
- Hörstörungen korrigiert?
- Richtungshören?
- Periphere Sensibilitätsstörungen?

Tab. 2.1: Fragen zur Kompensationsfähigkeit.

Verschiedene Medikamente und Drogen können die Kompensation begünstigen oder bremsen. Prednisolon, Acetylleucin, Sulpirid (Zanetti, et al., 2004), Koffein, Amphetamin und das adrenocorticotrope Hormon (ACTH) fördern die Kompensation, fraglich auch Ginkgo biloba und Betahistin (Brandt, 2003b; Brandt, et al., 2004; Hamann, 1987; 1994b) oder Ganglioside (Hamann, 1994b). Alle Medikamente oder Stoffe, die die Nervenzellleistungen in vestibulären Hirnstrukturen verbessern sollen, zählen dazu. Sedierende Antivertiginosa, ACTH-Antagonisten, Ca^{2+} Kanal-Antagonisten und Alkohol hemmen bzw. verzögern dagegen die zerebrale Kompensation. Cholinomimetika, Cholinesterasehemmer, adrenerge Substanzen und γ-Aminobuttersäure-(GABA)-Agonisten können eine Dekompensation auslösen. Die chemische Einflussnahme erfolgt direkt auf Synapsen der Vestibulariskerngebiete sowie auf höhere, all-

gemein regulierende Zentren. Bei peripher-vestibulären Störungen ist eine Kompensation eher möglich als bei zentral-vestibulären Störungen. Das Ausmaß hängt bei letzteren vom Ort und Umfang der zentralen Schädigung ab.

Die vestibuläre Kompensation wird erheblich beschleunigt durch aktive Bewegungsübungen in Form von speziellen Trainingsprogrammen (☞ Kap. 10.1.). Dieses Konzept basiert auf klinischen Beobachtungen und experimentellen Befunden. Aktive Maßnahmen in Form von körperlichen Übungen stimulieren vestibuläre Reflexe, so dass das vestibuläre System durch Habituation wieder an eine entsprechende Belastbarkeit herangeführt wird. Die physikalische Therapie ist damit wichtigstes Behandlungsprinzip des Schwindels (Curthoys und Halmagyi, 1999; Murai, et al., 2004; Schmäl und Stoll, 2003; Strupp, et al., 2001).

Merke:
Alle Medikamente, Substanzen oder Faktoren, die die vestibuläre Kompensation fördern, können zur Behandlung von Schwindel bzw. Gleichgewichtsstörungen herangezogen werden. Alle, die die Kompensation vermindern oder eine Dekompensation hervorrufen, sollten vermieden werden.

Im Gegensatz zu einem geschädigten Hörorgan, bei dem eine Vollremission vorliegt, wenn die Hörschwelle die Null-dB-Linie erreicht hat, kann man im Falle einer peripheren Vestibularisstörung bei dem Gleichgewichtsorgan mit seiner sehr unterschiedlichen individuellen Erregbarkeit und physiologischen Asymmetrie nur dann von einer Erholung sprechen, wenn die thermische Erregbarkeit vor dem akuten Ereignis bekannt ist. Das ist jedoch selten der Fall. Bei einem vollständigen Ausfall eines Gleichgewichtsorgans ist die funktionelle Regeneration ebenso wenig zu erwarten wie bei einer akuten Ertaubung. Wichtig ist, dass vor allem die zerebrale Kompensation des Gleichgewichtssystems erreicht wird. Die Kompensation kann in 5 verschiedene Stadien eingeteilt werden (Tab. 2.2).

Stadium	Kompensation	Symptom
Grad 0	keine	keine Änderung
Grad I	mangelhaft	Spontannystagmus unter Leuchtbrille erkennbar
Grad II	fortgeschritten	Spontannystagmus nur im ENG
Grad III	befriedigend	Kopfschüttelnystagmus
Grad IV	komplett	keine Symptome außer Seitendifferenz der thermischen Erregbarkeit

Tab. 2.2: Kompensationsstadien nach einem akuten, einseitigen Vestibularisausfall (Scherer, 1997).

Eine subjektive Einschätzung ist auch möglich, indem man den Patienten fragt, ob sich der Schwindel verschlechtert hat, gleichgeblieben ist, sich leicht oder deutlich gebessert hat bzw. ob der Schwindel vollständig verschwunden ist.

Merke:
Vestibuläre Kompensation bedeutet nicht, dass die Funktion, die vor der Schädigung des Gleichgewichtsorgans bestand, wieder vollständig erreicht wird. Die vestibuläre Kompensation hängt davon ab, wie das Gehirn mit dem geschädigten sensorischen System und dem gestörten Informationsfluss umgehen kann.

Kommt es nach einer vestibulären Kompensation später auf der gesunden Seite auch zu einer Labyrinthstörung, so wird der gleiche Mechanismus mit Schwindel, Nystagmus bzw. Gleichgewichtsstörungen sowie vestibulärer Kompensation ausgelöst. Die Symptomatik ist jedoch dann spiegelbildlich. Das spricht dafür, dass für das Verschwinden statischer Symptome ein intaktes Labyrinth nicht unbedingt notwendig ist. Bei der vestibulären Kompensation handelt es sich weniger um ein Ereignis in den Rezeptororganen, sondern vielmehr um ein zentrales Geschehen, vor allem in den Vestibulariskernen.

Merke:
Die meisten Schwindelarten haben aufgrund der vestibulären Kompensation einen gutartigen Verlauf und lassen sich erfolgreich therapieren.

2.5. Ätiologie und Pathophysiologie des nichtvestibulären Schwindels

Die nichtvestibulär bedingten Schwindelerscheinungen werden von manchen Autoren zu dem Begriff "Schwindel" gezählt. Andere Autoren grenzen diese Gruppe streng davon ab. Aufgrund ihrer Bedeutung soll diese Schwindelform nicht unberücksichtigt bleiben, jedoch können nicht alle Teilerscheinungen umfassend dargestellt werden. Hauptformen sind der präsynkopale, der okuläre und der somatoforme Schwindel (☞ Kap. 13.4.).

Bei dem präsynkopalen Schwindel handelt es sich um ein Gefühl einer vorbestehenden Ohnmacht mit Schwarzwerden vor den Augen, Schwächegefühl und Gleichgewichtsstörungen beim Gehen und Stehen. Man spricht auch von einem Schwächeanfall oder Präsynkope. Ursachen können metabolische Störungen, Blutdruckdysregulation bzw. Herz-Kreislauf-Erkrankungen, hämatologische oder kardiale Ursachen sein.

Hypotone Regulationsstörungen, arterielle Hypertonie, pulmonale Hypertonie und orthostatische Dysregulation verursachen Schwindel. Sowohl Transport- bzw. hämodynamische Störungen (z.B. artherosklerotische Veränderungen, Gefäßverschlüsse), embolische Faktoren als auch Containerfunktionsstörungen (Vasospasmen, Gerinnungsstörungen) können Schwindelbeschwerden hervorrufen. Kardiale Ursachen sind Herzrhythmusstörungen, die Herzinsuffizienz, die Kardiomyopathie, die koronare Herzkrankheit sowie angeborene und erworbene Herzfehler.

Das ZNS reagiert sehr empfindlich auf Durchblutungsstörungen. Die zerebrale Perfusion nimmt mit nachlassender Pumpleistung des Herzens ab. Eine Hypoperfusion kann zu Kopfleere, Schwindel, einem Benommenheitsgefühl, Schwarzwerden vor den Augen oder Synkopen führen. Wenn der zerebrale Blutfluss auf zwei Drittel oder mehr gedrosselt wird, treten Synkopen auf. In der Gesamtbevölkerung kommt es relativ häufig zu Synkopen, die bis zu drei Prozent aller Notfälle ausmachen. Strukturelle Herzerkrankungen (Koronarinsuffizienz, angeborene Herzfehler) und Arrhythmien sind die beiden häufigsten Ursachen (Goebel, 2001; Herdmann, 2000; Stoll, et al., 2004).

Bei den metabolischen Störungen spielen verschiedene endokrine Erkrankungen eine Rolle: Morbus Addison, Hypopituitarismus, Cushing-Syndrom, primärer Aldosteronismus, Hyper- und Hypothyreose, Phäochromozytom, Karzinoidsyndrom, Hypoglykämie sowie diabetische Neuropathie. Auch durch Faktoren in der Pubertät und im Klimakterium können Schwindelbeschwerden hervorgerufen werden. Bei den Störungen des Wasserhaushaltes (isotone, hypo- sowie hypertone Dehydration, hypo- und hypertone Hyperhydration), bei Elektrolytstörungen (Hyper- und Hypokaliämie, Hyper- und Hypokalziämie) und bei den Störungen des Säure-Basen-Haushalt (respiratorische Alkalose, chronische Hypoxämie) treten ebenfalls fast immer Schwindelbeschwerden auf.

Anämie, Polycythaemia vera und Polyglobulie sind als hämatopoetische Erkrankungen ebenfalls regelmäßig mit Schwindel verbunden.

Der okulär bedingte Schwindel ist meist auf ein Missverhältnis von gewohnten und aktuell wahrgenommenen Seheindrücken zurückzuführen. Das optische System ist neben dem propriozeptiven und dem vestibulären eine wichtige Voraussetzung für die Orientierung im Raum. Durch den Defekt eines dieser drei Systeme wird die Raumorientierung gestört. Dieser Schwindel kann auch mit vegetativen Symptomen, Kopfschmerzen und Augensymptomen einhergehen. Okuläre Funktionsstörungen können **optisch** (neu angepasste oder falsche Brille, dezentrierte Brille, Korrektur des Astigmatismus), **sensomotorisch** (Augenmuskellähmungen, Orbitabodenfraktur, Exophthalmus), **statisch** (optokinetischer Schwindel, Kinetosen), **durch ein Glaukom** bzw. dessen Therapie mit β-Rezeptorenblockern oder durch andere Erkrankungen des Auges (Stauungspapille, Gesichtsfeldausfall, Augenflimmern im Rahmen einer orthostatischen Durchblutungsstorung) bedingt sein. Im Gegensatz zu anderen Schwindelursachen sind die Symptome okulärer Funktionsstörungen schwer zu erfassen, so dass eine genaue Anamneseerhebung unter Berücksichtigung okulär bedingter Ursachen hilfreich ist. Die Beschwerden treten nur bei geöffneten Augen auf und sind oft auf Störungen der binokularen Zusammenarbeit zurückzuführen. Zur Eingrenzung ist daher der Abdecktest nützlich, bei dem der Patient gefragt wird, inwieweit sich die Beschwerden nach Abdecken eines Auges ändern.

Die Therapie der hier dargestellten Schwindelursachen richtet sich nach der jeweiligen Grundkrankheit.

2.6. Ursachen von Übelkeit und Erbrechen

Schwindel ist oft mit Übelkeit (Nausea) und Erbrechen (Emesis) verbunden. Sie stellen die vegetative Komponente des Schwindels dar. Daher ist die Kenntnis und die Behandlung dieser Symptome unter Berücksichtigung von Schwindelbeschwerden bedeutsam. Andererseits gibt es auch eine Reihe von Ursachen, bei denen Übelkeit und Erbrechen ohne Schwindelerscheinungen auftreten. Sowohl gastroenterologische als auch zentralnervöse Störungen können ursächlich beteiligt sein. Übelkeit und Erbrechen können Dehydrierung, Elektrolytstörungen und letztlich Malnutrition hervorrufen.

Zu den häufigsten gastroenterologischen Ursachen gehören virale Gastroenteritiden, Salmonellosen, peptische Ulzera und akute mechanische Obstruktionen. Bei den zentralnervösen Ursachen spielen eine intrakranielle Druckerhöhung, Migräne, Tumoren und Entzündungen eine Rolle.

Übelkeit und Erbrechen können weiterhin nach Bestrahlung sowie nach operativen Eingriffen (postoperative nausea and vomiting - PONV) auftreten. Beachtet werden müssen auch psychogene und arzneimittelbedingte Ursachen.

Arzneimittel stellen eine der Hauptursachen von Übelkeit und Erbrechen dar, wobei periphere und zentrale Wirkungsmechanismen bekannt sind (Tab. 2.3).

Die Mehrzahl der in der Onkologie eingesetzten Chemotherapeutika verursacht Nausea und Emesis. Bei dem chemotherapieinduzierten Erbrechen unterscheidet man eine antizipatorische Nausea (vorwegnehmende Übelkeit, d.h. bevor mit der Chemotherapie begonnen wurde - als Folge von Erfahrungen vorangegangener Chemotherapien; anticipatory nausea and vomiting - ANV) und ein Erbrechen nach der Chemotherapie (post chemotherapy nausea and vomiting - PCNV). Das PCNV kann akut (innerhalb der ersten 24 Behandlungsstunden) oder verzögert ("delayed" - nach 24 Stunden oder später) auftreten.

Erkrankung	Pathogenese	Therapie
zentralnervöse Ursachen		
intrakranielle Druckerhöhung	Hypersensitivität des Brechzentrums	Osmotherapie, Glucocorticoide, ggf. Liquordrainage
Migräne	Hypomobilität von Magen und Darm, Stimulierung des Brechzentrums	Metoclopramid, Domperidon, 5-HT_1-Rezeptor-Agonisten (Triptane)
Tumoren hintere Schädelgrube	Stimulierung des Brechzentrums	Glucocorticoide, 5-HT_3-Rezeptorantagonisten, Operation, Bestrahlung, Chemotherapie
gastrointestinale Ursachen		
Gastroenteritiden (bakteriell, viral)	Hypomobilität	Metoclopramid, Domperidon, ggf. Antibiose
Ösophagusstenose	mechanische Obstruktion	Operation, Bougierungsbehandlung
peptische Gastritis, Magenulzera	Magenentleerungsstörung	Prokinetika, Antazida
diabetische oder postoperative Gastroparese	Magen- bzw. Darmhypomobilität	Prokinetika
intestinale Ischämien, Hernien	mechanische Passagestörung	Operation
psychogene Ursachen		
Essstörungen	induziertes Erbrechen	Psychotherapie, ggf. Psychopharmaka
Angststörungen		
Arzneimittel		
	Zytostatika	5-HT_3-Rezeptorantagonisten
	Aminoglykosidantibiotika	Histamin-(H_1)-Antagonisten
	Opiate	Dopaminantagonisten, H_1-Antagonisten, Scopolamin
	Aminophyllin/Theophyllin	Phenothiazine, Butyrophenone
	Mutterkornalkaloide	Dopaminantagonisten
	Cholinergika	Scopolamin
weitere Ursachen		
Bestrahlung	Serotonin-Freisetzung durch Bildung von Radikalen	5-HT_3-Rezeptorantagonisten
PONV	intraoperative Medikamente, gastrointestinale Störungen, Schmerzen, Intubation, erhöhter intrakranieller Druck	Phenothiazine, Butyrophenone, Benzodiazepine, 5-HT_3-Rezeptorantagonisten
Hyperemesis gravidarum	Stimulation der Chemorezeptor-Triggerzone	Histamin-Antagonisten (Phenothiazine)
Urämie; diabetische Ketoazidose	Stimulation der Chemorezeptor-Triggerzone	Normalisierung der metabolischen Entgleisung

Tab. 2.3: Ursachen sowie Therapie von Übelkeit und Erbrechen (außer Schwindelerkrankungen).

Die meisten Patienten leiden während einer Migräneattacke unter gastrointestinalen Beschwerden. Durch die Gabe von Antiemetika werden nicht nur die vegetativen Begleitsymptome gebessert, sondern es kommt durch Wiedererregung der zu Beginn der Migräneattacke zum Erliegen gekommenen Magenperistaltik zu einer besseren Resorption und Wirkung von Analgetika. Metoclopramid hat hierbei auch eine therapeutische Wirkung auf die Kopfschmerzen.

Durch eine Verlangsamung der Magenpassage werden ebenfalls Nausea und Emesis gefördert. Umgekehrt sind propulsiv wirkende Arzneimittel über eine Beschleunigung der Magenpassage antiemetisch wirksam.

Klinik und Diagnostik des Schwindels

3. Klinik und Diagnostik des Schwindels

3.1. Anamnese

3.1.1. Erhebung der Anamnese

Die Anamneseerhebung von Schwindelbeschwerden ist im Vergleich zu anderen Krankheitsbildern ein ganz entscheidendes diagnostisches Instrument. Das gilt auch für die Inspektion und die orientierenden Untersuchungen. Nach Scherer (1997) kann man davon ausgehen, dass eine gute Schwindelanamnese etwa 80 % des diagnostischen Gesamtaufwandes ausmacht. Beachtet werden muss, dass der Begriff Schwindel für eine breite Palette physischer und psychischer Störungen steht und ein sehr unscharfer Begriff ist. Aufgrund der Vielfältigkeit des Symptoms Schwindel ist die Anamneseerhebung schwierig, aber dafür auch sehr richtungsweisend.

Die Anamnese sollte der Arzt grundsätzlich persönlich erheben. Fragebögen ersetzen nicht eine gezielte Anamnese. Der Vorteil der Fragebögen liegt bei einer vollständigen Erfassung und Dokumentation. Fragebögen sollten nur als Gedächtnisstütze dienen. Nur in einem persönlichen Gespräch kann der Patient die speziellen Fragen zu Einzelheiten des Schwindelzustandes verstehen und der Arzt die Wertung der Beschwerden unter Berücksichtigung der Gesamtpersönlichkeit vornehmen (Dieterich und Eckhardt-Henn, 2004).

Verschiedene diagnostische Kriterien müssen bei der Anamneseerhebung erfasst werden. Dazu zählen neben allgemeinen Angaben über Vorerkrankungen, Medikamente oder Noxen besonders spezifische Angaben über die jeweiligen Schwindelbeschwerden. Weiterhin müssen schwindelauslösende Faktoren und Begleitsymptome beachtet werden.

3.1.2. Allgemeine Angaben zur Anamnese

An Vorerkrankungen müssen besonders Hörsturz, Tinnitus, SHT, einschließlich Schleudertraumen, Operationen an Ohr, Kopf oder Wirbelsäule, Herz-Kreislauf-Erkrankungen, Stoffwechselerkrankungen, neurologische sowie psychische Erkrankungen und Augenerkrankungen beachtet werden. Auch die Medikamenteneinnahme (vor allem Psychopharmaka, Sedativa, Antivertiginosa,

Hormone) sowie Noxen (Alkohol, Nikotin, Drogen, berufliche Noxen) müssen analysiert werden.

3.1.3. Spezifische Angaben zur Anamnese

Die spezifischen Angaben über den Schwindel spiegeln das subjektive Empfinden wider und umfassen verschiedene Symptomenkomplexe, die sich prinzipiell der peripher-vestibulären, der zentral-vestibulären und der nichtvestibulären Schwindelgenese zuordnen lassen. Weiterhin muss der Zeitfaktor und die Intensität erfasst werden. Die verschiedenen Einteilungen der einzelnen Schwindelformen müssen hierbei berücksichtigt werden.

Bei der Erhebung des Schwindels ist es praktikabel, wenn man folgende Schwindelformen abgrenzt:

1. Episodischer bzw. anfallsartiger Schwindel mit Drehschwindelattacken
(Labyrinth/N. vestibulocochlearis: Morbus Menière, Vestibularisparoxysmie, BPPV, Perilymphfistel (PLF), Cogan-Syndrom, Kleinhirnbrückenwinkeltumor; zentral: transitorische ischämische Attacke (TIA), vestibuläre Epilepsie, vertebrobasiläre Ischämie; peripher und/oder zentral: TIA, benigner paroxysmaler Schwindel in der Kindheit, vestibuläre Migräne)

2. Dauerdrehschwindel
(z.B. PVP, Labyrinthinfarkt - Tab. 3.1)

3. Lagerungsschwindel
(BPPV, PLF)

4. Benommenheits- und Schwankschwindel
(bilaterale Vestibulopathie, traumatischer Schwindel, somatoformer Schwindel) (Dieterich und Eckhardt-Henn, 2004) (Tab. 3.2)

5. Provokationsschwindel
(*durch Kopfdrehung:* Vestibularisparoxysmie, Vertebralarterienkompression bei Kopfdrehung, Vestibularisnervenkompression bei Kleinhirnbrückenwinkeltumoren, Karotissinussyndrom;
bei Kopfbewegungen: bilaterale Vestibulopathie, BPPV, PLF, Intoxikationen, zentraler Lage- bzw. Lagerungsnystagmus)

6. Schwindel mit Kopfschmerzen
(Migräne ohne Aura, vestibuläre Migräne, Basilarismigräne, Mittelohrentzündung, infratentorielle Blutung)

7. Schwindel mit audiologischen Symptomen
(Morbus Menière, PLF, Vestibularisparoxysmie, Kleinhirnbrückenwinkeltumor, Cogan-Syndrom, Ohrtrauma, Kopftrauma, Zoster oticus, vestibuläre Epilepsie, pontomedullärer Hirnstamminfarkt, Labyrinthinfarkt)

8. Schwindel mit zusätzlichen Hirnstamm- bzw. Kleinhirnsymptomen
(vestibuläre Migräne, Basilarismigräne, Intoxikationen, kraniozervikale Übergangsanomalien, Blutungen, Plaques bei MS, Hirnstammencephalitis, SHT, Kleinhirnbrückenwinkeltumoren, Creutzfeldt-Jakob-Krankheit)

virale Infektionen	Herpes zoster, PVP
bakterielle Infektionen	Otitis media, bakterielle Meningitis, Lyme-Borreliose, tuberkulöse oder syphilitische Labyrinthitis
Autoimmunkrankheiten	Cogan-Syndrom, Morbus Behçet, Morbus Wegener, primäres Antiphospholipidsyndrom, Neurosarkoidose, zerebrale Vaskulitis, rheumatoide Arthritis
Tumoren	Vestibularisschwannom, Meningeosis carcinomatosa
vaskulär	Labyrinthinfarkt, pontomedullärer Hirnstamminfarkt, Hyperviskositätssyndrom
traumatisch	Felsenbeinfraktur, Labyrinthkontusion, PLF, Hirnstammkontusion
iatrogen	Ohroperation, vestibulotoxische Medikamente (Aminoglykosidantibiotika, Zytostatika, Schleifendiuretika)

Tab. 3.1: Dauerdrehschwindel bzw. anhaltender Schwankschwindel (in der Regel bei beidseitigem Befall).

präsynkopale Benommenheit	Herzrhythmusstörungen, orthostatische Dysregulation, vasovagale Attacke, kardiogen
metabolische Störungen	Hypoglykämie, Hyperkalziämie, Hyponatriämie
psychosomatische Erkrankungen	Hyperventilationssyndrom, Agoraphobie, Akrophobie, Panikattacke
Intoxikationen	Alkohol, Medikamente

Tab. 3.2: Benommenheitsschwindel.

Peripher-vestibulärer Schwindel ist gekennzeichnet durch Drehschwindel, Lateropulsion oder Liftgefühl (Commotio labyrinthi, SHT). Beim zentralvestibulären Schwindel klagen die Patienten vor allem über Schwankschwindel, Sekundenschwindel, Taumeligkeit, Betrunkenheitsgefühl, Benommenheit oder allgemeine Unsicherheit. Bei einem nichtvestibulären Schwindel sind die Symptome noch unspezifischer: Schwarzwerden vor den Augen, Flimmern, Doppeltsehen, Leere im Kopf, Schwächegefühl, Herzrasen, Herzstolpern, Kollaps- oder Angstgefühl.

Die Intensität und die Dauer des Schwindels sind weitere wichtige Kriterien, die bei der Differenzialdiagnose beachtet werden müssen.

Schwindel kann auch durch eine Reihe von Faktoren ausgelöst werden: Kopfschütteln, Bücken bzw. Aufrichten, Kopfhängelage, schnelles Aufrichten, Treppensteigen, Autofahren, Überkopfarbeiten, Husten, Pressen, Luftdruckänderung, Schiffsreisen, Angst, seelische Belastung, Lärm, Kälte bzw. Wärme im Gehörgang u.v.a.

3.1.4. Weitere otoneurologische Symptome und andere Begleiterscheinungen

Das vestibuläre System ist kein in sich geschlossenes Sinnessystem, sondern Bestandteil eines weitreichenden Systems. Neben dem Schwindel gibt es weitere otoneurologische Symptome, die gleichzeitig auftreten und Symptom des jeweiligen Krankheitsbildes sein können. Es handelt sich vor allem um die audiologischen Begleitsymptome Hörverlust und Tinnitus.

Die Kombination von Schwindel mit Hörstörungen und Tinnitus grenzt die Differenzialdiagnose auf bestimmte peripher-vestibuläre Erkrankungen ein: Morbus Menière, PLF, Kleinhirnbrückenwinkeltumoren, Ohrtrauma, Vestibularisparoxysmie sowie verschiedene angeborene Erkrankungen. Bei zentral-vestibulären Erkrankungen treten dagegen selten audiologische Symptome auf: vestibuläre Epilepsie, kaudale Hirnstammerkrankungen wie bei der MS.

Audiovestibuläre Störungen mit einer interstitiellen Keratitis weisen auf ein infektiös-entzündliches Geschehen oder auf eine Autoimmunerkrankung hin: Cogan-Syndrom, Syphilis, Chlamydien, Tuberkulose, Sarkoidose, Herpes zoster, Mumps, Vaskulitis (Morbus Wegener, Polyarthritis nodosa, Arteriitis temporalis).

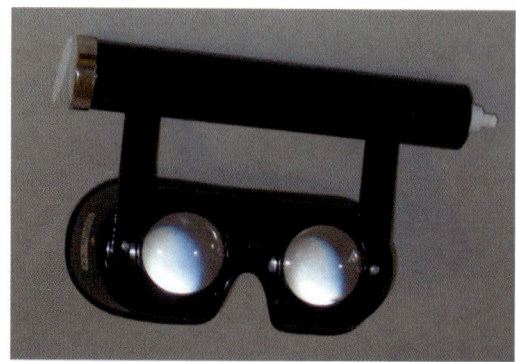

Abb. 3.1: Frenzel-Brille zur Fahndung nach einem Nystagmus.

3.2. Untersuchungen

3.2.1. Klinische Untersuchungen

3.2.1.1. Otoskopie bzw. Ohrmikroskopie

Zur Beurteilung des Trommelfells muss der Kopf des Patienten etwas zur Seite geneigt werden und ein Ohrtrichter in den Gehörgang eingeführt werden. Die Farbe und die Beschaffenheit des Trommelfells, eventuelle Sekretion oder Defekte geben Hinweise auf Mittelohrerkrankungen. Nur mit einem Untersuchungsmikroskop können auch diskrete Befunde genau gedeutet oder pathologische Veränderungen ausgeschlossen werden.

3.2.1.2. Fahndung nach Nystagmus

Ein Nystagmus, der in Ruhe vorhanden ist, wird als **Spontannystagmus** bezeichnet. Er ist pathologisch. Die Diagnostik des Nystagmus erfolgt mit der Frenzel-Brille (Abb. 3.1). Nach einem Spontannystagmus wird beim Blick geradeaus und beim Blick in die vier Hauptrichtungen, d.h. 20° nach rechts, links, oben und unten, gefahndet. Zur Darstellung des Spontannystagmus wurde ein Sechseck-Schema entwickelt (Abb. 3.2). Man unterscheidet einen Spontannystagmus I° bis III°.

- I°: Nystagmus beim Blick zur schnellen Komponente
- II°: Nystagmus beim Blick geradeaus
- III°: Nystagmus beim Blick zur langsamen Komponente des Nystagmus (Abb. 3.3)

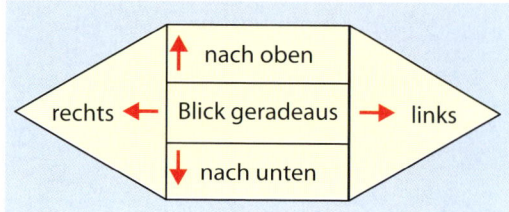

Abb. 3.2: Grundschema zur Dokumentation des Spontannystagmus (Frenzel-Schema).

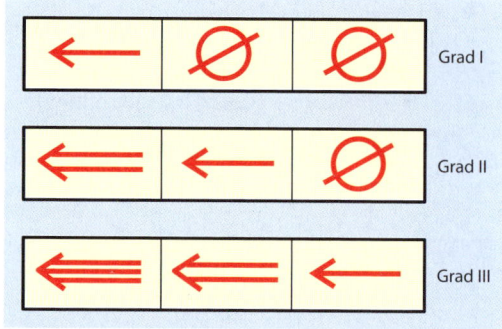

Abb. 3.3: Grad I bis III des Spontannystagmus (vereinfachtes Frenzel-Schema).

3.2.1.3. Provokationsnystagmus

▶ Kopfschütteln

Der Kopf des Patienten wird leicht hin- und herbewegt. Anschließend wird nach einem Nystagmus gefahndet.

▶ Fahndung nach Lagenystagmus

Es handelt sich um eine statische Prüfung, d.h. es werden verschiedene Kopf- und Körperpositionen vom Patienten eingenommen (Kopf in Mittelstellung, nach rechts bzw. links gedreht, Rücken-, Seiten- und Kopfhängelage). Die Otolithen werden hierbei durch die Schwerkraft gereizt, so dass es zu einem Nystagmus kommen kann. Man unterscheidet den richtungsbestimmten (oft bei peripheren Schäden) vom richtungswechselnden Lagenystagmus (zentraler Schwindel) (Abb. 3.4).

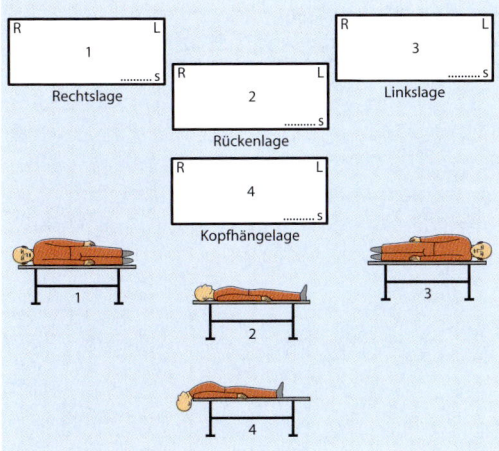

Abb. 3.4: Lageprüfung.

▶ Fahndung nach Lagerungsnystagmus

Der Patient sitzt auf einer Liege, deren Kopfteil leicht abgesenkt ist. Der Kopf wird vom Untersucher gehalten und gelenkt. Der Patient wird von der sitzenden Position schnell in die Kopfhängelage gebracht, wobei das Manöver bei verschiedenen Kopfstellungen durchgeführt wird. Ein Lagerungsnystagmus wird meist peripher durch eine Canalolithiasis ausgelöst und hält nur wenige Sekunden an. Mit dem Manöver nach Dix-Hallpike kann sie am Besten nachgewiesen werden. Neben der Canalolithiasis ist auch eine zentrale, vaskuläre oder zervikale Genese möglich (Abb. 3.5).

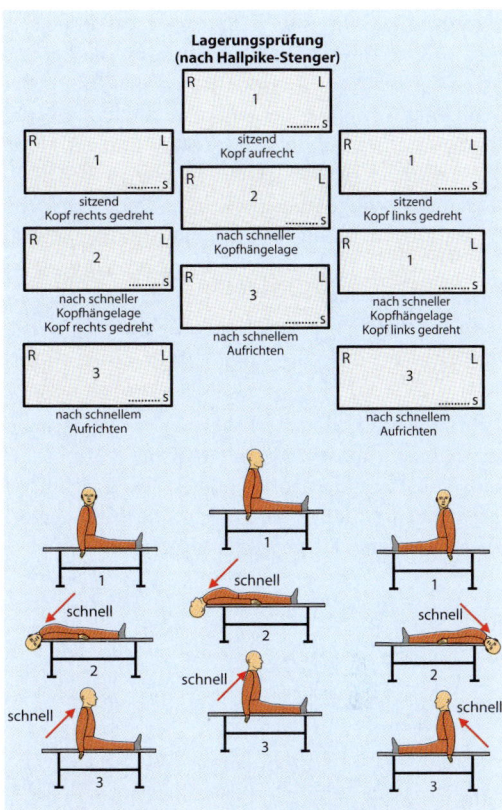

Abb. 3.5: Lagerungsprüfung nach Hallpike-Stenger.

3.2.1.4. Dix-Hallpike-Manöver

Das Dix-Hallpike-Manöver ist der klassische Test zur Auslösung des BPPV und zur Identifikation der betroffenen Seite. Der Kopf des längs auf einer Liege sitzenden Patienten wird um 45° zur Seite des zu untersuchenden Ohrs gedreht. Anschließend wird er schnell auf den Rücken gelegt, wobei der Kopf in einer reklinierten, weiterhin um 45° gedrehten Position gehalten wird. Nach einer Latenz von wenigen Sekunden kommt es zu einem zum unten liegenden Ohr (geotroper Nystagmus) bzw. zur betroffenen Seite schlagenden Nystagmus, der nicht länger als eine Minute anhält. Nach dem Aufrichten kehrt sich die Richtung des Nystagmus um (ageotroper Nystagmus). Die Ausrichtung des Kopfes zum Rumpf muss während des gesamten Testmanövers beibehalten werden, da nur so gewährleistet ist, dass der hintere Bogengang maximal gereizt wird. Dabei wird der Kopf des Patienten vom Untersucher geführt und gestützt. Weiterhin wird durch diese Kopfausrichtung verhindert, dass irreführende Symptome entstehen können, welche zu einer Fehlbestimmung der betroffenen Seite führen (Schmäl und Stoll, 2002). Bei dem Manöver wird der Patient aufgefordert, die Augen offen zu halten und nicht zu blinzeln. Eine Frenzel-Brille ist bei der Untersuchung nützlich, aber nicht zwingend erforderlich, da der typische Nystagmus nicht durch Fixation unterdrückt werden kann (von Brevern und Lempert, 2004). Mit diesem Manöver wird der hintere vertikale Bogengang im unten liegenden Ohr in die Ebene der Kopfrotation gebracht und damit maximal stimuliert.

Alternativ ist auch eine Lagerung zur Seite nach rechts bzw. links möglich, wenn der Patient auf dem Rand der Liege sitzt. Hierbei wird der Kopf um 45° zu der dem zu untersuchenden Ohr gegenüberliegenden Seite gedreht (Abb. 3.6).

den Gain-Wert des VOR ausgedrückt. Ein Wert von 1 bedeutet, dass die kompensatorische vestibulär gesteuerte Augenbewegung die gleiche Geschwindigkeit wie die Kopfbewegung hat, jedoch in entgegengesetzter Richtung.

Bei einer rechtsseitigen peripheren Läsion ergeben sich folgende Befunde: Bei der raschen Drehung nach links, also zur gesunden Seite, wird der linke horizontale Bogengang gereizt, so dass eine Augenbewegung nach rechts resultiert (Abb. 3.7a). Bei der Drehung nach rechts, also der Läsionsseite, zeigt sich nur eine verlangsamte Augenbewegung mit verminderter Amplitude nach links (Abb. 3.7b). Damit die Augen im Raum konstant gehalten werden, kommt es zu einer Korrektur- bzw. Rückstellsakkade (Brandt, 2003b; Thömke, 2001).

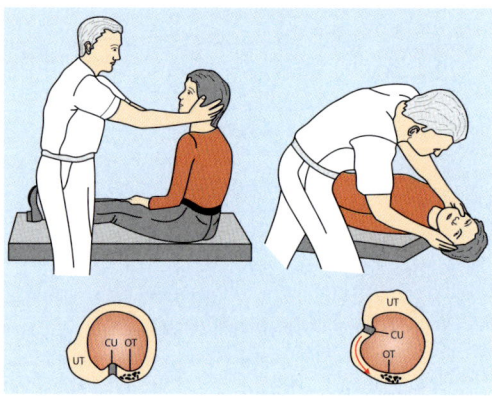

Abb. 3.6: Dix-Hallpike-Manöver zum Nachweis einer Canalolithiasis (UT: Utriculus; CU: Cupula; OT: Otolithenkonglomerat).

3.2.1.5. **Kopfimpulstest nach Halmagyi und Curthoys (1988)**

Dieser Test, der im angloamerikanischen Sprachraum entsprechend "head impulse test" bezeichnet wird, dient zur Untersuchung des horizontalen Anteils des VOR. Man bittet den Patienten, die Nase des Untersuchers zu fixieren und dreht dann den Kopf um 20-30° einmal schnell nach rechts und einmal nach links. Dabei treten normalerweise konjugierte Augenbewegungen entgegen der Drehrichtung des Kopfes auf. Die Geschwindigkeit und Amplitude der Augenbewegungen korreliert mit der Geschwindigkeit und dem Ausmaß der Kopfdrehung. Die Fähigkeit des Patienten zur Fixierung bei der Kopfbeschleunigung wird durch

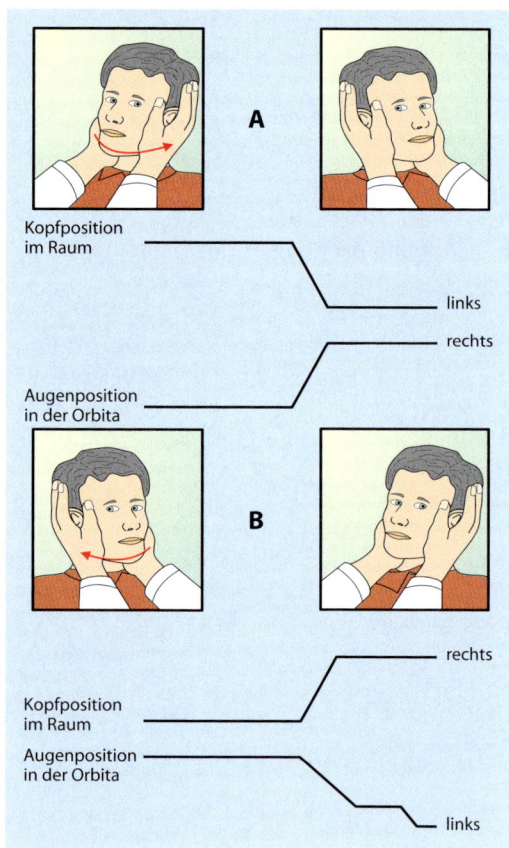

Abb. 3.7: Durchführung des Kopfimpulstest zur Prüfung des horizontalen VOR.
A) links gesunde Seite mit konjugierter Augenbewegung. B) rechts Labyrinthstörung mit verlangsamter Augenbewegung.

3.2.1.6. Fahndung nach einem Fistelsymptom

Ein positives Fistelsymptom ist der wichtigste Hinweis auf eine Labyrinthfistel im Bereich der Bogengänge aufgrund einer Knochenzerstörung durch ein Cholesteatom. Auf den äußeren Gehörgang wird dazu ein dicht abschließender Politzer-Ballon mit Metallolive gesetzt und sehr vorsichtig der Druck erhöht. Bei einem positiven, d.h. nachweisbaren Fistelsymptom kommt es zu Schwindel und zu einem Nystagmus (bei *K*ompression zur *k*ranken, bei *A*spiration zur *a*nderen Seite). Beim Nachweis von Schwindel und Nystagmus muss die Prüfung sofort abgebrochen werden. Bei einem zu erwartenden positiven Fistelsymptom sollte man zunächst vorsichtig mit dem Finger prüfen. Abzugrenzen ist das Fistelsymptom vom Schwindel beim Absaugen von Radikalhöhlen, da hier der Bogengang frei liegen kann (Abb. 3.8).

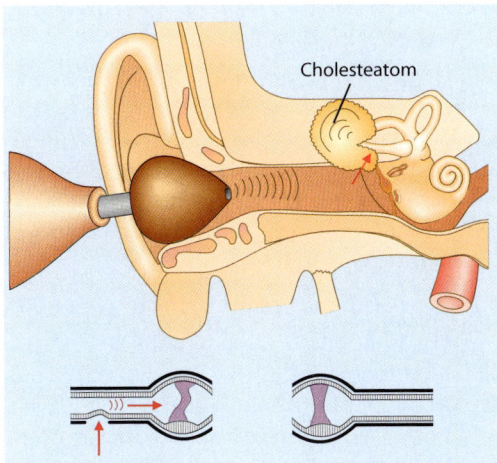

Abb. 3.8: Prüfung des Fistelsymptoms durch Kompression und Aspiration im Wechsel. Der Gehörgang muss gut abgedichtet werden. Darstellung des Mechanismus bei einem Cholesteatom. Bei einem zu erwartenden Fistelsymptom zuerst mit dem Finger prüfen!

3.2.1.7. Vestibulospinale Tests

Die Untersuchung der spinalen Motorik und der Koordination des Körpers kann durch verschiedene Tests erfolgen.

▶ Romberg-Test

Der Patient hat die Augen geschlossen und steht aufrecht. Ein Patient ohne Vestibularisstörung kann 30 Sekunden ohne Schwankungen stehen (Abb. 3.9).

▶ Unterberger-Test

Bei geschlossenen Augen führt der Patient 50 Tritte auf der Stelle aus. Registriert wird die Drehrichtung, wobei Abweichungen bis etwa 40° nach links und 60° nach rechts sowie ca. 1 m nach vorne noch normal sind. Eine vestibulär bedingte Tonusdifferenz ergibt eine Abweichung zur Seite des erkrankten Labyrinths (Abb. 3.10). Der Unterberger-Test kann durch die Craniocorporographie (CCG) objektiviert werden.

▶ Blindgang

Der Patient geht mit geschlossenen Augen geradeaus. Eine vestibuläre Abweichung führt zu einer Abweichung in Richtung der betroffenen Seite.

▶ Finger-Nase-Versuch

Bei geschlossenen Augen wird der Zeigefinger zur Nasenspitze geführt. Eine Ataxie oder ein Tremor weisen auf eine Kleinhirnschädigung hin.

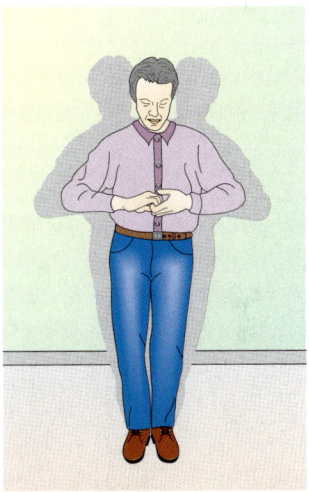

Abb. 3.9: Romberg-Stehversuch mit Jendrassik-Griff zur Ablenkung des Patienten.

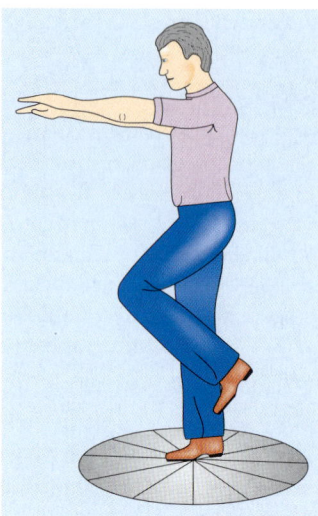

Abb. 3.10: Unterberger-Trettest mit Gradeinteilung.

3.2.1.8. Kalorische Prüfung

Die Spülung des äußeren Gehörgangs mit warmem (44 °C) oder kaltem (33 °C) Wasser löst einen Nystagmus aus. Dabei wird der Kopf des liegenden Patienten um 30° anteflektiert, damit der horizontale Bogengang in eine vertikale Stellung gebracht wird. Die Warmspülung verursacht einen Nystagmus, dessen schnelle Phase in Richtung des gespülten Ohrs schlägt (*h*eiß - *h*omolateral). Eine Kaltspülung führt zu einem Nystagmus, dessen schnelle Phase in das andere Ohr schlägt (*k*alt - *k*ontralateral). Die Reihenfolge der Reize wird so gewählt, dass jeweils ein Nystagmus in entgegengesetzter Richtung ausgelöst wird, damit es nicht zu einer zentralen Habituation kommen kann:

1. Rechts	44°	Rechtsnystagmen
2. Links	44°	Linksnystagmen
3. Links	30°	Rechtsnystagmen
4. Rechts	30°	Linksnystagmen

Alternativ zur Reizung mit Wasser ist eine Reizung mit warmer und kalter Luft bei einem perforierten Trommelfell mit einem Luftkalorisator möglich.

Während man früher die einzelnen Nystagmen unter der Frenzel-Brille auszählte, erfolgt heutzutage die Aufzeichnung mit der Computernystagmographie (CNG).

> **Merke:**
> Die Ergebnisse der vestibulären Diagnostik hängen stark von der Vigilanz ab. Medikamente, die einen zentral dämpfenden Einfluss haben (Benzodiazepine, β-Rezeptorenblocker, Neuroleptika, Antivertiginosa, auch Alkoholgenuss in den letzten 24 Stunden), sollten daher vor der geplanten Vestibularisprüfung rechtzeitig (4 bis 6 Tage!) abgesetzt werden.

3.2.1.9. Drehprüfungen

Mit Drehprüfungen können die Funktion des zentral-vestibulären Systems sowie die Kompensationsvorgänge beurteilt werden. Weiterhin ist die Untersuchung von Kleinkindern möglich.

Der Drehreiz löst den VOR aus, wobei beide periphere Gleichgewichtsorgane gleichzeitig stimuliert werden. Man unterscheidet die Pendeldrehprüfung und die Langzeitdrehprüfung.

3.2.2. Apparative bzw. experimentelle Untersuchungen

Diese Untersuchungsmethoden sind in vielen Fällen nur von zweitrangiger Bedeutung. Sie bestätigen und dokumentieren nur die bereits bei der sorgfältigen Anamnese und klinischen Prüfung erhobenen Befunde. Sie ersetzen keinesfalls die Erhebung der Krankengeschichte und die klinische Untersuchung.

3.2.2.1. Computernystagmographie (CNG)

In der neurootologischen Diagnostik hat die moderne Computertechnologie einen festen Platz eingenommen. Es können Spontan- und Provokationsnystagmen und die einzelnen Nystagmusparameter erfasst werden (Abb. 3.11). Die CNG dient der Aufzeichnung verschiedenster Augenbewegungen sowie der Befunddokumentation und Verlaufskontrolle vestibulärer Erkrankungen (Abb. 3.12). Prinzipiell unterscheidet man die Elektro-(C)NG und die Video-CNG.

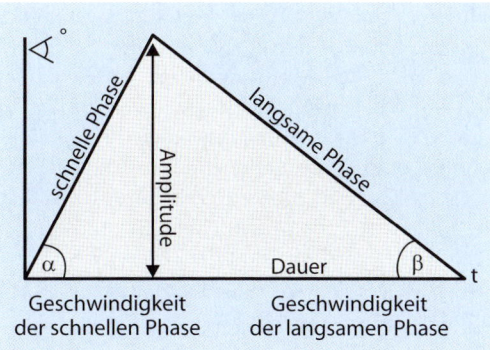

Abb. 3.11: Parameter eines Nystagmus: Amplitude, Geschwindigkeit der schnellen und der langsamen Phase.

3.2.2.1.1. Elektronystagmographie (ENG)

Bei der ENG werden zur Registrierung der Augenbewegungen jeweils zwei Silberchloridelektroden horizontal und vertikal auf der Haut platziert. Das Auge entspricht einem elektrischen Dipol, wobei zwischen Kornea und Retina ein Potentialgefälle besteht. Jede Augenbewegung führt zu einer Änderung der Spannung, welche der Amplitude und Frequenz des Nystagmus proportional ist. Während der Untersuchung muss für eine ausreichen-

de Vigilanz gesorgt werden. Die besten Ergebnisse werden im abgedunkelten Raum bei geöffneten Augen gemessen. Vorteil ist, dass Untersuchungen ohne optische Störeinflüsse, d.h. bei geschlossen Augen, möglich sind.

3.2.2.1.2. Video-Computernystagmographie

Die Video-CNG bzw. die Videookulographie (VOG) stellt eine Weiterentwicklung dar. Die Augenbewegungen werden in zweidimensionaler Richtung durch kontinuierliche Bestimmung von Ortsveränderungen des Pupillenmittelpunktes registriert. Die Handhabung ist einfacher als bei der ENG, da keine Elektroden gebraucht werden, da keine Muskelartefakte auftreten und da eine stabile Grundlinie besteht. Bei geschlossenen Augen ist jedoch keine Untersuchung möglich.

Bei der Photo-ENG (PENG) handelt es sich um eine ältere Methode der optischen Nystagmusregistrierung, bei der die Iris-Skleragrenze (Limbus) als Kontrast benutzt wird. Mit paarigen Photozellen werden die von der Iris und der Sklera reflektierten Rotlichtquadranten registriert.

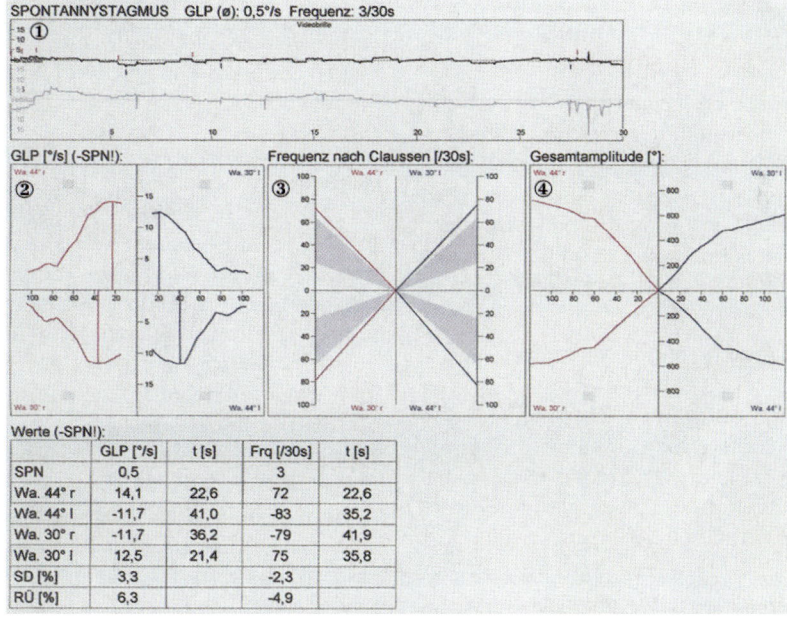

Abb. 3.12: CNG. Aufzeichnung von Spontannystagmus (①), Winkelgeschwindigkeit (Geschwindigkeit der langsamen Phase - GLP, ②), Frequenz (③) und Gesamtamplitude (④) sowie Datentabelle (unten): In diesem Fall Normalbefund - kein Spontannystagmus und seitengleiche Erregung der Labyrinthe.

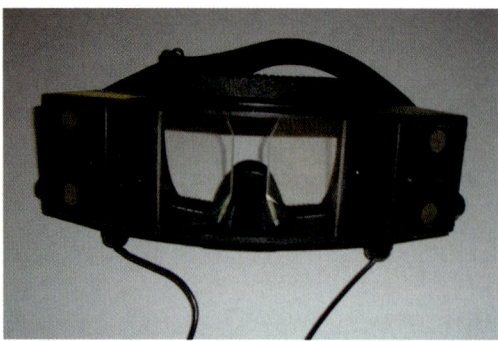

Abb. 3.13: Brille für Videonystagmographie.

3.2.2.2. Craniocorporographie

Darunter versteht man eine fotooptische Aufzeichnung von Kopf- und Schulterbewegungen. Sie dient der Dokumentation der vestibulospinalen Tests (Steh-, Tretversuche sowie Blindgang).

3.2.2.3. Posturographie

Posturographische Untersuchungen zeichnen Körperschwankungen während des Stehens in Ruhe oder bei Bewegungen auf. Man unterscheidet eine statische (Registrierung von Schwankungen des Körperschwerpunktes mit Hilfe einer elektronischen Waage) und eine dynamische Posturographie (zusätzlich bewegliche Messplatte mit Kippmöglichkeit).

3.2.2.4. Otolithendiagnostik

Die Otolithenorgane Sacculus und Utriculus sind durch Linearbeschleunigung erregbar. Es wird angenommen, dass eine Reihe von Erkrankungen und Störungen mit isolierten Otolithen- oder kombiniert mit Bogengangsfunktionsstörungen verbunden sein können. Dazu zählen z.B. der Morbus Menière und posttraumatische Schwindelformen.

Das Ziel der Otolithenfunktionsprüfung ist es, durch gezielte Prüfungen z.B. in Form von linearer Beschleunigung Aussagen zur Otolithenfunktion zu machen. Die differenzierte Diagnostik ist in den letzten Jahren wesentlich verbessert worden, hat jedoch u.a. aufgrund der apparativen Voraussetzungen noch keinen breiten Eingang in die Praxis gefunden.

Die Otolithenfunktion kann über die subjektive visuelle Vertikale mit vom Patienten einstellbarer projizierter Linie (Laser-Spiegelgalvanometer-System) gemessen werden.

Mit Hilfe der vestibulär evozierten myogenen Potentiale ist eine selektive Untersuchung des Sacculus möglich. Die Ableitung dieser Potentiale basiert auf der Sensitivität des Sacculus für Vibrationsreize. Der Utriculus kann durch eine kalorische Reizung in Pronation und Supination bzw. Rücken- und Bauchlage selektiv geprüft werden. Methoden mit physiologischem Reizmuster für den Otolithenapparat sind die exzentrische Rotation bzw. die lineare Beschleunigung (Walther, 2005).

3.2.2.5. Audiologische Tests

Da Schwindelbeschwerden auch mit Hörstörungen einher gehen, ist zur Diagnostik die Überprüfung der Hörfunktion erforderlich. Dazu gehören: Ton-, Sprachaudiometrie, überschwellige Tests, Ableitung otoakustischer Emissionen (OAE) und akustisch evozierte Hirnstammpotentiale (BERA).

3.2.2.6. Doppler- und Duplexsonographie der extrakraniellen Hirnarterien

Grundlage dieser Untersuchungsmethode ist einerseits die Erfassung von Frequenzänderungen des ausgesandten Ultraschallsignals bei Reflexion an beweglichen Objekten und andererseits die Analyse von Reflexionszeit und Intensität der empfangenen Ultraschallechos. Dieses "Puls-Echo-Verfahren" ermöglicht eine strukturelle Abbildung der Blutgefäße.

Mit der Dopplersonographie lassen sich die extrakraniell gelegenen Hirnarterien beurteilen, wobei z.B. durch Gefäßkompression hämodynamisch relevante Stenosen oder Verschlüsse erfasst werden können. Die (Farb-)Duplexsonographie ermöglicht im A-Mode eine über die Flussgeschwindigkeit farbcodierte Darstellung des Blutflusses im Bereich der extrakraniellen Gefäße und im B-Mode auch eine Beurteilung der Gefäßsituation. Mit der transkraniellen Dopplersonographie können mit gepulstem Ultraschallsignal die intrakraniellen Gefäße vor allem im Bereich des Circulus arteriosus Willisii dargestellt werden, aber auch die Vertebralarterien und z.T. auch die A. basilaris. Der Untersuchung im vertebrobasilären Stromgebiet kommt bei der Abklärung von Schwindelbeschwerden die größte Bedeutung zu. Allerdings muss nicht jede Gefäßveränderung in diesem Bereich zu einer Schwindelsymptomatik führen (Baloh und Halmagyi, 1996; Shepard und Telian, 1996; Stoll, et al., 2004; Stone, 2004).

3.2.2.7. Computertomogramm (CT)

Das craniale CT (CCT) ist bei der Beurteilung von knöchernen Veränderungen (Frakturen, Missbildungen, Ossifikationen des Labyrinths z.B. bei Otosklerose, Raumforderungen wie z.B. Cholesteatom) und bei intrakraniellen Blutungen in der Notfalldiagnostik und zur Verlaufskontrolle indiziert. Entsprechend der Fragestellung, wie z.B. Beurteilung der Otobasis oder des Fazialiskanals, kann die axiale Schnittführung durch eine koronare ergänzt werden. Dagegen haben die Nativröntgenaufnahmen mit Übersichts- und Spezialaufnahmen bei der Diagnostik einer Schwindelsymptomatik heutzutage praktisch keine Bedeutung mehr. Das CCT stellt jedoch aufgrund des eingeschränkten Weichteilkontrasts nicht mehr die Untersuchungsmethode der ersten Wahl dar. Der Nachweis eines Akustikusneurinoms gelingt meist erst bei einer Größe von über 5 mm. Dagegen ist es möglich, die knöcherne Integrität und Struktur des Labyrinths sicher zu beurteilen.

3.2.2.8. Magnetresonanztomogramm (MRT)

Das MRT wurde 1976 erstmalig für die Untersuchungen am Menschen eingesetzt. Der Vorteil des MRT besteht in dem hervorragenden Weichteilkontrast und ist damit das Mittel der 1. Wahl zur Beurteilung morphologischer Veränderungen des ZNS. In der Darstellung von tumorösen und entzündlichen Weichteilprozessen ist das MRT dem CT deutlich überlegen. Lakunäre Infarkte, kleine Tumoren oder Narben können mit dem MRT sicher nachgewiesen werden. Bei der MS lassen sich sogenannte Entmarkungsherde darstellen. Durch die Darstellung des Hirnstamms ist das MRT bei der neuroradiologischen Diagnostik des Schwindels unentbehrlich. Die Untersuchung des Felsenbeins und des Kleinhirnbrückenwinkels wird in einer zirkularpolarisierten Kopfspule durchgeführt. Mit der MR-Angiographie können außerdem nichtinvasiv die extra- und intrakraniellen Blutgefäße dargestellt und mit der 3-D-MR-Angiographie ein Gefäß-Nerven-Kontakt nachgewiesen werden. Durch das MIP-Verfahren (maximum intensity projection) können die signalintensen Strukturen des Innenohrs in beliebiger Orientierung demonstriert werden.

Der modernen bildgebenden Diagnostik entziehen sich dagegen der BPPV, der Morbus Menière und die PVP.

Geschichtliche Aspekte

4. **Geschichtliche Aspekte**

Im Vergleich zum Hörorgan wurde die Funktion des Gleichgewichtsorgans als ein Instrument der Statik erst Ende des 19. Jahrhunderts entdeckt. 1906 führte Bàràny die thermische Reizung in die Klinik ein. Erst danach konnten die Drehschwindelattacken bestimmter Patienten einer Störung im Bereich des Gleichgewichtsorgans zugeordnet werden. Davor wurden entsprechende Erkrankungen einer kardialen bzw. zerebralen Genese zugeordnet oder sogar als "Fußtritte des Satans" bezeichnet. Die Entwicklung der Therapie ist mit der Erforschung der Ätiologie, Pathogenese und Diagnostik eng verflochten (Baloh und Halmagyi, 1996; Hamann, 1994b; Michel, 1998; von Deuster und Schubert, 1994).

Im 18. Jahrhundert existierten viele Empfehlungen für Diäten bzw. Nahrungsmittel, die bei Schwindel helfen sollten. Dazu gehörten dünne, leichte und wässrige Nahrungsmittel, Möhrensaft, Ehrenpreis-, Melissen-, Petunien- und Fencheltee, Brot aus Roggenmehl, Wein, Zimt, Sellerie, Chicoree, Kapern, gebratene Hühner, Tauben mit Lorbeer und Wacholderbeeren sowie Bier und ein herber stärkender Wein (Walther und Beleites, 2001). Diäten werden abgesehen von der Behandlung des Morbus Menière heutzutage kaum noch empfohlen. Insbesondere die Gabe von Alkohol ist nicht mehr zeitgemäß (Reiß und Reiß, 2003a; Schmäl, 2003; Schmäl und Stoll, 2003; Walther, 2005).

Um 1900 erfolgten erste operative Maßnahmen zur Therapie von Schwindelerkrankungen. 1946 führten Cawthorne und Cooksey das erste systematische Trainingsprogramm zur Behandlung von vestibulär erkrankten Patienten ein, welches die zentrale Kompensation als Behandlungsziel hat und noch heute seine Gültigkeit besitzt. Die in der Folgezeit entwickelten Trainingsprogramme (Dix, McCabe, Norré, Brandt, Sémont, Hamann u.a.) basieren im Wesentlichen auf dem von Cawthorne und Cooksey (Herdmann, 2000; Salles, et al., 2003; Stone, 2004). Das Lagerungsmanöver zur Behandlung des BPPV stellte dagegen eine Neuerung dar, da es das Ziel hat, herausgesprengte Otolithenanteile aus dem Bogengangssystem zu befördern.

Bereits im 2. Weltkrieg wurde von der Britischen Armee die empirisch gefundene Mischung aus Hy-oscin (=Scopolamin) mit Amphetamin als potentes, dämpfendes Antiemetikum eingesetzt. Viele der noch heute gebräuchlichen Antivertiginosa wurden vor allem in der Mitte des vorigen Jahrhunderts experimentell untersucht bzw. in die Praxis eingeführt.

Interessanterweise bestanden Unterschiede zwischen den gesellschaftlichen Systemen von Ost- und Westdeutschland. Die Anzahl der Antivertiginosa war in der ehemaligen DDR im Gegensatz zur damaligen BRD deutlich geringer. Die Pharmakotherapie von Schwindel, Kinetosen und Erbrechen beinhaltete in der DDR Parasympatholytika (Scopolamin i.v.), Antihistaminika (Diphenhydramin, Meclozin, Promethazin) und die als antidopaminerg wirksam bezeichneten Pharmaka, welche aliphatische Phenothiazine (Chlorpromazin - bekannt als Propaphenin®; Chlorphenethazin - bekannt als Marophen®; Promazin - bekannt als Sinophenin®), Piperazin-Phenothiazine (Fluphenazin, Trifluoperazin, Triphthazin), Butyrophenone (Haloperidol) und Metoclopramid (auch heute noch bekannt als Cerucal®) umfassten (Förster, 1984).

Derzeit sind in Deutschland etwa 40 Antivertiginosa auf dem Markt. Die entsprechenden Präparate sind in der "Roten Liste" enthalten, wobei die überwiegende Anzahl der Präparate zur Behandlung von Schwindel in dem entsprechenden Kapitel "Antiemetika/Antivertiginosa" der Roten Liste (Rote-Liste-Service, 2005) zusammengefasst sind. Zu beachten ist, dass die Anzahl der Antivertiginosa seit Jahren relativ konstant ist, wohingegen bei anderen Präparategruppen zahlenmäßig oft eine z.T. deutliche Zunahme erkennbar ist (Abb. 4.1).

In Tab. 4.1 sind einige Daten zusammengefasst, die die zeitliche Entwicklung der Erforschung des Vestibularapparates und vor allem der Behandlung des Schwindels bzw. einzelner Erkrankungen dokumentieren sollen.

Jahr	Ereignis
1821	Itard: Erstbeschreibung des Symptomenkomplexes Schwindel, Hörverlust und Tinnitus
1824	Flourens: Koordinationsstörungen bei Tieren nach Labyrinthzerstörung
1861	Prosper Menière: Beschreibung der Trias Drehschwindel, Tinnitus und Hörverlust als Folge einer Innenohrstörung
ab 1870	Goltz 1870, Mach 1874, Breuer 1874, Brown 1874 und Ewald 1892: Erforschung der Bogengangsfunktion
1893-1908	Jansen: operative Therapie der Labyrinthitis (Eröffnung bzw. Freilegung des Vestibulums und der Schnecke sowie lateralen Bogengang)
1894	Sir Charles Ballance: erste erfolgreiche Entfernung eines Akustikusneurinoms
1904	Panse: translabyrinthärer Zugangsweg zum Akustikusneurinom
1904	Körner: Zoster oticus
1906	Bàràny: Einführung der thermischen Reizung
1908/1909	Ruttin: Erstmitteilung über Ausfall eines Gleichgewichtsorgans ohne Hörstörung
1914	Bàràny: Nobelpreis für seine Arbeiten über Physiologie und Pathologie des Vestibularapparates
1922/1929	Schott/Meyers: ENG über Registrierung von Muskelaktionspotentialen postuliert
1924	Nylen: Beschreibung der Neuritis des Nervus vestibularis
1927	Portmann: Saccotomie beim Morbus Menière
1928	Dandy: Neurektomie der Nn. vestibulares
1938	Hallpike und Cairns: histologischer Nachweis der endolymphatischen Ektasie beim Morbus Menière
1941	Walter et al.: Synthese des Betahistin
1946	Cawthorne und Cooksey: Trainingsprogramm zur Behandlung von Schwindel
1948	Fowler: systemische Gabe von Streptomycin zur Behandlung von Schwindel und Gleichgewichtsstörungen (i.v.)
1949	Dix und Hallpike: Labyrinthstörung auf der Basis einer Neuronitis vestibularis
1949	Gay und Carliner: therapeutische Wirkung von Antihistaminika
1950	Vogel: Möglichkeit der Bogengangsokklusion zur Therapie des BPPV postuliert
1952	Dix und Hallpike: Beschreibung der klinischen Merkmale des BPPV
1956/1957	Schuknecht: Streptomycin zur Behandlung des Morbus Menière (i.m.)/intratympanale Streptomycintherapie
1956	Muskat: Einsatz von Harnstoff beim Morbus Menière
1957	Schuknecht: Labyrinthektomie zur Behandlung des Morbus Menière
1958	Haas und Becker: Begriff der vestibulären Neuropathie als Ursache für Ausfall eines Gleichgewichtsorgans
1967	Betahistin als Therapeutikum beim Morbus Menière
1969	Schuknecht: Cupulolithiasis als Ursache des BPPV
1976	Lange: intratympanale Gabe von Gentamycin zur Therapie des Morbus Menière
1979	Hall et al.: Entwicklung der Canololithiasishypothese als Ursache des BPPV
1979	Miehlke und Stennert: antiphlogistisch-rheologische Infusionen bei der idiopathischen Fazialisparese; "Stennert"-Schema, welches auch zur Behandlung des Hörsturzes und der PVP eingesetzt wird
1980	Brandt und Daroff: Lagerungsübung zur Behandlung des BPPV
1981	Adour, Sprague und Hilsinger: Behandlung der PVP als Polyneuritis mit Glucocorticoiden
1988	Sémont: Befreiungsmanöver zur Behandlung des BPPV
1990	Parnes und McClure: erstmalige Bogengangsokklusion zur chirurgischen Behandlung des BPPV
1992	Epley: Befreiungsmanöver zur Behandlung des BPPV
1993	Brandt: Verfeinerung der Canalolithiasishypothese als Ursache des BPPV und Entwicklung der Lagerungsmanöver

Tab. 4.1: Historische Daten zur Erforschung und Therapie von Gleichgewichtsstörungen (Baloh und Halmagyi, 1996; Hamann und Arnold, 1999; Michel, 2002; Scherer, 1997; von Deuster und Schubert, 1994).

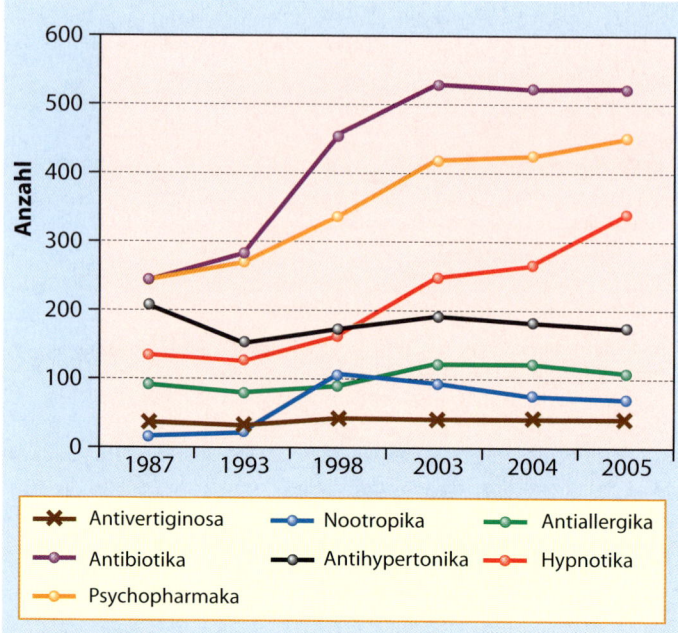

Abb. 4.1: Anzahl der in der Roten Liste aufgeführten Antivertiginosa im Vergleich zu ausgewählten anderen Präparategruppen.

Therapierichtlinien

5. Therapierichtlinien

Die Behandlung der verschiedenen Schwindelformen umfasst nicht nur medikamentöse Maßnahmen, sondern auch physikalische, operative und psychotherapeutische Behandlungsverfahren. Die Therapie des Schwindels besteht aus vier Hauptsäulen (Tab. 5.1).

Bei Beginn der Behandlung sollte beachtet werden, dass die meisten Schwindelformen einen gutartigen Verlauf und eine günstige Spontanheilung aufweisen.

Die Ziele der Behandlung sind im Wesentlichen:

• Minimieren der Symptome und funktionellen Fehlfunktion

• Verbesserung der Mobilisierung und Selbständigkeit

• Reduzieren der Fallneigung und Unfallgefahr

Die jeweiligen Therapieformen müssen den verschiedenen Ursachen angepasst werden. Nicht jede Schwindelform lässt sich medikamentös behandeln. Die physikalische Behandlung nimmt dagegen einen wichtigen Platz ein.

In der Akutphase eines Schwindelgeschehens steht die symptomatische Behandlung im Vordergrund, um dem Patienten Linderung zu verschaffen. Eine Kausaltherapie sollte sich anschließen, sobald die Ursache der Schwindelbeschwerden geklärt ist. Durch die Förderung der vestibulären Kompensation wird dem Patienten geholfen, den Funktionsausfall bzw. die Störung auszugleichen.

Die physikalisch-medizinische Behandlung umfasst vor allem das Gleichgewichtstraining bzw. Trainingsprogramme und Lagerungs- bzw. Befreiungsmanöver. Da durch körperliche Aktivitäten Schwindel sehr unterschiedlicher Genese positiv beeinflusst wird, sind Trainingsprogramme eine wichtige Säule bei der Behandlung des Schwindels.

Kausal therapierbare Ursachen finden sich nur in einem verhältnismäßig geringen Anteil, so dass die Schwindeltherapie in vielen Fällen nur symptomatisch erfolgen kann. Die Behandlung ist damit vor allem symptom- und weniger befundzentriert. Beachtet werden müssen auch Alter, Lebensumstände, Beruf und Begleitmedikamente.

Ziel der Therapie ist es vor allem, die Symptome Schwindel, Übelkeit bzw. Erbrechen zu beseitigen und die Kompensation des Gleichgewichtssystems zu fördern.

> **Merke:**
> Vor jeder medikamentösen, physikalischen und vor allem operativen Therapie muss die Ursachenforschung im Vordergrund stehen.

An erster Stelle steht selbstverständlich die Aufklärung des Patienten über den Verlauf und die Verhaltensweisen. Bei der Behandlung muss man unterscheiden, ob es sich um einen vestibulären oder um einen nichtvestibulären Schwindel handelt. Im folgenden wird vordergründig die Therapie des vestibulären Schwindels berücksichtigt.

Neben der eigentlichen Therapie ist bei einigen Krankheitsbildern auch eine Prophylaxe bzw. Prävention möglich. Das betrifft beispielsweise die bilaterale Vestibulopathie, die Borreliose oder den Schwindel im Alter. Aber auch bei physiologischen Schwindelbeschwerden, d.h. dem Höhenschwindel oder der Kinetose, kommt der Prävention eine besondere Bedeutung zu.

Bei der durch ototoxische Medikamente hervorgerufenen bilateralen Vestibulopathie ist z.B. die Kontrolle des Serumspiegels bei der Gabe von Gentamycin und die Vermeidung kumulativer Arzneimitteleffekte zu empfehlen. Körperliches Training und Gleichgewichtstraining können altersbedingte Schwindelbeschwerden vermindern. Das Risiko einer Borreliose kann durch eine einmalige Gabe von Antibiotika und durch entsprechende Behandlung des Erythema migrans im Stadium I vermindert werden. Auch ist es wichtig, nach Zeckenstich den Stachel mit einer Pinzette zu entfernen. Ein Höhenschwindel kann durch bestimmte Kopfhaltungen, Festhalten und Fixierung nahe gelegener Objekte vermieden werden. Durch ein spezielles Training und bestimmte Verhaltensweisen kann auch der Entstehung einer Kinetose vorgebeugt werden.

Beachtet werden sollte auch die Bedeutung der Traditionellen Chinesischen Therapie (TCM) und der Homöopathie sowie die adjuvanten Maßnahmen (☞ Kap. 9.).

Hauptgruppe	Einteilung (Beispiele)	Indikationen (Beispiele)
Aufklärung bzw. Gespräch	über Gutartigkeit, Ursachen, Verlauf, Verhaltensweisen	alle Schwindelformen
Pharmako-therapie	symptomatisch	
	sedierende Antivertiginosa	akute Gleichgewichtsstörungen Übelkeit Erbrechen Kinetosen
	nichtsedierende Antivertiginosa	Morbus Menière chronische Schwindelsyndrome
	kausal bzw. kausal orientiert	
	antiphlogistisch, rheologisch	Morbus Menière, PVP
	Antibiotika	bakterielle Labyrinthitis
	Virostatika	virale Labyrinthitis Zoster oticus
	Arzneimittel mit Sonderindikationen (z.B. Antiepileptika, β-Rezeptoren-blocker, Baclofen)	MiS vestibuläre Epilepsie Downbeat-Nystagmus
physikalische Therapie	vestibuläres Schwindeltraining	akute und chronische Gleichgewichtsstörungen
	Lagerungsmanöver	BPPV
	Manualtherapie	zervikogener Schwindel
operative Therapie	Paukendrainage	Labyrinthitis durch Otitis media
	Tympanotomie mit Abdeckung der Mittelohrfenster	PLF
	Mastoidektomie	Labyrinthfistel
	Tumorexstirpation bzw. operative Dekompression	Akustikusneurinom
	Saccotomie Neurektomie Labyrinthektomie	Morbus Menière
	neurovaskuläre Dekompression	Vestibularisparoxysmie
Psycho-therapie	Diagnostik interdisziplinäre Aufklärung über psychosomatische Zusammenhänge "Desensibilisierung" Verhaltenstherapie mit und ohne Pharmakotherapie	somatoformer Schwindel "phobischer Schwankschwindel"
Prävention		bilaterale Vestibulopathie Schwindel im Alter Borreliose Kinetosen Höhenschwindel
sonstiges	TCM Homöopathie	verschiedene Schwindelformen

Tab. 5.1: Therapie des Schwindels.

Allgemeine Aspekte der medikamentösen Therapie

6. Allgemeine Aspekte der medikamentösen Therapie

6.1. Pharmakologie des Gleichgewichtssystems

Das Gleichgewichtssystem ist ein hoch komplexer Apparat, welcher innerhalb des ZNS Verzahnungen mit anderen Systemen, z.B. dem visuellen und dem propriozeptiven System, aufweist. Aufgrund der Komplexität gehören Medikamente, die das Symptom Schwindel beeinflussen können, sehr unterschiedlichen Substanzgruppen an. Der aktuelle Wissensstand beschränkt sich trotz intensiver Bemühungen nur auf die Kenntnis einzelner Steuerungs- und Regelmechanismen. Bei der Behandlung des Schwindels wird in die komplexen Vorgänge pharmakologisch eingegriffen. Die entsprechenden Medikamente beeinflussen vor allem die einzelnen Neurotransmitter bzw. deren Rezeptoren.

Im Gegensatz zu anderen Sinnessystemen ist über die Natur und Funktionen der Neurotransmitter des vestibulären Systems nur wenig bekannt. Man kann die entsprechenden Neurotransmitter in drei Hauptgruppen einteilen. Die exzitatorischen Aminosäuren (Glutamat, Aspartat) wirken überwiegend an den postsynaptischen ionotropen Rezeptoren. Die inhibitorischen Aminosäuren einschließlich Acetylcholin (GABA, Histamin, Dopamin, Serotonin, Noradrenalin, Adrenalin) üben eine mehr diffuse und unspezifische Wirkung auf die Neurone des Vestibularapparates, insbesondere über Second Messenger Systeme, aus. Die biogenen Amine und Neuropeptide (Somatostatin, ACTH, Substanz P) besitzen eine besondere Bedeutung im Bereich der Vestibulariskerne (Büttner, 1999).

Glutamat, welches eine zentrale Rolle in den biochemischen Prozessen aller Zellen spielt, ist Transmitter für die Synapsen der Haarzellen zu den vestibulären Fasern. Für die spinovestibulären Afferenzen wird ebenfalls Glutamat als Transmitter angenommen, da nach einseitiger Labyrinthausschaltung kein Abfall im kaudalen Anteil des unteren Vestibulariskerns, welcher den Projektionsort dieser Afferenzen darstellt, erkennbar ist.

Glutamat und Aspartat sind Transmitter der afferenten Fasern, d.h. die Synapsen des Vestibularisnerven mit den sekundären Neuronen im Vestibulariskerngebiet. Es konnte gezeigt werden, dass die NMDA-(N-methyl-D-Aspartat) Rezeptoren eine wichtige Schlüsselrolle bei der synaptischen bzw. vestibulären Plastizität besitzen (Büttner, 1999; Hamann, 1994b).

Acetylcholin ist nicht in die Neurotransmission zwischen den vestibulären Sinneszellen und dem N. vestibularis oder zwischen diesem und den Vestibulariskernen im Hirnstamm involviert, sondern ist der vorherrschende Transmitter im efferenten vestibulären System, insbesondere den efferenten Nervenendigungen der vestibulären Haarzellen (Scholtz und Schrott-Fischer, 2001). Im Vestibulariskerngebiet kommen viele muskarinische Acetylcholin-Rezeptoren vor (Schmäl und Stoll, 2003).

Dagegen ist die Rolle von GABA als Haarzelltransmitter nicht unumstritten. GABA ist sowohl ein afferenter Neurotransmitter in den vestibulären Haarzellen als auch ein efferenter Neurotransmitter in den vestibulären Endorganen (Scholtz und Schrott-Fischer, 2001). Es stellt auch den Transmitter für die inhibitorische Verbindung vom Kleinhirn dar, insbesondere vom zerebellären Wurm zum lateralen Vestibulariskern.

Die Aktivität vestibulärer Neurone wird auch durch das histaminerge System moduliert, wobei histaminerge Neurone insbesondere in den medialen und superioren vestibulären Kerngebieten dominieren. Drei Histaminrezeptoren wurden bisher beschrieben: postsynaptische H_1 und H_2-Rezeptoren und präsynaptische H_3-Rezeptoren.

Serotonin lässt sich im peripheren Gewebe und im ZNS u.a. in den neuronalen Systemen des Hirnstamms nachweisen. Die serotonerge Neurotransmission ist an der Kontrolle vieler physiologischer Funktionen beteiligt: z.B. emotionaler Status, Schmerzen, Appetit, Schlaf und Gedächtnis. Die Freisetzung von Serotonin und der beteiligten Rezeptoren ($5\text{-}HT_3$-Rezeptoren) konnte als Schlüsselelement für die Wirkung emetogener Substanzen identifiziert werden (Drechsler und Färber,

2001). Wenig ist dagegen über die Rolle im vestibulären System bekannt, wobei serotoninerge Rezeptoren eine Bedeutung bei der statischen okulomotorischen und posturalen Kontrolle haben sollen (Baloh und Halmagyi, 1996; Büttner, 1999).

Dopamin hat eine Bedeutung im Bereich des medialen vestibulären Kerngebiets durch prä- und postsynaptische D_2- Rezeptoren. Durch die dopaminerge Hemmung der Ausschüttung von GABA wird die Verstärkung und die Zeitkonstante des VOR moduliert.

Das noradrenerge System integriert visuelle, vestibuläre und propriozeptive Informationen im Bereich des Locus coeruleus und regelt die Aktivität der vestibulären Kerne mit (Smith, 2000).

Medikamente, die mit diesen Neurotransmittern bzw. deren Rezeptoren in Wechselwirkung treten, können auch das Vestibularsystem beeinflussen. Diese Neurotransmitter sind jedoch nicht spezifisch für das Vestibularsystem, sondern kommen im zentralen und peripheren Nervensystem vor. Damit gibt es kein spezifisches Pharmakon, welches nur das Gleichgewichtssystem beeinflusst. Selektive Antivertiginosa, die nur auf einen Teilbereich des Gleichgewichtssystems einwirken, gibt es somit nicht. Teilweise beruht die Wirksamkeit nur auf empirischen, teils zufälligen Beobachtungen, ohne dass der genaue Wirkungsmechanismus bekannt ist.

6.2. Kriterien der medikamentösen Behandlung

Schwindel ist das Ergebnis eines intersensorischen Konfliktes. Durch eine Störung in einem oder mehreren Sinnessystemen ist das Zusammenspiel aller an der Raumorientierung oder der Blickmotorik beteiligten Systeme beeinträchtigt. Schwindel kann also durch Störungen in peripheren Organen hervorgerufen werden, das Symptom selbst entsteht dagegen in zentralnervösen Strukturen.

Bei der medikamentösen Schwindeltherapie kann man verschiedene Therapieansätze unterscheiden:

1. die medikamentöse Therapie von Schwindelbeschwerden mit heftiger vestibulärer Begleitsymptomatik,

2. die Behandlung chronischer Schwindelbeschwerden,

3. die Anfallsprophylaxe beim Morbus Menière und

4. die Kinetoseprophylaxe.

Es stehen vielfältige Therapiemöglichkeiten zur Verfügung. Auffällig ist jedoch die oft weite Spanne zwischen vielversprechenden tierexperimentellen Ergebnissen und dem Mangel an klinischen Studien mit hohem Evidenzniveau selbst bei seit Jahrzehnten etablierten Verfahren.

> **Merke:**
> Für viele Pharmaka zur Therapie des Schwindels ist die Datenlage im Sinne "evidenz-basierter Medizin" als sehr dürftig bis fehlend einzuschätzen.

6.2.1. Einteilung, Ziele und Erfolgsaussichten

Die Medikamente können vorzugsweise in symptomatisch und kausal wirkende Therapeutika unterteilt werden. Die symptomatisch wirkenden Medikamente beeinflussen im Gegensatz zu den kausal wirkenden Medikamenten vor allem die Beschwerden Schwindel, Übelkeit oder Erbrechen. Der gemeinsame Wirkungsmechanismus der Antivertiginosa ist bisher nur mangelhaft bekannt. Neben der antivertiginösen haben diese Substanzen auch eine antiemetische Wirkung.

Die Übergänge zwischen den beiden Gruppen sind fließend. Es gibt auch Medikamente, die einerseits durch Beeinflussung bestimmter Strukturen symptomatisch wirken und die andererseits auch an anderer Stelle möglicherweise eine kausale Wirkung entfalten können. Typische Beispiele sind das Histamin und seine Derivate. Einerseits wirkt es symptomatisch bei Schwindel, andererseits verfügt es über rheologische Eigenschaften. Die einzelnen Präparate können also z.T. mehrere Ansatzpunkte haben.

Antivertiginosa werden zur **symptomatischen Behandlung** des vestibulären Schwindels eingesetzt. Neben der Reduktion von Übelkeit und Erbrechen steht vor allem die Suppression von Schwindel bzw. Raumwahrnehmungsstörungen und Nystagmen im Vordergrund.

Kausal orientierte Medikamente werden mit dem Ziel eingesetzt, dass sich die organische und funktionelle Ausgangslage wieder einstellt, wobei die Behandlung vegetativer Symptome nicht das primäre Ziel ist. Liegt ein peripher verursachter Schwindel vor, so besteht die Aufgabe darin, die Störung am peripheren Rezeptor zu beheben. Dieses Ziel ist bei Läsionen des vestibulären Rezeptors nur schwer erreichbar, in vielen Fällen nicht möglich (Hamann, 1987).

Man kann die Präparate auch in Antivertiginosa im engeren Sinne und Antivertiginosa im weiteren Sinne einteilen (Tab. 6.1).

symptomatisch wirkend	kausal wirkend
Antivertiginosa im engeren Sinne	Antivertiginosa im weiteren Sinne
sedierende Anti-vertiginosa	nichtsedierende Antivertiginosa
kompensationshem-mende Medikamente	kompensationsför-dernde Medikamente
primäre Antivertiginosa	sekundäre Antivertiginosa
vestibulär supprimie-rende Medikamente (Vestibulosuppressiva)	antiemetisch wirken-de Medikamente
antivertiginös und antiemetisch	antientzündlich, antiödematös, ent-wässernd, vasoaktiv
unspezifisch	spezifisch

Tab. 6.1: Einteilung der Pharmaka gegen Schwindel. Die einzelnen Begriffe der beiden Hauptgruppen können oft synonym gebraucht werden. Die Übergänge zwischen den Gruppen sind fließend, d.h. Überschneidungen sind möglich.

Die Anwendung der verschiedenen Antivertiginosa (im engeren Sinn) und Antiemetika stellt keine kausale Therapie dar, sondern erreicht eine Reduktion der Symptome. Sie hemmen in der Regel die Kompensation des vestibulären Systems. Das ist ein Effekt, der nicht erwünscht ist. Die kausale Therapie richtet sich nach den Ursachen, kann jedoch die Symptome im akuten Stadium nicht beeinflussen und steht nicht immer zur Verfügung. Prinzipiell sind hier auch die kompensationsfördernden Präparate einzuordnen. Die Anwendung beider Therapieformen ist jedoch gerechtfertigt, da das Symptom beim Patienten einen starken Leidensdruck verursacht und oft eine kausale Therapie nicht sofort wirkt.

Es wäre sinnvoll, die Wirksamkeit eines Therapeutikums anhand eines experimentell ausgelösten

Nystagmus zu überprüfen. Das betrifft symptomatisch als auch kausal wirkende Präparate. Allerdings sind diese Untersuchungen sehr aufwendig, so dass sie nur in relativ wenigen Fällen erfolgt sind. Oftmals beruht die Anwendung auch auf empirische Beobachtungen (Scherer, 1997; Stoll, et al., 2004; Walther, 2005). Im allgemeinen überwiegt die Zahl der symptomatisch wirkenden Medikamente.

Entsprechend der Sedierungspotenz ist auch eine Einteilung der Therapeutika in sedierende und nichtsedierende Medikamente möglich. Letztere Einteilung spielt bei den eigentlichen Antivertiginosa eine Rolle. Sedierende Medikamente haben vor allem bei der symptomatischen Therapie eine Bedeutung.

6.2.2. Grenzen der Antivertiginosa und Antiemetika

Eine undifferenzierte Anwendung von Antivertiginosa bzw. Antiemetika sollte aufgrund der Mehrschichtigkeit der zugrundeliegenden Pathomechanismen vermieden werden. Die meisten Medikamente dieser Gruppe beeinträchtigen die zentralen Kompensationsmechanismen. Durch weitere Medikamentennebenwirkungen kann es zu einer Verschlechterung des Allgemeinzustandes kommen. Bei Beginn der symptomatischen Therapie sollte das Ziel der Behandlung klar definiert werden. Die Früherkennung einer möglicherweise gefährlichen Grundkrankheit kann durch die Reduktion der Symptome verzögert werden.

6.2.3. Durchführung und Indikationen

Bei der symptomatischen Therapie von Schwindel, Übelkeit und Erbrechen kann man grundsätzliche Indikationen unterscheiden:

- Die **Akutprophylaxe** soll vor der Stimulusexposition die Ausbildung der Symptome reduzieren.

- Die **Dauerprophylaxe** erfolgt bei chronisch-rezidivierenden Störungen (Morbus Menière).

- Die **Akuttherapie** ist bei plötzlichem Auftreten der entsprechenden Symptome notwendig.

- Die **Dauertherapie** soll einer länger bestehenden Symptomatik entgegenwirken.

Bei Schwindelerkrankungen sollte die Anwendung von Antivertiginosa nicht unbeschränkt erfolgen. Hauptindikationen sind:

- akute Labyrinthfunktionsstörungen
- Prävention rezidivierender Schwindelattacken
- Vestibulariskernnahe zentrale Erkrankungen in der Akutphase mit Vertigo und Nausea
- Prävention der Kinetosen

Der Beginn jeder Arzneimitteltherapie erfolgt zunächst mit der für das jeweilige Medikament empfohlenen Dosierung. Die Wirkung der symptomatisch wirkenden Antivertiginosa sollte je nach Wirkungsmechanismus und Pharmakokinetik nach wenigen Stunden einsetzen.

6.2.4. Auswahlkriterien

Die Auswahl der einzelnen Medikamente richtet sich nach:

- Zielsetzung: Akuttherapie oder Prophylaxe
- nachgewiesener Wirksamkeit unter Berücksichtigung der Ätiologie und Pathogenese
- Anwendungsbeschränkungen und Kontraindikationen
- unerwünschten Wirkungen
- Behandlungskosten (sekundär)

Die einzelnen Aspekte werden in den jeweiligen Abschnitten besprochen. In der Regel weisen die verschiedenen Substanzen der jeweiligen Klasse keine eindeutige Überlegenheit bezüglich der Wirksamkeit auf. Die Auswahl richtet sich demnach nach den eigenen Erfahrungen, die Präparate sind damit austauschbar.

6.2.5. Dosierungen

Die empfohlenen Dosierungen können als Startdosierungen verwendet werden. In Abhängigkeit von der Erkrankung, vom Verlauf, der therapeutischen Wirkung und evtl. unerwünschter Begleitwirkungen muss die Dosis individuell angepasst werden.

6.2.6. Art der Anwendung

Antiemetika bzw. Antivertiginosa stehen in verschiedenen Darreichungsformen (oral, i.v., i.m., supp.) zur Verfügung. Bei der Prophylaxe und der Therapie von leichter Übelkeit ist die orale Gabe üblich. Eine parenterale Applikation ist bei Schluckstörungen sowie starker Übelkeit oder Erbrechen der oralen vorzuziehen. Diese kann als Suppositorium, intramuskuläre oder i.v. Gabe erfolgen. Auch die transdermale Applikation wie bei dem Scopolamin-Pflaster ist möglich. Des weiteren können Medikamente direkt in die Paukenhöhle, d.h. intratympanal, appliziert werden.

6.2.7. Dauer der Anwendungen

Die Anwendungsdauer richtet sich nach der Grunderkrankung bzw. nach den Indikationsarten: Akutprophylaxe, Dauerprophylaxe, Akuttherapie oder Dauertherapie.

In der Prophylaxe bestimmter Krankheitsbilder hängt die Anwendungsdauer von der Stimulusexposition ab. Beachtet werden muss jedoch, dass z.B. bei einer Kinetose nach mehrtägiger Exposition eine allmähliche Adaptation eintritt.

Bei der Therapie akuter Formen von Übelkeit, Erbrechen oder Schwindel ist in den meisten Fällen nur eine kurzzeitige Therapie von maximal 3 Tagen notwendig. Es besteht eher die Gefahr einer zu langen Anwendung.

Die Therapie oder Prophylaxe wird beendet, wenn eine genügende Reduktion der Symptome erreicht ist oder wenn die auslösenden Stimuli nicht mehr vorhanden sind. Der richtige Zeitpunkt kann auch durch einen Absetzversuch während der Behandlung herausgefunden werden. Das Absetzen der Antivertiginosa bzw. Antiemetika bereitet in der Regel keine Probleme.

Daueranwendungen von mehreren Wochen bis Monaten sind bei bestimmten chronisch-paroxysmalen (z.B. Morbus Menière) und chronisch-persistierenden Erkrankungen (z.B. Hirnstamminfarkt) mit Schwindel indiziert. Spätestens nach einem halben Jahr sollte ein probatorisches Absetzen des Medikaments erfolgen.

6.2.8. Kriterien des Therapieerfolgs

Als Kriterien für den Erfolg einer Therapie können angesehen werden:

- Reduktion des subjektiv empfundenen Schwindelgefühls
- Abnahme des Nystagmus
- Reduktion der subjektiv empfundenen Übelkeit sowie des Brechreizes

- Reduktion von Häufigkeit und Schwere des Erbrechens

- Reduktion der Gangunsicherheit

- Reduktion weiterer Begleitsymptome wie Abgeschlagenheit, Schwitzen, Angst, Zittern oder Blässe

- Reduktion von Häufigkeit und Schwere der Schwindelanfälle

6.2.9. Vorgehen bei Therapieversagen

In der Regel führt bei richtiger Indikationsstellung eine Monotherapie mit Antivertiginosa unter Beachtung der Dosierung zu einer Reduktion der Beschwerden. Im Falle eines Therapieversagens versucht man erst eine Dosiserhöhung oder eine Umstellung auf ein Präparat mit einem anderen Wirkungsmechanismus. Kombinationstherapien unterschiedlicher sedierender oder nichtsedierender Antivertiginosa sind nur in sehr seltenen Fällen erforderlich.

6.2.10. Tipps

- Vor Anwendung von Antivertiginosa sollte der zugrundeliegende Pathomechanismus abgeklärt werden. Vor allem Antiemetika werden oft zu unselektiv eingesetzt, so dass die Behandlung nicht effektiv ist. Die probatorische Anwendung von Antiemetika kann die Diagnostik erschweren, wie z.B. die thermische Gleichgewichtsprüfung. Drehschwindel kann in seltenen Fällen das Erstsymptom eines Tumors der hinteren Schädelgrube oder eines Hirninfarkts sein.

- Die Indikation, Wirkungsweise der Präparate und die Dauer der Einnahme ist dem Patienten zu erläutern.

- Sedierende Antivertiginosa sollten nicht länger als drei Tage verabreicht werden, da sonst die vestibuläre Kompensation verzögert wird.

- Bei der Anwendung der Antivertiginosa sollte man sich auf bestimmte Präparate beschränken, die sich in der eigenen Praxis bewährt haben.

- Antivertiginosa sind oft nur in der Initialphase der Erkrankung indiziert. Daher sollte zu Beginn der Therapie die Dosierung und die Dauer der Einnahme festgelegt werden. Die langfristige prophylaktische Einnahme von sedierenden Antivertiginosa ist kontraindiziert.

- Spricht eine Behandlung nicht an, so hat es oft keinen Sinn, die Dosis über die der angegebenen Richtdosen zu erhöhen, da dadurch die Effektivität nicht verbessert wird und da es oft zu einer Erhöhung der Nebenwirkungsrate kommt.

- Bei der prophylaktischen Einnahme von Antiemetika bzw. Antivertiginosa vor einer spezifischen Reizexposition wie Kinetosen oder Chemotherapie müssen Wirkungseintritt und -dauer des Präparats mit dem Beginn und der Dauer der Reizexposition abgestimmt werden.

- Die Indikation bei der Anwendung von Antivertiginosa bzw. Antiemetika ist unter Beachtung der Kontraindikationen und unerwünschten Wirkungen streng zu stellen.

- Es sollte immer beachtet werden, dass neben einer medikamentösen Therapie ein physikalisches Training in Form von Gleichgewichtsübungen eine entscheidende Rolle bei der Behandlung von akuten Gleichgewichtsstörungen spielt.

Symptomatisch wirkende Medikamente - Antivertiginosa im eigentlichen Sinne

7. Symptomatisch wirkende Medikamente - Antivertiginosa im eigentlichen Sinne

Antivertiginosa können prinzipiell in sedierende und nichtsedierende Substanzen eingeteilt werden. Sedierende Antiemetika hemmen die zentrale Kompensation bzw. supprimieren das vestibuläre System. Deshalb kann man sie auch als Vestibulosuppressiva bezeichnen. Die therapeutische Auswahl richtet sich danach, ob eine sedierende Wirkung notwendig, gewünscht, tolerabel oder kontraindiziert bzw. welcher antivertiginöse Effekt indiziert ist. Abzugrenzen sind davon die eigentlichen Antiemetika.

7.1. Sedierende Antivertiginosa - Vestibulosuppressiva

Zu der Gruppe der sedierenden Antivertiginosa gehören die Benzodiazepine, viele klassische Neuroleptika, Antihistaminika der ersten Generation, Kalziumantagonisten bzw. Kalziumkanalblocker und Anticholinergika. Die Sedierung ist dosisabhängig. Es wird eine antivertiginöse Wirkung hervorgerufen, denn das vestibuläre System entfaltet seine maximale Funktion nur im Wachzustand. Die unterschiedlich ausgeprägten zentralsedierenden Nebenwirkungen, wie Benommenheit, Müdigkeit, Konzentrationsschwäche und Verlangsamung, können mit Hilfe psychologischer Leistungstests gemessen werden. Sie reduzieren signifikant die Fahrtauglichkeit und Einsatzfähigkeit.

> **Merke:**
> Alle sedierenden Medikamente wirken auch antivertiginös bzw. supprimieren das vestibuläre System, was nicht immer erwünscht ist. Das betrifft besonders die kompensatorischen Vorgänge des zentral-vestibulären Systems.

Sedierende Antivertiginosa hemmen den zentralen Kompensationsprozess bei einem Schwindel. Deshalb ist die Gabe sedierender Antivertiginosa zeitlich eng begrenzt. Sedierende Antivertiginosa eignen sich nicht für die Dauertherapie von Schwindel. Ausnahmen sind eventuelle zusätzliche pharmakologische Effekte, wie z.B. von Neuroleptika bei der Behandlung von Psychosen.

Hauptindikation ist der akute heftige Schwindel mit starken vegetativen Begleiterscheinungen, wie Übelkeit und Erbrechen. Typisches Beispiel ist die PVP, bei welcher nichtsedierende Antivertiginosa nicht ausreichend wirksam sind.

> **Merke:**
> Werden sedierende Antivertiginosa ambulant verordnet, so muss der Patient über die resultierende Unfähigkeit zur aktiven Teilnahme am Straßenverkehr aufgeklärt werden. Allerdings besteht diese auch aufgrund der Grundkrankheit.

7.1.1. Benzodiazepine

Die Substanzen dieser Gruppe wirken anxiolytisch und in höherer Dosierung dämpfend, antikonvulsiv und schließlich narkotisch. Die therapeutische Breite der Benzodiazepine ist groß. Die Leitsubstanz ist Diazepam. Benzodiazepine werden zur Behandlung von Schwindel und Gleichgewichtsstörungen vor allem in den USA benutzt.

 Wirkstoffe

- Diazepam, Bromazepam, Alprazolam, Clonazepam, Lorazepam*

Benzodiazepine haben keinen spezifischen Effekt auf das Gleichgewichtssystem, sondern sie entfalten ihre Wirkung durch eine generelle Reduktion neuraler Aktivität. Benzodiazepine wirken durch eine Interaktion am $GABA_A$-Rezeptor, wobei sie die hemmenden Funktionen der entsprechenden Neurone vergrößern. Die Wirkung des inhibitorischen Überträgerstoffes GABA an $GABA_A$-Rezeptoren wird also verstärkt. Bei niedriger Dosierung ist vor allem eine Beeinflussung der Formatio reticularis und des limbischen Systems nachweisbar, welches wesentlich für die Befindlichkeit eines Menschen verantwortlich ist. Die elektrische Aktivität in diesen Gebieten wird vermindert. Dadurch wird der Einfluss von Stimuli auf höhere psychische Zentren und ihre Verarbeitung reduziert.

*Angaben basieren auf der Roten Liste (Rote-Liste-Service, 2005. ECV - Editio Cantor Verlag, Aulendorf) und Schneider, D. und Richling, F., 2005.:Arzneimittel A-Z. Thieme, Stuttgart - New York sowie http://www.rote-liste.de/Online und http://www.fachinfo.de/

Anxiolyse und Sedierung sind die Hauptwirkungen der Benzodiazepine. Jedoch gibt es relevante substanzspezifische Unterschiede. Die Halbwertszeiten sind zu beachten. Beim Diazepam beträgt die Halbwertszeit 24-48 Stunden.

In der Initialtherapie akuter starker Schwindelbeschwerden können Benzodiazepine sehr hilfreich sein, vor allem wenn eine angstlösende Komponente erwünscht wird. Die sedierende Komponente scheint bei parenteraler Gabe ausgeprägter zu sein als bei der enteralen Gabe.

Indikationen

- akuter Schwindel verschiedener Genese, Schwindel nach Innenohroperation und Trauma, Kinetosen (akut)

Handelsnamen

- **Diazepam**
  p.o.: Diazep (AbZ, von ct), Diazepam (-ratiopharm 10 mg/1 ml = 20 Trpf., Sandoz, Stada), Faustan, Valium - alle: 2|5|10 mg/Tbl., Valiquid 10 mg/20 Trpf.
  parenteral: Diazep von ct, Diazepam-ratiopharm, Faustan, Valium - alle: 10 mg/2 ml Amp.
  rektal: Diazep AbZ, Diazepam-Desitin rectal, Diazepam-ratiopharm, Faustan, Valium - alle: 5|10 mg/Rektaltube oder Supp.

- **Bromazepam**
  p.o.: Bromalich 6 mg, Bromazanil 3|6, Bromazepam (6 - 1 A Pharma, AL 6, beta 6, neuraxpharm 6., ratiopharm 6 mg), Bromazep - CT 6 mg, duranazil 6 mg, Gityl 6 mg, Lexostad 6 mg, Lexotanil 6, neo OPT; Normoc Tbl. - alle 6 mg/Tbl.

- **Alprazolam**
  p.o.: Alprazolam (AbZ 0,25 mg/Tbl., AL 1 mg/Tbl., -ratiopharm 0,25|1 mg/Tbl., Sandoz 0,25|1 mg/Tbl.), Tafil 1 mg/Tbl., Xanax1 mg/ Tbl. - alle: 0,5 mg/Tbl.

- **Clonazepam**
  p.o.: Antelepsin 0,5|2 mg/Tbl., Rivotril 0,5|2 mg/Tbl., 2,5 mg/1 ml Lsg.
  parenteral: Rivotril 1 mg/1 ml Amp.

- **Lorazepam**
  p.o.: durazolam, Laubeel, Lorazepam (-neuraxpharm, -ratiopharm), Somagerol, Tavor 0,5 mg/Tbl., Tavor Expidet (lyophilisierte Plättchen), Tolid - alle: 1,0|2,5 mg/Tbl. bzw. Plättchen
  parenteral: Tavor pro injectione 2 mg/Amp. à 1 ml

Dosierungen

- **Diazepam**
  5-40 mg/d p.o., in jeweils 2-3 Einzeldosen/d i.v. oder i.m.

- **Bromazepam**
  schrittweise Dosissteigerung ab 6 mg bis 3 x 6 mg - max. 18 mg/d

- **Alprazolam**
  initial: 3 × 0,25-0,5 mg/d p.o., je nach Verträglichkeit und Wirkung dann 0,5-4 mg/d auf 2-3 Einzeldosen verteilt p.o.; Maximaldosis: 4 mg/d

- **Clonazepam**
  1-2 mg langsam i.v. (Erwachsene, Kleinkinder 1 mg langsam i.v. oder i.m.)

- **Lorazepam**
  1-3(- 6) mg/d p.o. in geteilten Dosen (3 × 1-2 mg/d); *akut:* Tavor Expidet® 1,0-2,5 mg p.o. (sublingual) oder 1-2(- 4) mg i.v.
  Lorazepam stellt damit eine Alternative zur Notfallmedikation für den Patienten mit einem akuten Menière-Anfall dar, wenn zusätzlich noch Durchfall während des Anfalls auftritt.

> **Merke:**
> Mehrfache Lorazepameinnahmen können sehr schnell abhängig machen. Daher sollte Lorazepam nur für die Behandlung eines akuten Menière- oder Schwindelanfalls genutzt werden, und auch dabei nur, wenn andere Medikamente (z.B. Vomex A® Supp. bei der Selbstmedikation) nicht mehr helfen.

Kontraindikationen

- **Diazepam**
  Myasthenia gravis, Alkoholgenuss bzw. akute Vergiftung, akutes Engwinkelglaukom, akute respiratorische Insuffizienz, Stillzeit;
  relative: Schwangerschaft, schwere Leberinsuffizienz, Medikamenten- und Drogenabhängigkeit, Schlaf-Apnoe-Syndrom

- **Bromazepam**
  Kinder und Jugendliche, bekannte Überempfindlichkeit gegen Benzodiazepine, Abhängigkeitserkrankung in Anamnese, Myasthenia gravis, akute Vergiftung mit Alkohol, Schlaf- und Schmerzmittel, Neuroleptika, Antidepressiva oder Lithium

- **Alprazolam**
  bekannte Überempfindlichkeit gegenüber Benzodiazepine, Myasthenia gravis, akute Intoxikation mit Medikamenten oder Alkohol, schwere Leberinsuffizienz, Schlaf-Apnoe-Syndrom, respiratorische Insuffizienz

- **Clonazepam**
  Myasthenia gravis, Medikamenten- und Drogenabhängigkeit, schwere Leberinsuffizienz, bekannte Überempfindlichkeit gegenüber Benzodiazepine

- **Lorazepam**
  schwere Ateminsuffizienz, Schlaf-Apnoe-Syndrom, Stillzeit;
  relative: Schwangerschaft, Alkoholintoxikation, Abhängigkeitsanamnese, Myasthenia gravis, Kinder und Jugendliche, Schwangerschaft und Stillzeit

 Unerwünschte Wirkungen

Bei schneller i.v.-Applikation besteht die Gefahr einer Atemdepression, so dass entsprechende Überwachungsmaßnahmen notwendig sind. Bei älteren Patienten können paradoxe Reaktionen mit Unruhe auftreten. Weitere Nebenwirkungen sind Sedierung, Muskelrelaxation, Blutdruckabfall, Gewichtszunahme, reaktive Depressionen (Alprazolam), ataktische Störungen (Alprazolam), Zunahme der Speichel- und Bronchialsekretion (Clonazepam) und Anxiolyse. Letzteres ist eine erwünschte Eigenschaft. Benzodiazepine besitzen bei mehrfacher Gabe ein großes Abhängigkeitspotential (Wirkungsverlust, Toleranzent-

wicklung), so dass sie nur kurzzeitig und nicht zur Langzeittherapie eingesetzt werden sollten.

7.1.2. Neuroleptika/Dopamin-Antagonisten

Neuroleptika beeinflussen die Symptome der endogenen Psychose Schizophrenie günstig, wobei der Effekt mit einer Latenz von Wochen einsetzt. Neuroleptika besitzen aber auch akut einsetzende Wirkungen, wobei die Dämpfung des ZNS und die Anxiolyse im Vordergrund stehen. Die Neuroleptika lassen sich in atypische und herkömmliche einteilen. Zu den atypischen Neuroleptika zählen Dibenzazepine und Benzamide. Butyrophenone und Phenothiazine werden zu den herkömmlichen Neuroleptika gerechnet.

Allen gemeinsam ist eine antagonistische Wirkung am D_2-Rezeptorsubtyp. Es handelt sich also um Dopaminantagonisten. Bei einigen Pharmaka fällt eine Hemmung von Serotonin-Rezeptoren auf.

Neuroleptika stellen damit eine heterogene Gruppe dar. Verschiedene dieser zentral wirksamen antidopaminergen Substanzen werden in der Therapie von Schwindel und Erbrechen eingesetzt.

 Wirkstoffe

- Promethazin, Perphenazin *(Phenothiazinderivate)*; Sulpirid, Alizaprid *(Benzamide);* Haloperidol *(Butyrophenon)*

Hauptwirkungsmechanismus ist die Blockade von D_2-Dopamin-Rezeptoren. Der D_2-Rezeptorsubtyp ist in hoher Dichte in der Chemorezeptor-Triggerzone der Area postrema am Boden des 4. Ventrikels nachzuweisen. Das durch einen Dopaminantagonisten wie Apomorphin induzierte Erbrechen wird durch D_2-Agonisten im Tierexperiment gehemmt. Diese Hemmung beruht in großen Teilen auf der Bindung an die D_2-Rezeptoren in der Chemorezeptor-Triggerzone. Auch im Tractus solitarii und den dorsalen motorischen Vaguskernen lassen sich neben H_1-Rezeptoren höhere Konzentrationen von D_2-Rezeptoren finden, so dass auch an diesen Stellen emetogene Afferenzen blockiert werden könnten. Es gibt keinen Beweis für einen spezifischen antidopaminergen Effekt in zentral-vestibulären Bahnen.

Weiterhin spielen substanzabhängig Antagonismen mit 5-HT_2-, H_1- und muskarinische Acetylcholin-Rezeptoren eine Rolle.

Die einzelnen Präparate unterscheiden sich bezüglich ihrer sedierenden und neuroleptischen Potenz. Bei der Therapie von Schwindelbeschwerden sind hierbei nur Substanzen geeignet, die eine ausgeprägte Sedierung hervorrufen. Das ist vor allem bei den "niedrigpotenten" Neuroleptika der Fall, die nur eine geringe antipsychotische Wirkung aufweisen (Waldfahrer und Iro, 2003; Waldfahrer, et al., 2001).

Klinische Studien belegen für hochpotente Neuroleptika wie Haloperidol und Droperidol sowie auch Alizaprid eine antiemetische Wirksamkeit in der Behandlung von Erbrechen durch Zytostatika sowie des PONV. Aufgrund der günstigeren Nebenwirkungen und der höheren antiemetischen Potenz werden bei dieser Indikation die 5-HT$_3$-Antagonisten bevorzugt.

▶ Phenothiazine

Das Triflupromazin, welches inzwischen nicht mehr auf dem Markt verfügbar ist, ist ein mittelpotentes Neuroleptikum. Neben seinem antidopaminergen Wirkspektrum hat es auch anticholinerge und leichte sympathikolytische Eigenschaften.

In Deutschland zur antiemetischen Therapie zugelassene Neuroleptika aus der Gruppe der Phenothiazinderivate sind Promethazin und Perphenazin. Beide Präparate werden aber vorwiegend als sedierende und antipsychotische Wirkstoffe verabreicht. Insbesondere Promethazin hat eine deutliche H$_1$-antihistaminerge Wirkkomponente. Promethazin und Perphenazin besitzen eine nachgewiesene Wirkung gegen die meisten Formen von Erbrechen, sind aber nicht so effektiv in der Prävention von Kinetosen. Die Behandlung des Erbrechens mit Perphenazin ist nur dann indiziert, wenn andere Behandlungsmaßnahmen erfolglos sind.

▶ Benzamide

Sulpirid und Alizaprid sind ebenfalls relativ selektive Dopaminantagonisten. Sulpirid hat eine niedrige neuroleptische Potenz und Alizaprid wird nicht zur antipsychotischen Therapie eingesetzt. Sulpirid nimmt eine gewisse Sonderstellung ein, da es in niedriger Dosierung auch eine antidepressive Wirkung besitzt und bei relativ geringer Sedierung auch einen antivertiginösen und antiemetischen Effekt aufweist. Damit kann es auch längerfristig eingesetzt werden. Als Antiemetikum ist

Sulpirid daher zur Behandlung bzw. als Anfallsprophylaxe von Schwindelerkrankungen wie z.B. Morbus Menière zugelassen, wobei die Wirksamkeit in kontrollierten Studien nicht belegt ist (Claes und Van de Heyning, 2000). Aufgrund der Nebenwirkung, eine Hyperprolaktinämie hervorzurufen, sollte Sulpirid nicht bei prämenopausalen Frauen eingesetzt werden. Der Einsatz als Langzeittherapeutikum ist nicht unkritisch zu sehen.

▶ Butyrophenone

Das Butyrophenon Haloperidol wird zwar überwiegend als antipsychotisches Medikament verwendet, ist aber auch für die antiemetische Behandlung zugelassen. Es wird aber nur relativ selten als Antiemetikum eingesetzt.

Droperidol war bei der Therapie des PONV ein Standardmittel. Unter dieser Indikation war es den anderen eingesetzten Antiemetika mit Ausnahme der 5-HT$_3$-Rezeptorantagonisten weitgehend überlegen. Allerdings stehen dem Einsatz optimal wirksamer Dosen ($\geq 2,5$ mg) erhebliche Nebenwirkungen entgegen. Daher ist es in Deutschland nicht mehr zugelassen.

■ Indikationen

Übelkeit oder Erbrechen (Promethazin, Perphenazin, Alizaprid, Haloperidol), Kinetosen (Promethazin - zur Prophylaxe p.o., in schweren Fällen i.m. zur Behandlung), Morbus Menière (Sulpirid, als Alternative zum Betahistin), akuter vestibulärer Schwindel (Promethazin, Perphenazin, Alizaprid, Haloperidol), BPPV (Promethazin - initial, ½ Stunde vor Lagerungsmanöver), "phobischer Schwankschwindel" (Sulpirid) (Brandt, 2003b; Brandt, et al., 2004) (Kap. 10.2. und 13.1.1.).

■ Handelsnamen

- **Promethazin**
  p.o.: Atosil, Closin 10 mg/Drg., Prothazin, Prothazin-neuraxpharm 10|50|100 mg/Drg. - alle: 25 mg/Tbl., Sirup 1 mg/ml Sirup, Trpf. 20 mg/ml (20 Trpf. = 1 ml); Eusedon mono Lsg. 5 mg/ml
  parenteral: Atosil, Prothazin, Prothazin-neuraxpharm - alle: 50 mg/ Amp. à 2 ml

- **Perphenazin**
  p.o.: Decentan 4 mg 8 mg Tbl., Perphenazin-neuraxpharm 8 mg Tbl., Decentan Trpf. 4 mg/1 ml (=20 Trpf.)

- Sulpirid
  p.o.: Arminol, Dogmatil 25 mg/5 ml Saft, Meresa, Neogama, Sulp, Sulpirid (-AL, -beta, -neuraxpharm 100 mg/Tbl., -STADA, -ratiopharm 100 mg/Tbl., -TEVA, -von ct), Sulpivert, Vertigo-Meresa, Vertigo-neogamma 100 mg/Tbl., Saft 100 mg/ 5 ml Lsg. - alle: 50|200 mg forte/Tbl. bzw. Kps.
  parenteral: Dogmatil, Meresa, Sulpivert, Vertigo-neogamma - alle: 100 mg/Amp. à 2 ml

- Alizaprid
  p.o.: Vergentan 50mg/Tbl.
  parenteral: Vergentan 50 mg/Amp. à 2 ml

- Haloperidol
  p.o.: Haldol-Jansen 1|20 mg/Tbl., Lsg. 2|10 mg/ml, Haloperidol (Hexal Lsg. 2|10 mg/ml, -neuraxpharm 1|4|12|20 mg/Tbl., Lsg. 2|10 mg/ml, -ratiopharm 1 mg/Tbl., Lsg. 2 mg/ml) - alle: 2|5|10 mg/Tbl., Lsg. 1 ml = 20 Trpf.
  i.m.: Haldol-Jansen Decanoat 50 mg/3 ml Amp.
  parenteral: Haldol-Jansen, Haloperidol (Hexal, -neuraxpharm, -ratiopharm) - alle: 5 mg/ml Amp.

Dosierung

- Promethazin
  akut: 25-50 mg = ½-1 Amp. i.m. oder i.v.
  p.o.: 3-5 × 5-25 Trpf./d p.o. oder 1-3 × 1-2 Drgs. à 25 mg p.o.

- Perphenazin
  p.o.: 3 x 4-8 mg p.o., wenn andere Behandlungsmaßnahmen erfolglos sind.

- Sulpirid
  1-2 × 100mg/d i.m., als Kurzinfusion oder 1-3 × 50 mg/d p.o., Dosissteigerung je nach Wirkung und Nebenwirkung auf eine Erhaltungsdosis von 150-300 mg/d p.o.
  Morbus Menière: 3 x 50 mg.

- Alizaprid
  p.o.: 3-6 × 50 mg/d p.o. je nach Wirkung für 3 d;
  i.v.: 1-4 Amp./d i.v. als Kurzinfusion (je nach Klinik)

- Haloperidol
  leichte Symptome: 2-3 × 0,3-0,5 mg/d i.v./s.c.;
  schwere Symptome: 2 × 1-1,5 mg/d i.v. oder 5 mg/24 Stunden als Infusion

Kontraindikationen

- Phenothiazinderivate
  akute Alkohol-, Opiat- und Schlafmittelintoxikation, ausgeprägte Hypotonie/Schock, Engwinkelglaukom, depressive Syndrome, Knochenmarkschädigung, Kinder < 2 Jahren (Gefahr des plötzlichen Kindstodes);
  relative: schwere Herzerkrankung, schwere Leber- und Nierenerkrankung, Leukopenie, Glaukom, Blasenentleerungsstörungen, Schwangerschaft und Stillzeit

- Benzamide
  prolaktinabhängige Tumoren wie Mammatumoren, akute Intoxikationen mit Alkohol und zentral wirksamen Medikamenten, Phäochromozytom, Epilepsie, hirnorganisches Psychosyndrom, M. Parkinson, Kinder < 6 Jahren, Schwangerschaft und Stillzeit;
  relative: Koronare Herzkrankheit, Herzinsuffizienz, schwere Leber- und Nierenfunktionsstörungen, Kinder > 6 Jahren und Jugendliche, Neuroleptika induzierten Spätdyskinesien (Alizaprid)

- Butyrophenone (Haloperidol)
  komatöse Zustände, Kinder < 3 Jahren, Stillzeit;
  relative: Akute Intoxikationen mit zentral dämpfenden Psychopharmaka (Antidepressiva, Neuroleptika, Tranquilizer, Opioide) und Alkohol, schwere Leber- und Nierenfunktionsstörungen, kardiale Vorschädigung, prolaktinabhängige Tumoren, M. Parkinson, endogene Depression, hämatopoetische Störungen, Hyperthyreose, schwere Hypotonie, organische Hirnerkrankung, Vorsicht bei Epileptikern bei gleichzeitiger Gabe von Barbituraten und Opiaten, Schwangerschaft und Stillzeit

Unerwünschte Wirkungen

Extrapyramidal-motorische Störungen sind eine wichtige unerwünschte Nebenwirkung. Weiterhin ist die Sedierungspotenz zu beachten.

Das Auftreten eines anticholinergen Syndroms bzw. anticholinerger Nebenwirkungen (wie z.B. Harnretention) ist seltener. Weiterhin sind die Sedierung aufgrund der Antihistaminwirkung sowie Blutdruckabfälle aufgrund der α-Rezeptorenblockade zu beachten. Dopamin-Antagonisten können auch zu endokrinen Störungen führen (z.B.

Sulpirid: Galaktorrhö). Einzelne unerwünschte Wirkungen:

- **Phenothiazinderivate**
  Sedation, Tachykardie, Blutdruckabfall, neuroleptisches Syndrom, Dyskinesien, Mundtrockenheit, Akkommodationsstörungen, Hautreaktionen, epileptische Anfälle

- **Benzamide**
  Blutdruckabfall, orthostatische Hypotonie, Schwindel, Mundtrockenheit, verstärkte Darmtätigkeit, Müdigkeit, Angst, Unruhe, Tachykardie, Prolaktinerhöhung, Parkinsonsyndrom

- **Butyrophenone (Haloperidol)**
  Frühdyskinesien (paroxysmale hyperkinetisch dystone Symptome), Parkinsonoid, Akathisie (unangenehme innere Unruhe mit Bewegungszwang), Spätdyskinesien (hyperkinetische Dauersyndrome choreatischer Form), endokrine Störungen (Amenorrhö, Galaktorrhö), erhöhte Krampfbereitschaft, vegetative Symptome, Hypotonie, reflektorische Tachykardie, malignes neuroleptisches Syndrom, Blutbildveränderungen (Leukopenie, Thrombopenie, Eosinophilie, Panzytopenie, Agranulozytose)

> **Merke:**
> Neuroleptika hemmen viele Funktionen des ZNS. Auch das Erbrechen wird unterdrückt, wobei aber immer andere Funktionen beeinträchtigt werden. Daher sollte diese Substanzgruppe nur schweren Fällen von Erbrechen vorbehalten bleiben.

7.1.3. Prokinetika

Prokinetika bzw. Gastroprokinetika beschreiben eine Gruppe von Substanzen mit unterschiedlichen Rezeptorbindungseigenschaften und unterschiedlicher Penetranz der Bluthirnschranke. Bei Prokinetika wird zumindest ein Teil ihrer antiemetischen Wirkung durch die Modulation der propulsiven Peristaltik im oberen Gastrointestinaltrakt erklärt. Formal gehören sie zu den Dopamin-Antagonisten.

 Wirkstoffe

- Domperidon, Metoclopramid

Domperidon ist ein potenter D_2-Antagonist. Im Gegensatz zu anderen D_2-Antagonisten hat es einen überwiegend prokinetischen Effekt mit Erhöhung des Tonus im unteren Ösophagussphinkter und Beschleunigung der Magendarmpassage. Dieser Effekt kann nicht durch Atropin gehemmt werden.

Das Benzamid Metoclopramid ist ein 5-HT_4-Agonist und in höheren Dosen außerdem ein kompetitiver 5-HT_3-Antagonist. Durch die Stimulation von 5-HT_4-Agonisten, welche sich im Auerbach-Plexus befinden, kommt es zu einer Freisetzung von Acetylcholin, damit zu einer Tonuserhöhung der glatten Muskulatur und einer Zunahme der Peristaltik. Durch anticholinerge Substanzen wie z.B. Atropin kann der Effekt antagonisiert werden. Metoclopramid steigert den Tonus des unteren Ösophagussphinkters, so dass es zu einer Refluxhemmung kommt. Weiterhin wird die Propulsion im unteren Anteil des Ösophagus erhöht und die Magen- und Dünndarmpassage beschleunigt. Reine 5-HT_3-Antagonisten verfügen nicht über diese prokinetische Wirkung. Sie hemmen die Peristaltik im Kolon, so dass manche 5-HT_3-Antagonisten als Nebenwirkung eine Obstipation aufweisen.

Chemisch und im Wirkungsmechanismus vergleichbar mit Metoclopramid ist der Dopaminantagonist Alizaprid. Es weist jedoch keinen prokinetischen Effekt auf.

 Indikationen

Prokinetika sind Mittel der ersten Wahl bei leichteren Formen des medikamenteninduzierten oder postoperativen Erbrechens (PONV). Sie finden auch Anwendung bei Erbrechen aufgrund von gastraler Hypomobilität, wie bei der akuten Migräneattacke oder bei Diabetes mellitus.

Metoclopramid zählt zu den Mitteln der Wahl bei Übelkeit und Erbrechen im 2. und 3. Trimenon. Die Indikation ist jedoch streng zu stellen.

 Handelsnamen

- **Domperidon**
  Domidom, Domperidon (AbZ, AL, beta, Hexal, STADA, von ct), Motilium Trpf. 10 mg/ml = 20 Trpf., Suspension 10 mg/ml - alle: 10 mg/Tbl.

- Metoclopramid

  p.o.: Cerucal ret. 30 mg/Tbl., Gastronerton 8,9 mg/Tbl., 11,6 mg/Tbl., Lsg. 4,65 mg/ ml, MCP (AL ret. 30 mg/Tbl., Isis, Hexal, -ratiopharm ret. 30 mg/Tbl., Sandoz, STADA), Paspertin - alle: 10 mg/Tbl., Lsg. 4-5 mg/ ml (1 ml = 12 Trpf.);

  parenteral: Cerucal, Gastronerton, Paspertin, MCP-ratiopharm - alle: 10|50 mg/Amp. à 2|10 ml;

  rektal: Gastrosil, Paspertin, MCP-ratiopharm - alle: 10|20 mg/ Supp.

Dosierung

- **Domperidon**

  3 × 10-20 mg/d p.o. jeweils 15-30 Minuten vor den Mahlzeiten

- **Metoclopramid**

  akut: 1-3 × 10 mg i.v./i.m. oder 20-30 mg p.o./ rektal;

  ansonsten: 3 × 10 mg Tbl. oder 15-30 Trpf./d p.o.;

  Zytostatikatherapie: 20-50 mg p.o. oder 2-3 mg/ kg Körpergewicht als Kurzinf. i.v. alle 4-12 Stunden wiederholen (1. Gabe kurz vor Beginn der Chemotherapie)

Kontraindikationen

- **Domperidon**

  Prolaktinom, mechanischer Ileus, gastrointestinale Blutung, gastrointestinale Perforation, Stillperiode, Kinder < 1 Jahr (besser erst ab 12 Jahren bzw. > 40 kg Körpergewicht);

  relative: Schwere Leberfunktionsstörung

- **Metoclopramid**

  Phäochromozytom, extrapyramidal-motorische Störungen, prolaktinabhängige Tumoren, mechanischer Ileus, Darmperforation, gastrointestinale Blutungen, Epilepsie, Kinder < 2 Jahren, 1. Trimenon;

  relative: Stillzeit, möglichst nicht < 14. Lebensjahr.

Unerwünschte Wirkungen

Bei Metoclopramid können aufgrund des Dopamin-antagonistischen Wirkungsmechanismus extrapyramidal-motorische Störungen (Dyskinesien, unwillkürliche krampfartige Bewegungen vor allem im Kopf-Hals-Schulterbereich) besonders bei Kindern und Jugendlichen auftreten. Weiterhin ist die Enthemmung der Prolaktin-Inkretion zu beachten. Weitere Nebenwirkungen sind ein malignes neuroleptisches Syndrom (Fieber, Muskelstarre, Bewusstseins- und Blutdruckveränderungen), Müdigkeit, Schwindel und Unruhezustände.

Domperidon überwindet nicht die Blut-Hirn-Schranke, so dass weniger mit extrapyramidalen Nebenwirkungen zu rechnen ist. Weitere unerwünschte Wirkungen sind ein malignes neuroleptisches Syndrom (Fieber, Muskelstarre, Bewusstseins- und Blutdruckveränderungen) und Unruhezustände.

7.1.4. H$_1$-Antihistaminika

Antagonisten gegen Histamin-Wirkungen wurden ab der Mitte der 1940er Jahre entwickelt. Da das Grundgerüst der Antihistaminika recht einfach gebaut ist, wurde eine große Zahl von Histamin-Antagonisten hervorgebracht.

Die Antihistaminika wurden primär zur Behandlung allergischer Reaktionen eingesetzt. H$_1$-Antagonisten sind die am häufigsten verwendeten Antiemetika bzw. Antivertiginosa.

Wirkstoffe

- Dimenhydrinat, Diphenhydramin, Meclozin

Die Antihistaminika der ersten Generation, d.h. Dimenhydrinat oder Diphenhydramin, haben ausgeprägte sedative Eigenschaften. Sie verursachen einen Antagonismus an zentralen Histaminrezeptoren und eine Inhibition muskarinischer Acetylcholin-Rezeptoren an den Vestibulariskernen. Diese Antihistaminika besitzen zwar keine Bedeutung mehr bei der Allergiebehandlung, stellen aber wichtige Medikamente bei der Therapie des Schwindels in der Akutphase dar.

Da histaminerge und cholinerge Synapsen an der Weiterleitung emetogener Stimuli beteiligt sein können, ist kaum bestimmbar, inwieweit antihistaminische, anticholinerge und sedierende Effekte zur antiemetischen Wirkung beitragen.

Die Wirkung von Dimenhydrinat ist sicher nicht durch die Hemmung des Brechzentrums erklärbar, da im Tierexperiment das Apomorphin-induzierte Erbrechen nicht verhindert wird. Apomorphin stimuliert ganz speziell die Chemorezeptor-Triggerzone des Brechzentrums (Waldvogel, 1995).

Am umfassendsten wurde Dimenhydrinat getestet. Kontrollierte Studien wiesen für H$_1$-Antagonisten, insbesondere Dimenhydrinat, eine Reduktion von Übelkeit, akutem peripher-vestibulären Schwindel sowie induziertem Nystagmus bei Kinetosen nach. Für die alleinige Behandlung von chemotherapieinduzierter Übelkeit und Erbrechen sind die H$_1$-Antihistaminika nicht geeignet.

Indikationen

- Übelkeit, Erbrechen (Meclozin: Antiemetikum der Wahl in der Schwangerschaft), akuter Schwindel (PVP, Morbus Menière), Kinetosenprophylaxe und -therapie, BPPV (initial, ½ Stunde vor Lagerungsmanöver)

Handelsnamen

- **Dimenhydrinat**
  p.o.: Reisetbl. (-ratiopharm, STADA), Rodavan® S Grünwalder Tbl., RubieMen Tbl., Superpep Tbl., alle 50 mg/Tbl., Superpep® forte, Reise-Kaugummi-Drg. 20 mg, Vertigo-Vomex SR ret. 120 mg/Tbl., Vomacur A 50 mg/Tbl., Vomex A 50|200 mg/Drg., ret. 150 mg/Tbl., 330 mg/100 ml Sirup
  parenteral: Vomex A 62|100 mg/Amp.
  rektal: Vertigo-Vomex S 80 mg/Supp., Vomacur A 40|70 mg/Supp., Vomex A 40|70|150 mg/Supp.

- **Diphenhydramin**
  p.o.: Emesan 50 mg/Tbl.;
  rektal: Emesan 10|20|50 mg/Supp.;
  i.v. und i.m.: Sedativum-Hevert-Injektionslsg. 20 mg

- **Meclozin**
  p.o.: Postadoxin N Tbl. (25 mg)

Dosierungen

- **Dimenhydrinat**
  bei akutem Schwindel: 1-3 × 62 mg i.v., maximal 400 mg/d; Kinder von 6 bis 14 Jahren: 1-3 x 25-50 mg/d, Kinder < 6 Jahren: 1-3 x 25-50 mg/d;
  p.o.: Erwachsene und Jugendliche über 14 Jahre: 1-4 x 50 mg/d, maximal 400 mg/d, Kinder von 6 bis 14 Jahren: 3-4 x 25-50 mg/d, Kinder ab 6 kg: 3-4 x 1,25 mg/kg Körpergewicht/d;

rectal: Erwachsene und Jugendliche über 14 Jahre: 1-2 x 150 mg/d, ggf. ab 65 kg 3 x 150 mg; Kinder von 6 bis 14 Jahren (25-40 kg): 2-3 x 70 mg/d, Kinder 6-15 kg: 1 x 40 mg/d, Kinder 15-25 kg: 2-3 x 40 mg/d,
Reise-Kaugummi-Drg.: Erwachsene, Jugendliche und Kinder 4 x 1 Drg./d, Kinder unter 7 Jahre und bei leichten Formen der Kinetose 2 x 1 Drg./d (wie normalen Kaugummi kauen)

- **Diphenhydramin**
  p.o.: 3 x 50 mg/d - Mindestabstand zwischen Einzeldosen 4-6 Stunden. Kinder von 6-12 Jahren: 1-2 x 25 mg/d, Kinder über 12 Jahre 2 x 50 mg/d;
  rectal: 1-2 x 50 mg/d, Kinder 1-5 Jahr: 1-2 x 20 mg, Kinder von 6-12 Jahren: 1-3 x 20 mg/d;
  i.v./i.m.: Einzeldosis bis 2 Amp., Tageshöchstdosis 120 mg, Kinder: 2-7 Jahre: ½ Amp.; ab 8 Jahren: ½-1 Amp.; antiemetische bzw. antiallergische Dos.: max. Einzeldosis entsprechend 1,25 mg/kg Körpergewicht

- **Meclozin**
  p.o.: Erwachsene 25-50 mg/d. Kinetosenprophylaxe: 25 mg mindestens 1 Stunde vor Reisebeginn oder am Vorabend; Kinder: je nach Alter ½ oder ¼ der Dosis.

Die meisten H$_1$-Antagonisten werden oral verabreicht. Ihre Wirkung hält 4-12 Stunden an. Meclozin hat mit 24 Stunden eine längere Wirkdauer und einen langsameren Wirkungsbeginn als die anderen Antihistaminika.

Kontraindikationen

- **Dimenhydrinat**
  akute Vergiftungen, Eklampsie, Epilepsie, Phäochromozytom, akuter Asthmaanfall, Engwinkelglaukom, Prostataadenom mit Restharnbildung, Kombination mit Aminoglykosidantibiotika, Porphyrie, Säuglinge < 6 kg Körpergewicht, Schwangerschaft (3. Trimenon) und Stillzeit

- **Diphenhydramin**
  Engwinkelglaukom, Phäochromozytom, akuter Asthmaanfall, Blasenentleerungsstörungen mit Restharnbildung, Epilepsie, Long-QT-Syndrom, Bradykardie, Herzrhythmusstörungen, Hypomagnesiämie, Hypokaliämie, Kombination mit Antiarrhythmika der Klasse Ia und Ic oder MAO-Hemmer, Schwangerschaft und Stillzeit; 25 mg-Tbl. dürfen nicht an Kinder < 12

Jahren, an Kinder < 14 Jahren nur nach ausdrücklicher Anweisung des Arztes gegeben werden; 50 mg-Tbl. dürfen nicht unter 14 Jahren gegeben werden;
relative: Eingeschränkte Leberfunktion, Asthma bronchiale, Magenstenosen

- Meclozin
Blasenentleerungsstörungen, Engwinkelglaukom, Alkohol und Schlafmittelvergiftung, Stillzeit

Unerwünschte Wirkungen

- Dimenhydrinat
Sedierung (besonders mit Alkohol!), anticholinerge Wirkungen (Tachykardie, Mydriasis, Akkommodationsstörungen, Mundtrockenheit, Gefühl der verstopften Nase), gastrointestinale Symptome, bei Kindern paradoxe Erregungszustände möglich
- Diphenhydramin
Minderung des Reaktionsvermögens, Somnolenz, Benommenheit, Konzentrationsstörungen während des Folgetages, Mundtrockenheit, gastrointestinale Symptome, Miktionsstörungen, Herzrhythmusstörungen, Augeninnendruckerhöhung, Blutbildveränderungen
- Meclozin
Sedierung, Sehstörungen, Mundtrockenheit, motorische Hyperaktivität, in seltenen Fällen zerebrale Krampfanfälle.

7.1.5. Kalziumantagonisten

Kalziumantagonisten sind Medikamente, die überwiegend zur Behandlung der Hypertonie und als Antiarrhythmika eingesetzt werden. Da Kalziumantagonisten den Kalziumioneneinstrom in die Muskelzelle verringern, werden sie auch als Kalziumkanalblocker bezeichnet.

Wirkstoffe

- Cinnarizin und Flunarizin

Cinnarizin wurde ursprünglich als Antihistaminikum entwickelt. Es stellte sich jedoch heraus, dass die antihistaminischen Eigenschaften zu vernachlässigen sind. Dagegen stehen der kalziumantagonistische Effekt und die Wirkung auf das Labyrinth im Vordergrund. Cinnarizin und sein fluoriertes Analogon Flunnarizin gehören zu den Kalziuman-

tagonisten der Klasse IV. Sie können den stimulierten transmembranösen Einstrom von Kalziumionen in das Zellinnere, insbesondere in den Muskelzellen der glatten Muskulatur, hemmen und dadurch eine experimentell induzierte Vasokonstriktion reduzieren.

Beide Medikamente ähneln sich hinsichtlich ihres Wirkungsspektrums. Cinnarizin und Flunarizin werden hauptsächlich in Europa - nicht dagegen in den USA - als Antivertiginosa eingesetzt.

Der zugrundeliegende Wirkungsmechanismus hinsichtlich des vestibulären Systems ist nicht genau geklärt. Cinnarizin verursacht eine selektive Blockade von L-Typ-Kalziumkanälen, die im ZNS für eine Sedierung verantwortlich sein soll. Weiterhin kann Cinnarizin die Innenohrdurchblutung verbessern. Es konnte aber auch nachgewiesen werden, dass Cinnarizin an den Kalziumkanälen vestibulärer Haarzellen direkt angreift, so dass der klinische Effekt nicht nur auf Sedierung oder Vasodilatation begrenzt ist (Arab, et al., 2004). Antidopaminerge, antikonvulsive und antiarrhythmische Eigenschaften werden ebenfalls diskutiert.

In Studien wurde die Wirksamkeit für Cinnarizin und Flunarizin in der Behandlung des akuten peripher-vestibulären Schwindels, bei der Langzeitbehandlung des Morbus Menière und bei Kinetosen gezeigt. In Vergleichsstudien ist der therapeutische Effekt gegenüber Betahistin beim Morbus Menière bzw. H_1-Antagonisten und Scopolamin bei den Kinetosen geringer ausgeprägt bzw. z.T. nicht signifikant gewesen (Dieterich, 2002; Fleck, 2000; Novotny und Kostrica, 2002; Sampson, 2003; Waldfahrer und Iro, 2003; Waldfahrer, et al., 2001).

Eine Besonderheit ist, dass die sedierende Wirkung in therapeutischer Dosierung geringer ausgeprägt ist als bei anderen Antivertiginosa. Dagegen ist die Wirkung von Cinnarizin und Flunarizin bei der Akuttherapie nicht ausreichend (Waldfahrer und Iro, 2003; Waldfahrer, et al., 2001).

Indikationen

- akuter Schwindel (leichte Formen), Morbus Menière (Prophylaxe), Kinetoseprophylaxe, Basilarismigräne/vestibuläre Migräne (Flunarizin), evtl. bei familiärer periodischer Ataxie (Flunarizin)

Handelsnamen

- **Cinnarizin**
  Cinnarizin forte R.A.N. 75 mg/Tbl. p.o.

- **Flunarizin**
  Flunarizin (acis 10 mg/Kps., -ratiopharm, von ct 10 mg/Kps.), Flunavert 10 mg/Kps., Sibelium - alle: 5 mg/Kps. p.o.

 Dosierung

- **Cinnarizin**
  Kinetosenprophylaxe: 2-3 × 25-75 mg/d p.o.,
  bei vestibulärem Schwindel: 2 × 25-50 mg/d p.o.

- **Flunarizin**
  10 mg/d abends p.o. (< 65 Jahre), 5 mg/d abends p.o. (> 65 Jahre), dann reduzieren: nur jeden 2. Tag oder 5 Tage Einnahme, gefolgt von 2 behandlungsfreien Tagen (Sonnabend und Sonntag Pause)

> **Merke:**
> Flunarizin hat eine sehr lange Halbwertszeit (1-3 Wochen). Restkonzentrationen sind sogar 2-4 Monate nach der letzten Einnahme nachweisbar.

 Kontraindikationen

- **Cinnarizin**
  Parkinson-Syndrom, extrapyramidal-motorische Störungen, akute Porphyrie, frischer Herzinfarkt, dekompensierte Herzinsuffizienz, schwere Niereninsuffizienz, Schwangerschaft und Stillzeit

- **Flunarizin**
  Herz-Kreislauf-Schock, instabile Angina pectoris, akuter Myokardinfarkt (innerhalb der ersten 4 Wochen), Schwangerschaft und Stillzeit, Vorsicht bei Hypotonie und dekompensierter Herzinsuffizienz, Depressionen, Morbus Parkinson, Kindern

 Unerwünschte Wirkungen

- **Cinnarizin**
  Müdigkeit und Benommenheit (in 20-25 %), orthostatische Dysregulation, Parkinsonsymptome, Kopfschmerzen, gastrointestinale Symptome, Hautreaktionen, Ein- und Durchschlafstörungen, langfristig Gewichtszunahme, Impo-

tenz, extrapyramidal-motorische Störungen. Die Mundtrockenheit kann durch das zweimal tägliche Kauen von Kaugummi positiv beeinflusst werden.

- **Flunarizin**
  Müdigkeit (20 %), Gewichtszunahme (11 %), Depressionen (besonders bei Frauen mit Depression in Vorgeschichte), gastrointestinale Symptome und selten bei älteren Menschen extrapyramidal-motorische Störungen, ZNS-Nebenwirkungen (Schlaflosigkeit, Angstzustände, Asthenie, Kopfschmerzen)

> **Merke:**
> Da Antihistaminika der neueren Generation nicht die Blut-Hirn-Schranke passieren, sind sie nicht antivertiginös wirksam.

7.1.6. Anticholinergika (Parasympathikolytika)

Anticholinergika wie Scopolamin, Atropin, Ipratropium und Trihexyphenidyl sind die am längsten bekannten antiemetisch und antivertiginös wirkenden Substanzen. Die Parasympathikolytika sind als Anticholinergika zentral wirksam. Die klinische Anwendung ist jedoch wegen der zahlreichen systemischen Nebenwirkungen eingeschränkt. Atropin penetriert schlecht die Blut-Hirn-Schranke und hemmt die Magen-Darm-Peristaltik.

Als Antivertiginosum wird Scopolamin eingesetzt. Scopolamin wird aus verschiedenen Solanaceenarten gewonnen, die zum Teil gleichzeitig Atropin enthalten. Es ist als Ester des Scopin und der Tropasäure dem Atropin chemisch nahe verwandt.

 Wirkungsmechanismus

Anticholinergika wirken als Antagonisten an allen muskarinischen Acetylcholin-Rezeptoren. Es wird angenommen, dass Acetylcholin-Rezeptorantagonisten vor allem eine zentrale Wirkung entfalten. Die antiemetische Wirkung von Scopolamin ist sicher nicht auf die Hemmung des Brechzentrums zurückzuführen, da es im Tierexperiment das Apomorphin-induzierte Erbrechen nicht verhindert (Waldvogel, 1995). Da im Bereich der Vestibulariskerne viele Neurone mit muskarinen Acetylcholin-Rezeptoren vorkommen, kann Acetylcholin eventuell dort wirken.

Indikation

Scopolamin hat sich besonders bei der Prophylaxe von Kinetosen durchgesetzt. Die Wirklatenz von mehreren Stunden ist hierbei zu beachten, so dass es nicht in der Akutbehandlung eingesetzt werden kann. Das Atropin (Atropinsulfat) hat sich dagegen zur Behandlung nicht bewährt.

Dosierung

Scopolamin kann in Form eines Pflasters transdermal appliziert werden, wobei der Wirkstoff über einen Zeitraum von 72 Stunden freigesetzt wird.

Kontraindikationen

Anticholinerg wirksame Pharmaka sind bei Engwinkelglaukom, benigner Prostatahyperplasie, Tachyarrhythmie sowie Asthma bronchiale mit Zurückhaltung einzusetzen.

Unerwünschte Wirkungen

Die Mundtrockenheit ist eine typische Nebenwirkung. Als weitere Nebenwirkungen kommen noch Wärmestau sowie Akkomodationsstörungen in Betracht. Scopolamin kann Halluzinationen und Amnesien hervorrufen.

Das handelsübliche Scopolamin-Pflaster ist erst für Kinder ab 10 Jahren zugelassen, bei jüngeren Kindern ist eine Überdosierung möglich.

> **Merke:**
> Nach Anbringen und Entfernen des Scopolamin-Pflasters wird dringend empfohlen, die Hände zu reinigen!

7.1.7. Kombination aus Paracetamol und Metoclopramid - Migraeflux® MCP

Migraeflux® MCP ist ein Kombinationspräparat zur Behandlung von Kopfschmerzen mit Schwindel, Übelkeit und Erbrechen bei Migräneanfällen. Eine Filmtablette enthält 500 mg Paracetamol und 5 mg Metoclopramid. Damit stellt Migraeflux® MCP auch bei dem Migräneschwindel (MiS) ein wirkungsvolles Therapeutikum dar.

Dosierung

Jugendliche ab 15 Jahren und Erwachsene sollten bei den ersten Anzeichen der Migräne 1 x 2 Filmtabletten einnehmen. Bei Bedarf kann diese Dosis in vierstündigem Abstand erneut eingenommen werden, jedoch nicht mehr als 6 Filmtabletten täglich. Die Behandlungszeit sollte auf 3-4 Tage beschränkt werden.

Kontraindikationen

Bekannter genetisch bedingter Glucose-6-Phosphat-Dehydrogenase-Mangel (Gefahr der hämolytischen Anämie), Phäochromozytom, schwere Leberinsuffizienz mit Aszites, Darmdurchbruch, eingeschränkte Nierenfunktion, mechanischer Ileus, Epileptiker, Patienten mit extrapyramidalen Störungen, Kinder < 14 Jahren.

Unerwünschte Wirkungen

Sie entsprechen den Nebenwirkungen von Metoclopramid und von Paracetamol: Dyskinetisches Syndrom, Parkinsonismus, verstärkte Darmtätigkeit, Prolaktinerhöhung, Depressionen, malignes neuroleptisches Syndrom, selten Hautrötung und Übelkeit.

7.2. Nichtsedierende Antivertiginosa

Einsatzgebiet der nichtsedierenden Antivertiginosa sind die Langzeit- bzw. Dauertherapie von Schwindel, wobei ein möglicher Sedierungseffekt von der Dosis abhängt. Hauptpräparate sind Serotonin-Antagonisten und die Kombination von Cinnarizin und Dimenhydrinat (Arlevert®). Im akuten Anfall können sie die Beschwerden nicht lindern.

7.2.1. Serotonin-Antagonisten (5-HT$_3$-Antagonisten)

Diese Antagonisten wurden ursprünglich zur Vorbeugung und Behandlung des chemotherapieinduzierten Erbrechens entwickelt. Serotoninrezeptoren sind sowohl peripher im Gastrointestinaltrakt als auch in relevanten zentralnervösen Strukturen nachweisbar. Derzeit sind vier Vertreter dieser Substanzklasse auf dem europäischen Markt.

Wirkstoffe

- Granisetron, Tropisetron, Dolasetron, Ondansetron

Die Strukturen der 5-HT$_3$-Rezeptorantagonisten leiten sich von Indol- (Tropisetron, Dolasetron), Carbazol- (Ondansetron) und Indazol-Ringen (Granisetron) ab.

Die Substanzen wirken antagonistisch an 5-Hydroxytryptamin-Rezeptoren, die vor allem in der Chemorezeptor-Triggerzone der Area postrema des Hirnstamms und auch im Gastrointestinaltrakt lokalisiert sind. Der 5-HT$_3$-Subtyp spielt bei der antiemetischen Wirkung eine große Rolle. Es handelt sich in allen Fällen um potente (Granisetron > Tropisetron > Ondansetron > Dolasetron), hoch selektive Substanzen.

Die gute klinische Wirksamkeit der 5-HT$_3$-Antagonisten in der Behandlung bei Chemo- und Radiotherapie ist in kontrollierten Doppelblindstudien nachgewiesen. Die entsprechenden Substanzen wirken aber auch bei Übelkeit und Erbrechen anderer Genese. Dazu gehören vor allem das PONV und die Kinetosen. Einen spezifischen antivertiginösen Effekt haben sie nicht. Bei zentral bedingtem Schwindel sowie zerebellären Tremor zeigt Ondansetron einen positiven Effekt. Bei Übelkeit infolge peripherer Gleichgewichtsstörungen erwiesen sich die 5-HT$_3$-Rezeptorantagonisten als unwirksam. 5-HT$_3$-Antagonisten können auch mit anderen Antiemetika kombiniert werden.

Beachtet werden muss der nicht unerhebliche Preis der Medikamente. Es bestehen noch relativ wenige Erfahrungen bezüglich ihrer Langzeitwirkungen.

Handelsnamen

- **Granisetron**
  p.o.: Kevatril Tbl. 2 mg
  parenteral: Kevatril Infusionslösungskonzentrat 1mg|3 mg

- **Tropisetron**
  p.o.: Navoban 5 mg Kps.
  parenteral: Navoban 2 mg|5 mg Injektionslsg./ 2 ml/5 ml)

- **Dolasetron**
  p.o.: Anemet 50 mg|200 mg Filmtbl.
  parenteral: Anemet 12,5 mg|100 mg Injektionslsg./5 ml.

- **Ondansetron**
  p.o.: Zofran 4|8 mg/Tbl., Lsg. 4 mg/5 ml Lsg., Zofran Zydis lingual 4|8 mg/Tbl.;
  parenteral: Zofran 4|8 mg/Amp. à 2|4 ml

Indikationen

- antiemetische Therapie bei Chemo-/Strahlentherapie

Dosierung

Bei äquipotenter Dosierung ist der therapeutische Effekt der Rezeptorantagonisten im Wesentlichen identisch.

Tropisetron und Dolasetron werden bei allen erwachsenen Patienten in gleicher Höhe dosiert.

- **Tropisetron**
  vor Chemotherapie 100 mg i.v. oder 200 mg p.o.; postoperativ prophylaktisch 12,5 mg i.v. oder 50 mg p.o. in der Prämedikation

- **Dolasetron**
  bei Chemotherapie 5 mg i.v., Fortsetzen mit 1 Kps. täglich für 5 weitere Tage - über 6 Tage Einzeldosen von 5 mg/d

Bei unzureichendem Ansprechen auf diese Präparate ist es nutzlos, eine weitere Dosis eines 5-HT$_3$-Rezeptorantagonisten zu verabreichen. Es sollte dann ein Antiemetikum mit einem anderen Wirkungsmechanismus gewählt werden.

Für Granisetron werden bei anfänglicher i.v.-Gabe von 1 bis 3 mg bis zu 2 weitere Dosen in der gleichen Höhe empfohlen (tägliche Maximaldosis 9 mg).

Für Ondansetron existieren mit einer Tagesdosis von 8 bis 32 mg weit auseinandergehende Dosierungsempfehlungen (beginnen mit 8 mg i.v., dann alle 12 Stunden 8 mg i.v. oder p.o.; bei Strahlentherapie alle 12 Stunden 8 mg p.o.). Bei den meisten Patienten scheint eine Tagesdosis von 8 mg Ondansetron auszureichen.

5-HT$_3$-Rezeptorantagonisten können i.v. als Kurzinfusion oder der Ampulleninhalt langsam unverdünnt injiziert werden. Sie können auch problemlos p.o. gegeben werden.

Kontraindikationen

- Stillzeit, hereditäre Fruktose-Intoleranz, Gluko-se-Galaktose-Malabsorption, Saccharose-Iso-maltase-Mangel, Kinder < 4 Jahren, EKG-Auf-fälligkeiten (QT-Zeit-Verlängerung, Elektrolyt-störungen) bei Dolasetron; schwere arterielle Hypertonie (maximale Dosis 10 mg/d) bei Tro-pisetron; bekannte Überempfindlichkeit gegen andere 5-HT$_3$-Rezeptorantagonisten (Tropise-tron);
  relative: schwere Störung der gastrointestinalen Motilität, bedingt in der Schwangerschaft (1. Trimenon)

Unerwünschte Wirkungen

Leichtere Kopfschmerzen treten in einer Häufig-keit von bis zu 30 % auf. Weiterhin kann es zu einer Sedierung kommen. Die Inzidenz der Obstipation hängt von der Dauer der Gabe ab. Bei einer einma-ligen Verabreichung tritt sie praktisch nicht auf, bei mehrtägiger Gabe kann die Inzidenz bis zu 35 % betragen. Gelegentlich werden Intoleranzer-scheinungen in Form von Pruritus, Hautrötung, Wärmegefühl oder Anaphylaxie beobachtet. Asymptomatische, reversible Verlängerungen der kardialen Überleitungszeiten treten häufiger auf und sind aber klinisch weitgehend bedeutungslos. In seltenen Fällen wurden Arrhythmien, ein vor-übergehender AV-Block und Blutdruckabfall be-schrieben.

7.2.2. Kombination Cinnarizin und Dimenhydrinat - Arlevert®

Die fixe Kombination dieser beiden Substanzen, die zu den sedierenden Antivertiginosa zu zählen sind, ist im Handel unter dem Namen Arlevert® rezeptpflichtig erhältlich und auch für eine Lang-zeittherapie geeignet. Eine Tablette Arlevert® ent-hält 20 mg Cinnarizin und 40 mg Dimenhydrinat.

Aufgrund der Dosisreduktion gegenüber den Ein-zelsubstanzen kommt es bei einer therapeutischen Dosierung nicht zu einer relevanten Sedierung. Da Cinnarizin eine peripher wirksame und Dimenhy-drinat eine zentral wirksame Substanz ist, hat die Kombination zwei Angriffspunkte mit einem syn-ergistischen Effekt.

Indikationen

Arlevert® kann sowohl bei peripherem als auch bei zentralem Schwindel eingesetzt werden.

Dosierung

- 3 x 1 Tablette, zu Beginn der Behandlung und in schweren Fällen bis zu 5 Tbl./d

Kontraindikationen

- akute Vergiftungen, Krampfanfälle, Engwinkel-glaukom, Verdacht auf intrakraniell raumfor-dernden Prozess, Prostataadenom, Alkohol-missbrauch, Behandlung mit Aminoglykosid-antibiotika, akutes Asthma bronchiale, Epilep-sie, Morbus Parkinson, Schwangerschaft, Still-zeit

Unerwünschte Wirkungen

- Mundtrockenheit, Miktionsstörungen, Sehstö-rungen, Glaukomauslösung, Überempfindlich-keitsreaktionen (z.B. Haut), selten: zentralner-vöse Störungen, Sedierung, selten gastrointesti-nale Unverträglichkeiten, Kopfschmerzen und Schwitzen.

7.2.3. Vitamin B$_6$

Die Stoffe Pyridoxin, Pyridoxal und Pyridoxamin bilden die möglichen Formen des Vitamin B$_6$. Das Vitamin B$_6$ ist als Koenzym im Eiweißstoffwechsel und damit im Stoffwechsel des Blutharnstoffs so-wie des Tryptophanabbaus involviert.

Die antiemetische und antivertiginöse Wirkung von Vitamin B$_6$ ist schon lange bekannt. Sie beruht auf klinischen Erfahrungen und konnte bisher pharmakologisch nicht geklärt werden. Die Gabe von Vitamin B$_6$ wurde auf der Grundlage unkon-trollierter Studien aus den 1940ern und 1950ern Jahren sowie empirischer Erfahrungen beim Schwangerschaftserbrechen klinisches Allgemein-gut. Bereits 1946 kam eine klinische Studie zu dem Schluss, dass Vitamin B$_6$ kein effizienter Wirkstoff gegen Nausea und Emesis sei. In einer Doppel-blindstudie aus dem Jahr 1991 konnten jedoch bei Schwangeren mit ausgeprägten Symptomen Nau-sea und Emesis signifikant reduziert werden (Waldvogel, 1995). Claussen und Claussen (1988) blockierten mit Vitamin B$_6$ die emetische Wirkung des Tetrazyklin Minocyclin.

Eingesetzt wird Vitamin B$_6$ besonders in Kombinationspräparaten zur Kinetoseprophylaxe (Reisegold® Drg.). Prinzipiell ist es auch zur Monotherapie einsetzbar.

7.2.4. Amphetamin und Acetylleucin

Das Psychoanaleptikum Amphetamin soll als Sympathomimetikum ein bewährtes Medikament gegen Vertigo und Kinetosen sein. Die Gewöhnung mit Suchtgefahr ist zu beachten. Weiterhin bestehen erregende Nebenwirkungen. In Kombination mit einem Antihistaminikum können sie dessen sedierenden Effekt vermindern.

Die Aminosäure Acetylleucin hat eine antivertiginöse Wirkung. In Frankreich wird sie seit 1957 bei Schwindel eingesetzt. Der Wirkungsmechanismus ist unbekannt und kontrollierte Studien liegen nicht vor. Während sie bei normaler Funktion des Gleichgewichtssystems keine Effekte zeigt, beschleunigt sie nach einseitiger Labyrinthektomie die vestibuläre Kompensation (Schmäl und Stoll, 2003).

7.2.5. Homöopathika und pflanzliche Präparate

7.2.5.1. Ginkgo biloba

Ginkgo biloba ist ein Phytopharmakon, welches eine rheologische Wirkung besitzen soll. Es wird auch zu den Nootropika gezählt. Außerdem soll es die vestibuläre Kompensation fördern.

Ginkgo biloba wird unter anderem eine Reduktion der Bildung freier Radikale, eine Stimulierung von Prostacyclin und eine Interaktion mit Neurotransmittern zugeschrieben. Da das Präparat die Mikrozirkulation verbessert, könnte man es auch bei den auf kausale Wirkung orientierten Medikamenten einordnen.

Für Ginkgo-biloba-Extrakte wurden u.a. die folgenden hämodynamischen, rheologischen und metabolischen Effekte beschrieben: Hemmung von Thrombozytenaggregation im Tierversuch bei der künstlich induzierten Thrombosierung, günstiger Einfluss auf neurologische und metabolische Störungen des Gehirns, Zunahme des zerebralen Glukose- und ATP-Gehalts bei künstlicher Embolisation der Hirnarterien in der betroffenen und der kontralateralen Hemisphäre sowie die Reduktion der Kapillarhyperpermeabilität (Claussen und Kirtane, 1992).

Beim Menschen bewirkt die Therapie einen statistisch signifikanten Anstieg der regionalen und globalen Hirndurchblutung, was sich szintigraphisch mit der ^{99}Tc-Messung nachweisen lässt. Mit der ^{99}Tc-Methode wurde auch eine Besserung pathologischer Kapillarpermeabilitäten bei Patienten mit idiopathischem Ödem nachgewiesen (Claussen und Kirtane, 1992).

Ginkgo biloba ist auch eine Substanz, die häufig bei Schwindel eingesetzt wird, wobei die Wirkung jedoch bisher nicht bewiesen ist. So soll es die vestibuläre Kompensation fördern (Hamann, 1987). Vermutungen, dass diese Substanz positiv auf vestibuläre Symptome wirkt, sind jedoch in Frage gestellt worden.

 Indikation

- Vertigo (zentraler Schwindel, durchblutungsbedingter Schwindel), Tinnitus

 Handelspräparate

Duogink 3000 (60 mg) Drg., Gingiloba-Lsg., -Filmtbl., Gingium, -spezial 80 (mg)/-intens 120 (mg), -Lsg., Gingobeta 40 Filmtbl., -Trpf., Gingopret Filmtbl., -Lsg., ginkgo 40 von ct; -von ct Trpf., Ginkgo Heumann Tbl., -Trpf., Ginkgo-ISIS 50 mg Filmtbl., -Trpf., Ginkgo STADA Filmtbl., -Trpf. Lsg., GINKOBIL-N ratiopharm Filmtbl., -ratiopharm Trpf., Ginkodilat Filmtbl., -Trpf. Lsg., Ginkopur Filmtbl., -Trpf., Isoginkgo Filmtbl., Kaveri 40 Trpf., -50 (mg) Filmtbl., Rökan 40 mg/-Plus 80 mg; -Trpf. 40 mg, Rökan Novo 120 mg Filmtbl., SE Ginkgo Filmtbl., Tebonin forte 40 mg Filmtbl., -Lsg., Tebonin spezial 80 mg Filmtbl., Tebonin intens 120 mg Filmtbl. - wenn nicht anders gekennzeichnet 1 Tbl. 40 mg; Lsg. 1 ml/40 mg = 20 Trpf.

 Dosierung

- 3 x tgl. 40-50 mg, 2 x tgl. 60-80 mg; 2 x tgl. 80 mg oder 1 x tgl. 120 mg

 Kontraindikationen

- Überempfindlichkeit gegen Ginkgo-Extrakte, Kinder unter 12 Jahren (keine ausreichenden Untersuchungen)

■ Unerwünschte Wirkungen

- allergische Hautreaktionen, Kopfschmerzen, leichte gastrointestinale Beschwerden, selten Blutungen bei Langzeitanwendung.

7.2.5.2. Cocculus

Minispermum Cocculus (Anamirta Cocculus, Cocculus indicus) ist eine in Vorderindien, Sri Lanka und auf dem malaiischen Archipel wachsende Schlingpflanze. Zur Herstellung des homöopathischen Mittels werden die Früchte bzw. Körner verwendet.

Im Mittelalter wurden die sogenannten Kockelskörner als Fischköder benutzt. Nachdem die Fische mit den Körnern gefüttert wurden, wurde ihnen schwindlig und trieben schließlich mit der Kehrseite nach oben an die Oberfläche des Wassers. Danach konnte man sie mit bloßen Händen aus dem Wasser fischen.

Cocculus wird nicht nur zur Therapie von Reisekrankheit oder Schwindel, sondern auch bei einer Vielzahl von Beschwerden (Erbrechen, Erschöpfung, Jetlag, Kopfschmerzen, Menstruationsbeschwerden, Nervosität, Schlaflosigkeit, Schwangerschaftserbrechen) empfohlen.

Der pharmakologisch wirksame Bestandteil ist das Picrotoxin, welches als GABAa-Antagonist wirkt. Es hat aber nicht alle Eigenschaften eines echten Antagonisten. Beim Warmblüter dient GABA als exzitatorischer Transmitter zwischen primären vestibulären Haarzellen und primären Afferenzen. Picrotoxin soll die Erregungsausbreitung im Gleichgewichtsorgan blockieren. Es reichert sich im Gleichgewichtsorgan viel stärker an als im peripheren Blut. Bereits in sehr kleinen Dosen kann Picrotoxin daher Schwindel unterdrücken.

Die experimentellen Befunde über die Beeinflussung eines Nystagmus sind bei diesem Wirkstoff widersprüchlich. Beim Kranken kommt es zu einer Nystagmusreduktion, während ein experimentell ausgelöster Nystagmus beim Gesunden unverändert bleibt oder sogar gesteigert wird (Scherer, 1997).

Cocculus ist in verschiedenen Homöopathika enthalten (Cocculus Oligoplex Liquidum, PROCORDAL® vertigo, Vertigoheel® Tbl., -Trpf., -Injektionslsg., Vertigo-Hevert Tbl., Vertigopas® Trpf.).

Verabreicht man cocculushaltige Präparate in Tropfenform, so ist deren Ethanolgehalt zu beachten.

7.2.5.3. Ingwer

Ingwerwurzelextrakte werden ebenfalls seit langem als Mittel zur Prophylaxe und Therapie von Kinetosen sowie Nausea und Emesis eingesetzt.

Die Wirkung von natürlichen Stoffen bei gastrointestinalen Beschwerden ist gastronomisch interessierten Weltreisenden wohl bekannt. Nach einem reichhaltigen Mahl wird in Indien und in der Türkei dem Gast immer Kümmel und Anis gereicht. Digestive Bitteralkohole sind in den Alpenländern Tradition. In der Karibik kauen Fischer Ingwerwurzeln, wenn sie mit ihren Booten zum Fischfang ausfahren.

Die genaue Herkunft der Ingwerstaude und des aus ihrer Wurzel, Radix Zingiberi, gewonnenen Gewürzes ist unbekannt. In China wurde Ingwer bereits schon vor 3000 Jahren bekannt. Auch die antiken Ärzte verwendet Ingwer als Medikament gegen die unterschiedlichsten Krankheiten.

Ingwer wird heutzutage in fast allen tropischen Gebieten angebaut.

In Medikamenten gegen Kinetosen oder Föhnbeschwerden sowie zur Förderung des Speichelflusses wird Ingwer relativ häufig verwendet. Als Antiemetikum steht das Pulver der Ingwerwurzel (Zingiber officinale) zur Verfügung (Zintona® Kps.). Der Wirkmechanismus ist bisher nicht geklärt. Ein Angriffspunkt im Bereich vestibulärer Neurone konnte nicht nachgewiesen werden (Scherer, 1997).

Beachtet werden sollte, dass Ingwer in einer Doppelblindstudie gegenüber Dimenhydrinat eine signifikant bessere Wirkung bei der Prophylaxe von Kinetosen aufwies (Mowrey, 1982). In einer anderen Studie konnte gezeigt werden, dass das eingesetzte Ingwerpräparat im Gegensatz zu Dimenhydrinat einen experimentell vestibulär und optokinetisch induzierten Nystagmus nicht beeinflusst, wohl aber den in diesem Versuch induzierten Schwindel. Angenommen werden kann, dass Ingwer einen peripheren Wirkungsmechanismus entfaltet (Schmäl und Stoll, 2003; Waldvogel, 1995).

7.2.5.4. Belladonna

Atropa belladonna, die Tollkirsche, ist eine Giftpflanze. Die Benennung der Tollkirsche erfolgte nach der griechischen Göttin Atropos, die den Lebensfaden durchschneidet; Belladonna steht für "Schöne Frau", da sich früher Frauen aus kosmetischen Gründen Tollkirschensaft in die Augen träufelten, um die Pupillen zu vergrößern. Diese Art der "Kosmetik" führte jedoch nicht selten zur Erblindung.

Durch die Einnahme von Tollkirschen können Halluzinationen ausgelöst werden. Entsprechend waren im Mittelalter Tollkirschen Bestandteil der Hexensalben.

Zur Herstellung des homöopathischen Mittels wird die frische Pflanze in der Zeit der Blüte ohne Wurzeln verwendet.

Belladonna ist in Cocculus Oligoplex Liquidum® enthalten.

7.2.5.5. Ambra grisea

Ambra grisea ist ein wohlriechendes, wachsartiges Sekret, das der Pottwal ausscheidet. Es gab Zeiten, da wurde es wie Weihrauch und Myrrhe in Gold aufgewogen und auch heute noch ist Ambra grisea aufgrund seines Aromas in der Parfümindustrie eine gern verwendete Essenz. Kleine graue Klumpen und Brocken von bis zu mehreren Kilo Gewicht werden von Fischern entweder auf dem Meer schwimmend - häufigster Fundort ist der Indische Ozean - oder am Strand angeschwemmt aufgesammelt.

Lediglich 50 g natürliches Ambra grisea werden durchschnittlich pro Jahr zur Herstellung homöopathischer Urtinkturen von naturmedizinischen Herstellern industriell verarbeitet.

Neben Schwindelbeschwerden wird es auch zur Beruhigung und Schlafstörungen eingesetzt. Ambrea ist in Vertigoheel® Tbl./Trpf./Injektionslsg., Vertigo-Hevert Tbl. und Vertigopas® Trpf. enthalten.

7.2.5.6. Weitere Homöopathika

▶ Conium maculatum

Conium maculatum (Gefleckter Schierling) ist eine bis zu zwei Meter hohe, sehr giftige Pflanze. Sie ist in ganz Europa verbreitet, aber nicht in jeder Region vertreten. Man kann sie auf stickstoffreichen Böden in ländlichen Gebieten finden. Das ein- bis zweijährige Kraut hinterlässt nach dem Zerreiben einen lang anhaltenden, intensiven, scharfen und unangenehmen Geruch, der an Mäuseharn erinnert. Im Altertum wurde das Gift oft zur Hinrichtung benutzt, wobei der Tod durch Atemlähmung eintrat. Bekannt wurde der Ausdruck Schierlingsbecher durch die Hinrichtung von Sokrates im Jahre 399 v. Chr. Im medizinischen Bereich wurde früher das blühende Kraut verwendet. Anwendung findet es bei Symptomen wie Schwindel, Husten, Schwäche, Angst oder depressiver Verstimmung.

Conium ist ein weiterer Bestandteil von Vertigoheel® Tbl./Trpf./Injektionslsg., Vertigo-Hevert Tbl. und Vertigopas® Trpf.

▶ Petroleum rectificatum

Petroleum rectificatum (Gereinigtes Steinöl) ist eine farblose, klare, leicht brennbare Flüssigkeit mit typischem Geruch. Sie ist leicht löslich in Äther und Aceton, wenig löslich in Alkohol, praktisch unlöslich in Wasser. Petroleum wird in potenzierter Form bei verschiedenen Hautkrankheiten eingesetzt, z.B. bei Gehörgangsekzemen, und bei Entzündungen der Atemwege und des Gastrointestinaltrakts sowie bei Rheumatismus und auch bei Schwindel.

Petroleum ist in PROCORDAL® vertigo, Vertigoheel® Tbl./Trpf./Injektionslsg. und Vertigopas® Trpf. enthalten (Zenner, 1993).

Auf Kausalwirkung orientierte Medikamente

8. Auf Kausalwirkung orientierte Medikamente

8.1. Vorbemerkung

Eine kausale Behandlung bedeutet, dass die zugrundeliegenden Ursachen therapiert werden und dass im Falle einer Gleichgewichtsstörung das Gleichgewichtssystem nach der Therapie nach Möglichkeit wie vor Erkrankungsbeginn funktioniert. Allerdings spielen dabei zwei Aspekte eine Rolle:

1. die Ursache muss bekannt sein und

2. die entsprechende Therapieform muss verfügbar sein.

Zwar ist es möglich, in gewissem Umfang die Ursache des bestehenden Schwindels zu diagnostizieren, jedoch ist die genaue Ätiologie und Pathogenese nur in seltenen Fällen bei dem konkreten Patienten detailliert geklärt. Auch können mehrere ätiologische Faktoren eine Rolle spielen, so dass die eigentliche Ursache bei dem einzelnen Patienten nicht genau nachgewiesen werden kann.

Entsprechend der Einteilung nach der Ätiologie kann man die kausalwirkenden Medikamente in durchblutungsfördernde bzw. vaskuläre, antibakterielle, antivirale und antiphlogistische Medikamente unterteilen. Berücksichtigt man die Schwindelursache, so kann die Therapie beim peripheren und beim zentralen Schwindel unterschieden werden. Die hier vorgestellten Medikamentengruppen werden vorzugsweise bei peripher verursachtem Schwindelformen eingesetzt, Akutsymptome können sie dagegen nicht beeinflussen.

Die PVP ist ein typisches Beispiel dafür, dass es bei vestibulären Erkrankungen nur selten gelingt, die genaue Ätiologie ausfindig zu machen. Unter der Vorstellung, dass vor allem der periphere vestibuläre Schwindel - ähnlich wie der Hörsturz - durch vaskuläre und/oder rheologische (vaskulär-zirkulatorisch) sowie entzündliche (infektiös-viral) Faktoren hervorgerufen wird, werden Medikamente zur Verbesserung der intralabyrinthären Mikrozirkulation bzw. antiphlogistische Präparate eingesetzt. Letztendlich ähneln sich diese diskutierten Ursachen in ihren Auswirkungen, da sie beide im betroffenen Gewebe Membranveränderungen, perivaskuläre und perineurale Ödeme, Hypoxie und die Bildung freier Radikale auslösen. Therapeutisch stehen die Verhinderung weiterer

Schäden, die Förderung der Durchblutung, die antiphlogistische Wirkung und die vestibuläre Kompensation im Vordergrund.

Oft liegt eine einseitige Unter- bzw. Unerregbarkeit eines Labyrinths vor. Da die Pathogenese noch nicht überzeugend geklärt ist, ist die Therapie als polypragmatisch einzuschätzen. Man strebt eine kausale Wirkung an. Ziel ist es, die Funktion eines Labyrinths wieder herzustellen. Eine ursächliche Therapie im eigentlichen Sinne ist daher nur bei einem Teil der Patienten möglich. Die Therapie hat weiterhin zum Ziel, die vestibuläre Kompensation zu fördern.

Erschwerend kommt hinzu, dass es oft fraglich ist, ob die zur Therapie verwendeten Medikamente die beabsichtigte Wirkung entfalten. Man kann davon ausgehen, dass die meisten diesbezüglichen Präparate ihre in sie gesetzten Hoffnungen als effektive Therapeutika nicht erfüllt haben, so dass die entsprechende Euphoriewelle oft rasch abgeflacht ist.

Kausal behandelbare Erkrankungen mit Schwindel sind selten. Dazu gehören bakterielle und virale Infektionen sowie definierte vaskulär bedingte Prozesse, wie z.B. Stenosen oder Arteriosklerose.

8.2. Vaskulär und rheologisch wirkende Medikamente

8.2.1. Durchblutungsförderung bzw. Vasodilatanzien

Das Ziel der medikamentösen Behandlung mit sogenannten durchblutungsfördernden Medikamenten ist die Verbesserung der Sauerstoffversorgung des geschädigten Innenohrs. Für die optimale Versorgung des Innenohrs mit Sauerstoff und Energieträgern sowie für den Abtransport von Stoffwechselendprodukten ist eine intakte Mikrozirkulation erforderlich. Dem Einsatz von Vasodilatanzien liegt die Vorstellung zugrunde, dass eine Störung des Vestibularapparates durch die spastische Kontraktion der zuführenden Gefäße bedingt ist. Allerdings ist eine Behandlung mit reinen Vasodilatanzien in der Praxis in den Hintergrund getreten bzw. kontraindiziert, da es durch eine Öffnung gesunder Gefäßgebiete und zwangsläufig auftretender Blutdrucksenkung zu einer Minderdurchblutung des Zielgebietes kommt (Plontke, 2005).

Es stehen zahlreiche sogenannte durchblutungsfördernde Mittel zur Verfügung: Naftidrofuryl, Nikotinsäure, Kalziumantagonisten, Prostaglandine, Lokalanästhetika, Histamine, CO_2 oder ATP. Nicht alle Medikamente haben sich in der klinischen Behandlung neurootologischer Krankheitsbilder durchgesetzt.

8.2.1.1. Naftidrofuryl

Der Wirkungsmechanismus des Naftidrofuryl beruht auf seinen Antagonismus zu Serotonin 5-HT_2-Rezeptoren. Diese Rezeptoren sind auf Thrombozyten, der glatten Gefäßmuskulatur und auf zentralnervösen Neuronen lokalisiert. Naftidrofuryl wirkt nur bei geschädigtem, nicht aber bei gesundem Endothel antivasokonstriktiv. Auch wurde eine Thrombozytenaggregationshemmung, eine Verminderung der Kapillarpermabilität und eine Proliferationshemmung glatter Muskelzellen demonstriert. Eine unter Naftidrofuryl zu beobachtende Verbesserung der Hämorheologie ist möglicherweise auf die antiserotonergen Eigenschaften zurückzuführen. Naftidrofuryl fördert auch das Wachstum von Axonen und die Ausbildung von Mikrotubuli, so dass dadurch die beobachteten neuroprotektiven und neurotrophischen Effekte erklärt werden können. Von entscheidender Bedeutung sind die nicht primär vasodilatierenden Effekte.

Indikationen

- akute cochleovestibuläre Störungen, sogenannter Schwindel im Alter

Handelsnamen

- *p.o.*:
  Dusodril forte Filmtbl. (200 mg), Dusodril Kps. (100 mg), Dusodril retard Drg. (100 mg), nafti 200 ret. von ct Retardkps., Naftilong/-100 Hartkps. (200mg/100 mg), NAFTI-PUREN 100/-200 Retardkps., Nafti-ratiopharm retard 100/ - retard 200 Retardkps., Nafti-Sandoz 100 mg/ - 200 mg Retardkps.

Dosierung

- Normaldosis 3 x 200 mg. Beginn mit 3 x 100 mg

Kontraindikationen

frischer Myokardinfarkt, hypotone Kollapsneigung, frischer hämorrhagischer Hirninfarkt, Leberfunktionsstörungen, Neigung zu zerebralen Krampfanfällen, bekannte kalziumhaltige Nierensteine

Unerwünschte Wirkungen

Gelegentlich kann es zu gastrointestinalen Unverträglichkeiten (Magenbeschwerden, Übelkeit, Erbrechen, Durchfall) und zu zentralnervösen Symptomen (Kopfschmerzen, Unruhe, Schlafstörungen) sowie Blutdrucksenkung kommen. In einzelnen Fällen sind akute Leberzellnekrosen beschrieben worden. Selten kommt es zu Blutzuckererhöhungen, Urtikaria, Angioödem und Miktionsbeschwerden.

8.2.1.2. Nikotinsäure

Nikotinsäure löst an der Gefäßwand eine Freisetzung von Prostaglandinen aus, welche vasodilatorisch wirken. Hierbei kann eine Rötung der Gesichtshaut auftreten, die als "Flush" imponiert. Daher sollte mit einer niedrigen Dosierung begonnen werden. Auch das Salz der Nikotinsäure mit Xantinol (Xantinolnicotinat - Complamin®) oder ein Polyester mit Inosit wirken durch freiwerdende Nikotinsäure. Da es jedoch zu Minderdurchblutung des Zielgebietes kommt, wird Xantinolnicotinat bei cochleovestibulären Störungen nicht mehr eingesetzt.

8.2.1.3. Kalziumantagonisten

Kalziumantagonisten verhindern die Kontraktion der glatten Muskelzellen in den Gefäßwänden über eine Blockierung des Kalziumeinstroms. Nifedipin wird beispielsweise bei der Therapie des Hörsturzes in einer Dosierung von 60 mg/Tag oral empfohlen (Michel, 1994; Pausch, et al., 2001; Suckfüll, et al., 2003).

Die bei den sedierenden Antivertiginosa beschriebenen Präparate Cinnarizin und Flunarizin sollen auch bei lokalen Ischämien Vasospasmen und damit eine Vergrößerung des mangelhaft durchbluteten Bezirkes verhindern (☞ Kap. 7.1.5.).

8.2.1.4. Prostaglandine

Prostaglandine beeinflussen die Regulation der Mikrozirkulation. Jedoch ist der Einsatz von gefäßerweiternden Prostaglandinen anderen Medikamenten oder einer Placebotherapie nicht überlegen. Beim Morbus Menière konnte in Untersuchungen gezeigt werden, dass das Prostaglandin-E$_2$-Derivat Sulproston die Hörschwelle kurzfristig anheben kann. Weiterhin wurde bei der i.v. Gabe im Anfall ein Sistieren des Spontannystagmus und eine Besserung der Beschwerden angegeben (Michel, 1998).

8.2.1.5. Lokalanästhetika

Lokalanästhetika dichten die Membran für Na$^+$ und in höherer Konzentration auch für K$^+$ ab. Im Tierversuch bei labyrinthektomierten Katzen sistierte der Nystagmus nach Lidocaingabe. Die Lokalanästhetika Lidocain und Novocain besitzen bei i.v. Gabe neben ihrer antiarrhythmischen Wirkung auch die Eigenschaft, einen vorhandenen Tinnitus zu unterdrücken. Die Abbauprodukte von Lokalanästhetika sollen auch eine gefäßerweiternde Wirkung haben. Neben einer Reduktion des Tinnitus wird in der Literatur auch über eine Verminderung der Schwindelanfälle bei Patienten mit einem Morbus Menière berichtet. Bei Patienten mit Tinnitus ist die klinische Wirksamkeit bekannt. Die Gabe von Lokalanästhetika hat sich bei der Behandlung von Gleichgewichtsstörungen sowie des Hörsturzes nicht durchsetzen können. Beachtet werden sollte, dass erhebliche unerwünschte oder sogar toxische Wirkungen auftreten können.

Beim Morbus Menière ist die topische Anwendung von Lokalanästhetika zur vorübergehenden Ausschaltung des Labyrinths möglich. Im Gegensatz zu der Labyrinthausschaltung mit Aminoglykosidantibiotika ist der Effekt reversibel. Langzeitergebnisse liegen nicht vor. Es ist anzunehmen, dass sich nach Erholung des Gleichgewichtsorgans die Schwindelanfälle wieder einstellen. Tierexperimente haben gezeigt, dass sich die Rundfenstermembran trotz ihrer Dreischichtigkeit wie eine semipermeable Membran verhält. Neben den genannten Medikamenten können auch Glucocorticoide, Albumin, Antioxidanzien und Neurotransmitter die Membran gut passieren. Das erklärt auch die zeitweiligen Schwindelbeschwerden nach Eingriffen am Ohr in Lokalanästhesie (Michel, 1994; Pausch, et al., 2002).

> **Merke:**
> Beim Vorliegen einer Trommelfellperforation können nach örtlicher Applikation von Lokalanästhetika Schwindelbeschwerden auftreten. Ein ambulanter Patient ist somit nach einem Eingriff am Mittelohr nicht fahrtauglich.

Die i.v. Gabe von Lidocain kann die Inzidenz von Nausea und Emesis nach Strabismusoperationen beim Kind reduzieren (Waldvogel, 1995).

8.2.1.6. Kohlendioxid

Die Beatmung mit Kohlendioxid zielt nicht nur auf eine Verbesserung der Mikrozirkulation im Innenohr, sondern regt auch das Atemzentrum an, so dass Atemfrequenz und -tiefe erhöht werden. Auch wird der Prostaglandinstoffwechsel an der Gefäßwand angeregt. Es wurden verschiedene CO_2-O_2-Konzentrationen bei der Behandlung des Hörsturzes empfohlen. In der Regel werden 5 % CO_2 und 95 % O_2 verwendet. Zur Therapie des alleinigen Schwindels ist Kohlendioxid nicht geeignet.

8.2.2. Verbesserung der Mikrozirkulation

Der Blutfluss wird durch die arteriovenöse Druckdifferenz, die Gefäßgeometrie, d.h die Fließbedingungen des Blutes, und die Fließeigenschaft bzw. -fähigkeit des Blutes (rheologische Parameter) definiert. Leider existiert kein Globaltest, mit dem die Fließeigenschaften des Blutes quantifiziert werden könnten. So müssen einzelne rheologische Parameter diagnostisch berücksichtigt werden. Die rheologischen Eigenschaften des Blutes hängen von den Variablen Erythrozytenaggregation, Erythrozytenrigidität, Plasmaviskosität, Hämatokrit und Erythrozyten- und Leukozytenverformbarkeit sowie Thrombozytenaggregation ab. Diese Parameter sagen jedoch nichts über den Gewebe-Sauerstoffdruck aus.

Es wird angenommen, dass neurootologische Krankheitsbilder auf eine unzureichenden Kapillardurchblutung und damit eine verminderte Sauerstoffversorgung des Innenohrs zurückzuführen sind. Ziel ist es daher, den Blutfluss in den Kapillaren zu erhöhen und damit den Energiestoffwechsel durch Steigerung des Sauerstoff- und Nährstofftransportes zu verbessern. Der Begriff Mikrozirkulation umfasst aber nicht nur die Strömung in den

Kapillaren, sondern in allen Gefäßen mit einem Durchmesser von weniger als 0,3 mm.

Es stehen verschiedene therapeutische Ansätze zur Verfügung. Der allgemeine Wunsch, die Kapillardurchblutung zu verbessern, ist bisher nicht zufriedenstellend verwirklicht.

Zur Verbesserung der Fließeigenschaften sind derzeit folgende therapeutische Ansätze möglich:

- Steigerung der Verformbarkeit von Erythrozyten
- Blutverdünnung
- Senkung der Fibrinogen-Konzentration

Die Verbesserung der Mikrozirkulation hat nicht zwangsläufig eine Steigerung der Sauer- und Nährstoffversorgung zur Folge.

8.2.2.1. Steigerung der Verformbarkeit von Erythrozyten

8.2.2.1.1. Pentoxifyllin

Pentoxifyllin ist ein Methylxanthin-Derivat. Es handelt sich um ein muskulotropes Vasodilativum mit hämorheologischen Effekten.

Das Therapiekonzept mit Pentoxifyllin beinhaltet eine Verbesserung der gestörten Mikrozirkulation in fast allen Gefäßprovinzen des menschlichen Organismus. Hierbei sind die nicht primären vasodilatierenden Effekte von entscheidender Bedeutung.

Pentoxifyllin erhöht die Verformbarkeit der Erythrozyten, welche bei arteriellen Durchblutungsstörungen herabgesetzt sein soll, fördert die Fließeigenschaft und bewirkt damit eine Verbesserung der Blutviskosität. Die Aggregation von Erythrozyten und Thrombozyten wird herabgesetzt. Die periphere Vasodilation verursacht einen initialen Abfall des mittleren arteriellen Blutdruckes. Beachtet werden sollte, dass bei größeren klinischen Studien ein nur geringer oder kein klinischer Effekt nachweisbar ist, so dass die Effizienz umstritten ist. Vor allem bei Hörsturzstudien wurde ein Wirkungsnachweis nicht zweifelsfrei erbracht.

Indikation

- akute cochleovestibuläre Störungen

Handelsnamen

- *p.o.*: Agapurin 100 mg, Ralofekt 200 mg, Agapurin retard 400 mg, Claudicat, Durapental, Pentohexal, Pento-Puren, Pentox, Pentoxifyllin (-ratiopharm, STADA), Ralofect, Rentyllin, Trental- alle: ret. 400|600 mg/Tbl.
- *parenteral*: Durapental, Pentohexal, Pento-Puren, Pentox, Pentoxifyllin (-ratiopharm, STADA), Rentyllin, Trental - alle: 100|300 mg/ Amp. à 5|15 ml

Dosierungen

Pentoxifyllin kann sowohl oral als auch parenteral als Infusion (im Rahmen eines antiphlogistisch-rheologischen Therapieschemas, ☞ Kap. 8.7.) gegeben werden.

- *i.v.*: aufsteigend in Einzeldosen von 300 bis 500 mg/d, wobei eine Tagesdosis von 1200 mg nicht überschritten werden darf.
- *oral*: Tbl. initial 3 x 100 mg, dann auf 3 x 200 mg steigern. Retardpräparat 3 x 400 mg oder 2 x 600 mg täglich zu den Mahlzeiten. Die Behandlung sollte allgemein über mindestens 8-12 Wochen erfolgen.

> **Merke:**
> Bei der i.v. Gabe von Pentoxifyllin ist zu beachten, dass innerhalb von 60 Minuten nicht mehr als 100 mg Pentoxifyllin zu verabreichen sind.

Kontraindikationen

- frischer Herzinfarkt, Massenblutung, Netzhautblutungen, Pentoxifyllin-Überempfindlichkeit; *relative:* schwere Koronar- und Zerebralsklerose, schwere Herzrhythmusstörungen, eingeschränkte Nierenfunktion, Schwangerschaft und Stillzeit

Unerwünschte Wirkungen

An unerwünschten Nebenwirkungen können Übelkeit, Brechreiz sowie Magendruck vor allem nach der oralen Gabe auftreten. Weiterhin ist in seltenen Fällen ein Anstieg der Transaminasen zu beachten. Außerdem sind Herzrhythmusstörungen, Blutdruckabfall, Überempfindlichkeitsreaktionen, Flush, Kopfschmerzen und Schwindelbeschwerden möglich. Vereinzelt können Unruhe und Schlafstörungen auftreten. Blutungen, eine Thrombozytopenie und eine aplastische Anämie sind in seltenen Fällen möglich. Daher sollten regelmäßig Blutbildkontrollen erfolgen.

8.2.2.1.2. Urografin

Urografin wird eine Membranabdichtung in der Stria vascularis und eine Freisetzung von Histamin zugeschrieben. Zusätzlich wird eine entwässernde Komponente angenommen. Das Medikament wird i.v. gegeben, eine Iodallergie muss ausgeschlossen werden. Urografin hat sich jedoch zur Behandlung neurootologischer Patienten nicht durchgesetzt, da es als Diagnostikum und nicht als Therapeutikum zugelassen ist.

8.2.2.2. Hämodilution

Die Hämodilution hat einen festen Stellenwert in der Behandlung von Durchblutungsstörungen, darunter auch der Innenohrerkrankungen.

Die rheologische Therapie durch Hämodilution basiert auf der Theorie, dass eine Verbesserung der Fließeigenschaften des Blutes eine gesteigerte Kapillardurchblutung und eine verbesserte Sauerstoffversorgung im Innenohr verursacht. Messparameter ist der Hämatokrit, obwohl er keine eigentliche Aussagen über den Sauerstoffpartialdruck treffen kann. Ziel ist die Absenkung des Hämatokrits auf 38 %. Die entsprechenden Präparate ziehen Wasser aus dem extravasalen Raum in die Blutbahn, so dass durch eine hypervolämische Hämodilution die Blutviskosität vermindert wird. Hydroxyethylstärke (HAES) ist das gebräuchlichste Medikament.

8.2.2.2.1. Dextran

Dextranpräparate (α-glykosidisch verknüpfte Polysaccharid mit Glukose als Monomer) besitzen einen ausgeprägten Volumeneffekt. Niedermolekulare Dextrane (Dextran 40) haben einen antithrombotischen Effekt, wobei die Thrombozyten- und Erythrozytenaggregation gesenkt wird. Aufgrund der Nebenwirkungen sind jedoch Dextranpräparate als Plasmaexpander aus dem Handel genommen worden.

Insbesondere bei der Hörsturztherapie wurde überwiegend Dextran 40 eingesetzt. In der Regel wurden bis zu 12 Tage lang pro Tag 500 ml Dextran 40 infundiert.

Nach Dextranapplikation wurden anaphylaktische Reaktionen mit einer Häufigkeit von 0,03 % beobachtet. Diese konnten durch die Vorbehandlung mit Dextran 1 (mittleres Molekulargewicht 1000), dem Hapten-Dextran (Promit), welches die Dextran-reaktiven Antikörper vom IgG-Typ blockiert, vermieden werden. Neben anaphylaktische Reaktionen sind Blutungskomplikationen und Nierenversagen die häufigsten Nebenwirkungen.

Wegen der Belastung des Herz-Kreislauf-Systems und der Nieren kann insbesondere bei Patienten mit eingeschränkter kardialer Leistungsreserve (Hypertonie, Herzinsuffizienz) oder Nierenfunktionsstörung der (langdauernde) Einsatz von Plasmaexpandern kontraindiziert sein.

8.2.2.2.2. Hydroxyethylstärke

HAES setzt ebenfalls wie Dextranlösungen den Hämatokrit, die Thrombozytenagglutination und -adhäsivität herab. Ein signifikanter pharmakologischer Unterschied zum Dextran 40 soll nicht bestehen. Der Einfluss auf die Blutgerinnung ist jedoch weniger ausgeprägt und schwere anaphylaktische Nebenwirkungen treten seltener auf. Seit 1970 wurde daher Dextran vermehrt durch HAES in der Behandlung neurootologischer Krankheitsbilder ersetzt.

 Indikation

- Hämodilution, akute cochleovestibuläre Störungen

 Handelsnamen

- HAES-Steril 3 % = 30/1000 ml Inf.-Lsg., Haemofusin, Hemohes, Infukoll HES, Serag-HAES - alle: 6 %|10 % = 60|100 g/1000 ml Inf.-Lsg. (mittl. MG 200.000), Rheohes 60 g/1000 ml Inf.-Lsg. (mittl. MG 70.000)

 Dosierung

- 1 × 250-500 ml/d oder 2 × 500 ml/d (Hochdosistherapie) i.v. (in der Regel 1 x 500 ml/d über 10 Tage),
  Infusionsraten: 250 ml/d über 0,5-2 Stunden, 500 ml/d über 4-6 Stunden, 2 × 500 ml/d über 8-24 Stunden
  Die ersten 20 ml wegen der Gefahr der Anaphylaxie langsam und unter Kontrolle infundieren!

Kontraindikationen

schwere Herzinsuffizienz, Niereninsuffizienz (S-Kreatinin > 2 mg/dl), Hirnblutung, Hyperhydration, Stärkeallergie, schwere Blutgerinnungsstörung;
relative: Schwangerschaft und Stillzeit, Lungenödem, schwere Leberinsuffizienz, Hypernatriämie.

 Unerwünschte Nebenwirkungen

In den letzten Jahren sind Fälle von lang anhaltendem und therapieresistentem Pruritus nach Infusionen mit HAES bekannt geworden, insbesondere nach längerer Gabe (1974 bis 2001 bei 0,0015 % der Fälle, also 1,5 : 100.000). Als Ursache für den Juckreiz wird eine Einlagerung in das retikuloendotheliale System besonders der Haut vermutet. Die Möglichkeit eines Juckreizes hängt hierbei von der Gesamtdosis ab (ab 150 g/Woche). Allerdings soll 6 %ige HAES (z.B. HAES-steril 6 %, 500 ml täglich über 8 Tage, Infusionsdauer 1-2 Stunden) etwa den gleichen therapeutischen Effekt wie 10 %ige haben, so dass die Gefahr von Nebenwirkungen geringer ist. Aber auch bei geringen Gesamtmengen von HAES kann ein schwerer persistierender Juckreiz mit zeitlicher Verzögerung von 2 bis 3 Monaten auftreten. Das Nutzen-Risiko-Verhältnis einer Therapie mit HAES sollte deshalb sorgfältig abgewogen werden. Weitere wichtige Nebenwirkungen sind allergische Reaktionen bis zum Schock. Anaphylaktische Reaktionen sind durch die Einführung von HAES gegenüber Dextranen um den Faktor 40 zurückgegangen. Weitere unerwünschte Nebenwirkungen sind Hypervolämie und Verlängerung der Blutungszeit.

> **Merke:**
> Die Menge von 300 g HAES pro Woche sollte nicht überschritten werden. Dies entspricht einem Volumen von 10 x 500 ml HAES 6 %.

8.2.2.3. Fibrinolytika und Antikoagulanzien

8.2.2.3.1. Heparin

Die fibrinolytische Wirkung von Heparin oder auch Streptokinase wurde bei Patienten mit cochleovestibulären Krankheitsbildern unter der Vorstellung eingeführt, dass eine Mikroembolie vor-

liegen könne und dass durch die Fibrinolyse die Fließeigenschaften des Blutes verbessert werden. Die Anwendung erfolgte daher vor allem bei Hörsturz- und Menière-Patienten. Aufgrund der Nebenwirkungen ist diese Therapieform bei diesen Krankheitsbildern wieder verlassen worden. Das gilt auch für die Streptokinasebehandlung. Indiziert sind diese Medikamente dagegen z.T. bei der Prophylaxe von Thromboembolien und bei der Therapie zerebrovaskulärer Erkrankungen (zerebrale Ischämien embolischer Genese, Gefäßstenosen, Hirnvenenthrombosen, bei rezidivierenden TIA bis zur Klärung).

8.2.2.3.2. Acetylsalicylsäure

Acetylsalicylsäure (ASS) verringert die Thrombozytenaggregation über eine Hemmung der Plättchencyclooxygenase. Dieser Effekt tritt bereits bei sehr niedriger Konzentration auf, so dass die Produktion von gefäßerweiternd wirkendem Prostacyclin in der Gefäßwand noch nicht verhindert wird.

Therapeutisch wird ASS u.a. in der Prävention der koronaren Herzkrankheit und zerebralen Durchblutungsstörungen eingesetzt. Da bei neurootologischen Patienten eine erhöhte Thrombozytenaggregation beobachtet wurde, wurde ASS auch in der Hörsturztherapie eingeführt. Hierbei wird eine Dosis von 100-300 mg/d empfohlen. Die ototoxische Wirkung von ASS tritt erst bei einer Dosis von 8 g auf.

Der therapeutische Effekt ist bei cochleovestibulären Erkrankungen nicht belegt. Im Gegensatz zur zerebralen und kardialen Strombahn ist für die peripheren Arterien weder die Primär- noch die Sekundärprophylaxe mit ASS ausreichend gesichert.

Die Gabe von ASS ist Mittel der 1. Wahl nach TIA oder Hirninfarkt. Alternativ können bei Vorliegen von Kontraindikationen andere Thrombozytenaggregationshemmer gegeben werden (Dipyridamol + ASS: Aggrenox®, Clopidogrel: Plavix®, Iscover®).

 Indikation

- Ischämie/Infarktprophylaxe, Makro- oder Mikroangiopathie, MiS

Handelsnamen

- *p.o.*: Aspirin 300 mg/Tbl., ASS (Generika, von ct 500 mg/Brause-Tbl.), Godamed- alle: 100|500 mg/Tbl., Acesal 250|500 mg/Tbl., Herz-ASS-ratiopharm 50|100 mg/Tbl., Togal ASS 400 mg/ Tbl.

Dosierung

- *Insultprophylaxe*: 100 (-300) mg/d p.o., in der Literatur bis 1000 mg/d.
  Der Einsatz ist ab Symptombeginn sinnvoll; jedoch nicht gemeinsam mit einer i.v. Heparinisierung.

Kontraindikationen

- Magen-Darm-Ulzera, jede angeborene oder erworbene Gerinnungsstörung, allergische Reaktionen auf Salicylate, schwere Leber- oder Niereninsuffizienz;
  relative: Asthma bronchiale, Kinder mit fieberhaften Erkrankungen (Gefahr des Reye-Syndroms), Hypoakusis; *Cave* bei Patienten mit Nasenpolypen und chronischer hyperplastischer Rhinosinusitis (Analgetika-Asthma-Gefahr)

Unerwünschte Wirkungen

- > 10 %: gastrointestinale Symptome (Magenschmerzen, Mikroblutungen selten bei kurzfristiger Anwendung); bei höheren Dosierungen: Übelkeit, Erbrechen, Durchfälle, gastrointestinale Ulzera, Eisenmangelanämien, ZNS-Störungen (Kopfschmerzen, Schwindel);
- 1-10 %: Übelkeit, Erbrechen, Diarrhoe;
- < 1 %: Störungen des Säure-Basen-Haushaltes, Na^+- und H_2O-Retention (Ödeme), Harnsäureretention, Hörverlust, Tinnitus, Sehstörungen, Verwirrtheitszustände (Somnolenz), allergische Reaktionen (Hauterscheinungen, Bronchospasmen, anaphylaktischer Schock), Blutbildveränderungen (Thrombozytopenie, Leukopenie, Agranulozytose, Panzytopenie, aplastische Anämie).

8.2.2.4. Histaminerge Substanzen

8.2.2.4.1. Histamin

Histamin ist Bestandteil fast aller Säugetiergewebe. Es besitzt Eigenschaften eines örtlich wirkenden Hormons, hat aber auch Eigenschaften eines Neurotransmitters.

Histamin beeinflusst die hormonelle Sekretion, die Energieproduktion und die Regulation des zerebralen Blutflusses. Damit ist es an vielen physiologischen Abläufen beteiligt.

Es hat nicht nur eine kardiovaskuläre Wirkung in Form einer Gefäßerweiterung, sondern es erhöht auch die Kapillardurchlässigkeit. Histamin greift an drei verschiedenen Rezeptortypen an, wobei die H_1-Rezeptoren und die H_2-Rezeptoren, die sich an der postsynaptischen Zelloberfläche befinden, an den Widerstandsgefäßen in fast allen Gefäßbetten nachweisbar sind. H_3-Rezeptoren liegen präsynaptisch und sind damit bei der Freisetzung von Neurotransmittern bzw. der Überleitung von Nervenimpulsen beteiligt. Nachgewiesen wurde dieser Rezeptortyp nicht nur im Gehirn, sondern auch in der Peripherie und spielt bei der Kontrolle des peripheren Blutflusses eine Rolle. Für jeden Rezeptortyp wurden spezifische Agonisten und auch Antagonisten nachgewiesen, die auch als Therapeutika eingesetzt werden. Die Blockade der H_1-Rezeptoren im ZNS führt zu Müdigkeit und Schlaf, wohingegen die Stimulation des H_1-Rezeptors durch Histamin eine Anregung hervorruft. H_2-Antagonisten werden beispielsweise zur Behandlung des Magenulkus verwendet.

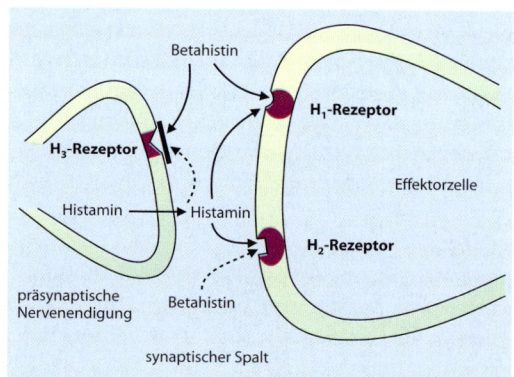

Abb. 8.1: Histaminrezeptoren (nach Michel, 1998).

Histamin selbst verursacht eine Erweiterung kleinerer Gefäße, während größere verengt werden. Damit ist es eigentlich den Vasodilatanzien zuzuordnen. Nach der Verabreichung kann es zu Blutdruckschwankungen kommen. Hirngefäße reagieren sehr empfindlich, so dass der intrakranielle

Druck ansteigen kann. Histamin wurde zur Behandlung von Innenohrstörungen eingesetzt, jedoch musste es i.v. gegeben werden. Aufgrund der unerwünschten Nebenwirkung und der kurzen Wirksamkeit wird Histamin als Therapeutikum bei Gleichgewichtsstörungen nicht verwendet. Angesichts der Nachteile wurden Histaminanaloga entwickelt.

8.2.2.4.2. Betahistin

Betahistin zählt zu den histaminergen Substanzen und ist ein Analogon zum L-Histidin, dem "Precursor" des Histamins. Es weist hierbei substanzspezifische Besonderheiten auf. Betahistin ist ein potentes, vor allem in Europa eingesetztes Antivertiginosum. In den USA ist es nicht verfügbar.

 Wirkungen

Betahistin wirkt als schwacher postsynaptischer H_1-Agonist und als starker präsynaptischer H_3-Antagonist an zentralen Histaminrezeptoren. Es hat praktisch keinen Effekt auf H_2-Rezeptoren. Damit stellt es kein klassisches Antihistaminikum dar. In therapeutischer Dosierung kommt es zu keiner Sedierung.

Die Effekte am Histaminrezeptor sind damit unklar, wenn man die antivertiginöse Wirkung betrachtet. Es ist scheinbar ein Widerspruch, dass sowohl die Blockierung von H_1-Rezeptoren als auch die Stimulation von H_1- und/oder H_2-Rezeptoren einen antivertiginösen Effekt hat. So werden auch die H_1-Rezeptorantagonisten (☞ Kap. 7.1.4.) zur Therapie von Schwindel eingesetzt, wohingegen für Histamin ein durch H_1- und H_2-Rezeptor-Stimulation hervorgerufener Effekt bei Schwindelerscheinungen beschrieben wurde. Nimmt man an, dass eine Blockierung von H_1-Rezeptoren ein möglicher Behandlungsansatz von Schwindel ist, dann weist Betahistin als schwacher H_1-Agonist mit hoher Wahrscheinlichkeit einen anderen Wirkungsmechanismus auf. Diskutiert wird die Eigenschaft von Betahistin als ein Antagonist am H_3-Rezeptor, der auch eine autoinhibitorische Funktion aufweist. Die H_3-Rezeptoren wurden in verschiedenen Gefäßen und neuralem Gewebe nachgewiesen. Betahistin verlängert über einen Auto-Feedback-Mechanismus die Wirkung von freigesetztem Histamin. Durch die H_3-Rezeptoren hat Betahistin offenbar einen regulierenden Einfluss auf die Vestibulariskerne, indem es u.a. durch Blockierung des H_3-Autorezeptors eine Histaminausschüttung erzielt und damit eine zerebrale Durchblutungssteigerung hervorruft. Zentral wirkt es durch Steigerung der Histaminsynthese im Bereich der tubero-mamillären Kerne des hinteren Hypothalamus. Offenbar fördert Betahistin auf diesem Weg die vestibuläre Kompensation und übt zudem einen antiemetischen und antivertiginösen Effekt aus (Dieterich, 2002; James und Burton, 2001; Oosterveld, 1991).

Betahistin kann offenbar auch an unterschiedlichen Rezeptoren angreifen. Atropin kann den Betahistineffekt unterdrücken, so dass ein cholinerger Anteil annehmbar ist. Die Wirkung von Betahistin wird dagegen durch Promethazin nicht vermindert, so dass zu vermuten ist, dass kein H_1-Rezeptor beteiligt ist. Promethazin beeinflusst auch die Dopamin-, die α_1-adrenergen und die Muscarin-Rezeptoren.

Pharmakokinetische Studien haben gezeigt, dass Betahistin hauptsächlich in der Leber verstoffwechselt und mit dem Urin ausgeschieden wird. Tierexperimentell konnte nachgewiesen werden, dass Betahistin und sein Stoffwechselprodukt Amino-Ethylpyridin die Ruheentladungsrate des ampullären Reizempfängers reduzieren, wobei der Effekt auf die kalorisch ausgelöste Rezeptorantwort gering ausgeprägt ist.

Aufgrund der schwachen bis nicht vorhandenen Bindung an H_1- und H_2-Rezeptoren ist die Gefäßwirkung nicht so ausgeprägt. Peripher werden die Widerstandsgefäße geöffnet, die größeren zentralen Gefäße werden verengt. Da der periphere Effekt überwiegt, ist der Blutdruckabfall nur gering (Dieterich, 2002; Fleck, 2000; James und Burton, 2001; Novotny und Kostrica, 2002; Oosterveld, 1991; Sampson, 2003).

In SPECT-Untersuchungen konnte gezeigt werden, dass Betahistin in einer Dosierung von 3 x 16 mg bei Schwindelpatienten mit zerebralen Durchblutungsstörungen in unterschiedlichen Hirnarealen die zerebrale Perfusion erhöht. Nach Betahistingabe kommt es außerdem zu einer Steigerung der labyrinthären Durchblutung. Die Fließgeschwindigkeit der Erythrozyten nimmt in den Gefäßen des Innenohrs zu, wobei sich die Kapillarweite nicht ändert. Betahistin verbessert die Mikrozirkulation, wobei es die präkapillaren Spinkter der Stria vascularis beeinflusst. Auch wurde eine

Vasodilation der A. cerebelli inferior anterior (AICA) nachgewiesen (Oosterveld, 1991).

Betahistin wird als medikamentöse Prophylaxe der ersten Wahl bei der Behandlung des Morbus Menière empfohlen. Möglicherweise kommt es durch den Einfluss auf die Mikrozirkulation zu einer verminderten Produktion und erhöhten Resorption der Endolymphe. Damit wird der endolymphatische Labyrinthhydrops günstig beeinflusst. Das Wirkungsprinzip und die Wirksamkeit sind in der Literatur jedoch nicht unumstritten (Schaaf, 2004, Schmäl, 2003).

> **Merke:**
> Betahistin ist ein Histaminderivat mit einer partiellen H_1-rezeptoragonistischen Wirkung (durchblutungsfördernder Effekt) und einer kompetitiven H_3-rezeptorantagonistischen Wirkung (antiemetischer und antivertiginöser Effekt).

■ Behandlungsstudien

Recht gut belegt ist in kontrollierten Studien die Wirksamkeit von Betahistin in der Langzeitbehandlung des Morbus Menière. In allen Studien konnte ein Erfolg bezüglich der Schwindelsymptomatik und der Anfallsfrequenz nachgewiesen werden. Weiterhin wurde eine bessere Wirkung von Betahistin im Vergleich zu Diuretika, Flunarizin und anderen vasoaktiven Substanzen belegt. James und Burton (2001) kamen jedoch aufgrund ihrer Literaturrecherche von Studien zum Vergleich von Betahistin und Placebo (sechs Studien mit insgesamt 162 Patienten) zum Schluss, dass die bisher publizierten Daten die Effektivität von Betahistin beim Morbus Menière nicht hinreichend untermauern können, auch wenn sich ein Vorteil von Betahistin erkennen lässt (Schmäl und Stoll, 2003; Walther, 2005).

Weiterhin ist die klinische Wirksamkeit bei akutem vestibulären Schwindel beschrieben, aber in placebokontrollierten Studien nicht immer reproduziert worden. Ungeeignet ist es bei der Behandlung des nichtvestibulär induzierten Erbrechens.

Die gute und in vielen Studien nachgewiesene Wirksamkeit des Betahistin bei der Behandlung des Morbus Menière wird vor allem darauf zurückgeführt, dass der Blutfluss innerhalb des vertebrobasilären Arteriensystems erhöht und damit die Mikrozirkulation des Labyrinths verbessert wird. Behandlungserfolge wurden auch bei Schwindel nach Mittelohroperationen, Schwindel bei Hörsturz oder toxisch bzw. infektionsbedingtem peripheren Schwindel berichtet (Michel, 1994; 1998).

■ Indikation

• Morbus Menière, cochleovestibuläre Störungen, sonstige paroxysmale Schwindelformen, Kinetoseprophylaxe

■ Handelsnamen

• *p.o.*: Aequamen, Betahistin (AL, -ratiopharm, -STADA), Betavert- alle: 6|12 mg/Tbl., Vasomotal 16|24 mg/Tbl., Trpf. 5,21 mg/ml (15 Trpf.)

■ Dosierung

Betahistin liegt nur als orale Darreichungsform vor (Tbl. oder Trpf.).

Standarddosierung: Beginn mit 3 x 12 mg/d; nach Besserung der Beschwerden, in der Regel nach 1-2 Wochen, Erhaltungsdosis 3 x 6 mg. Empfohlen wird eine Therapiedauer von 2 bis 6 Monaten, es kann aber auch länger verabreicht werden. Durch die Einnahme während oder nach den Mahlzeiten können Magenunverträglichkeiten vermieden werden.

Bei der Dosierung ist zu beachten, dass Betahistin in Form zweier Salze vorliegt. Betahistindimesilat (Aequamen, Betahistin AL, Betahistin-ratiopharm, Betahistin STADA, Betavert) wird bei der Langzeittherapie des Morbus Menière in einer Dosierung von 3 x 6 mg bis 3 x 12 mg und Betahistinhydrochlorid (Vasomotal) in einer Dosierung von 3 x 8 mg bis 3 x 16 mg bzw. 2 x 24 mg gegeben. Bei unzureichender Wirkung eines der beiden in Maximaldosis verabreichten Salze kann ein Wechsel auf das andere Salz nützlich sein (Waldfahrer und Iro, 2003).

■ Kontraindikationen

• Nierentumor, Asthma bronchiale, Phäochromozytom, gastrointestinale Geschwüre, Schwangerschaft und Stillzeit.

Unerwünschte Wirkungen

Gastrointestinale Beschwerden in Form von Gastritis, Magendrücken oder Blähungen können ähnlich wie beim Histamin auftreten. Hautausschlag mit Quaddelbildung und Rötung sind ebenfalls möglich. Das Medikament sollte nicht gleichzeitig mit einem Antihistaminikum eingenommen werden, da sich der Effekt gegenseitig abschwächen kann.

8.2.3. Zusammenfassende Diskussion der vaskulär-rheologischen Behandlungsstrategie

Rheologisch wirksame bzw. vasoaktive Präparate werden bei Schwindel unter dem Gesichtspunkt verordnet, dass vaskulär-zirkulatorische Faktoren oder infektbedingte Mikrozirkulationstörungen vorliegen. Hierbei kann man sich auf die Parallelen zwischen Hörsturz bzw. cochleären Störungen und PVP stützen.

Experimentelle Untersuchungen konnten zeigen, dass Betahistin, Pentoxifyllin und Flunarizin den vestibulären Blutfluss verbessern können. Allerdings kann die erfolgreiche Bearbeitung von wissenschaftlich klaren Fragestellungen mit speziellen Messmethoden nichts Konkretes für die Klinik aussagen. Die Fragen, ob die experimentell erhobenen Messdaten eine klinische Relevanz haben und ob eine Verbesserung der vestibulären Mikrozirkulation eine vestibuläre Funktionsstörung beheben kann, ist derzeit noch nicht zu beantworten. Es existiert derzeit keine Messtechnik, die gleichzeitig mit dem vestibulären Blutfluss auch die Funktionsfähigkeit des vestibulären Systems untersuchen kann. Auch wurde noch kein Modell entwickelt, welches eine Ischämie des Gleichgewichtsorgans und eine daraus resultierende Funktionsstörung dokumentiert. Erst dann wäre es möglich, eine kausale Verbindung zwischen Mikrozirkulation und Funktion zu untersuchen. Bei der Erforschung der cochleären Durchblutung existieren dagegen entsprechende Modelle (Lamm, 1992).

Eine cochleäre Ischämie kann nur mit HAES oder Pentoxifyllin nachhaltig kompensiert werden, nicht jedoch die cochleäre Hypoxie. Diese kann anhaltend nur mit hyperbarer Oxygenation (HBO - Atmung von reinem Sauerstoff über Masken, in der ein um 1,6 bar erhöhter Luftdruck herrscht)

behoben werden. Die Kombinationstherapie HBO mit Prednisolon ist in Bezug auf die Erholung der Hörfunktion am erfolgreichsten, gefolgt von einer Monotherapie mit Prednisolon oder HAES. Alle anderen getesteten klinisch noch angewandten Pharmaka und/oder eine isobare Sauerstofftherapie (Atmung von reinem Sauerstoff bei normalem Luftdruck) haben in dieser Hinsicht keine Wirkung (Lamm, 1992). Allerdings bedeutet eine Verbesserung der Mikrozirkulation nicht zwangsläufig, dass es auch tatsächlich zu einer Erholung des Sinnesorganes kommt.

Die vielerorts noch bei der Therapie von peripheren vestibulären Störungen verwendeten durchblutungsfördernden bzw. rheologischen Medikamente sind hinsichtlich ihrer Wirkung aus mindestens zwei Gründen fragwürdig. Einmal ist nur ein Teil der Schwindelbeschwerden auf vaskuläre Faktoren zurückzuführen, wobei eine ätiologische Klärung noch aussteht. Vielmehr werden hinsichtlich der PVP vor allem virale Faktoren angenommen (Brandt, 2003a; b; Strupp und Brandt, 1999; Strupp, et al., 2004). Andererseits ist die Wirkung der einzelnen Präparate aus klinischer Sicht nicht bewiesen oder teilweise fragwürdig, vor allem hinsichtlich der Therapie von funktionellen Störungen des Innenohres. Durchblutungsfördernde bzw. rheologische Medikamente, wie Pentoxifyllin oder HAES, dürften daher eher bei cochleären Störungen indiziert sein. Aufgrund experimenteller Untersuchungen und der Klinik kann beim Hörsturz von einer vaskulären Genese ausgegangen werden. Prinzipiell ist aus klinischer Sicht eine Übertragung der Hörsturztherapie und damit der rheologischen Therapie auf die Behandlung peripherer Gleichgewichtsstörungen denkbar (Suckfüll, et al., 2003).

Auf dem Markt sind eine Reihe durchblutungsfördernder Präparate, denen eine Wirksamkeit bei vestibulären Störungen nachgesagt wird und die auch bei der Behandlung des Hörsturzes eingesetzt werden. Verschiedenste Studien beschäftigten sich unter diesem Gesichtspunkt mit peripher-vestibulären Störungen. Diese Untersuchungen sind jedoch nur mit Vorsicht zu bewerten, da das Patientengut zu heterogen ist. Die PVP hat z.B. ähnlich wie beim Hörsturz sehr unterschiedliche Ursachen, so dass ein Patientengut, welches nur an einer Ursache leidet, durch keine Studie erfasst werden kann.

Beachtet werden sollte, dass z.B. bei der erforderlichen Infusionsdauer von mindestens 5 Stunden für 500 mg Pentoxifyllin der Patient mehr oder weniger in seiner Mobilität eingeschränkt wird. Das ist der vestibulären Kompensation nicht förderlich.

Vestibuläre Funktionsstörungen wie die PVP, die PLF oder der BPPV haben ähnlich wie der Hörsturz eine erhebliche Spontanheilungsrate. Bei vestibulären Erkrankungen existieren jedoch mehr Kompensationsmechanismen als beim Hörsturz, so dass bei letzterem die Ausnutzung aller eventuellen Therapieformen erforderlich ist.

> **Merke:**
> Zusammenfassend werden die sogenannten durchblutungsfördernden Mittel bei der Behandlung von Schwindelerscheinungen in der Praxis viel zu häufig und ungezielt verordnet. Der Effekt ist insgesamt als fraglich einzuschätzen.

Eine Ausnahme ist offenbar das Betahistin, welches vorzugsweise zur Prävention des Morbus Menière eingesetzt wird. Wenn rheologisch wirksame Medikamente zur Therapie peripherer Schwindelformen verordnet werden, dann sollten sie mit anderen kausal wirksamen Medikamenten (z.B. Prednisolon) in Form eines antiphlogistisch-rheologischen Infusionsregimes eingesetzt werden (☞ Kap. 8.7.).

8.3. Hormonderivate

8.3.1. Glucocorticoide

Glucocorticoide werden in allen Bereichen der Medizin eingesetzt. Sie haben das gleiche Wirkungsspektrum wie das endogen synthetisierte Cortisol und gehören zur Gruppe der Steroidhormone. Aus der Nebennierenrinde lassen sich verschiedene Corticoide isolieren, die chemisch verwandt sind, aber verschiedene pharmakologische Wirkungen haben. Unter Corticoiden versteht man alle Steroide der Nebennierenrinde, die je nach Struktur und Wirkung unterteilt werden können: Glucocorticoide, Mineralocorticoide, Androgene, Östrogene und Gestagene (Kaiser und Kley, 2002).

Synthetisch hergestellte Glucocorticoide werden auch als Cortison oder Cortisonderivate bezeich-

net. Zu den Glucocorticoiden gehören Hydrocortison (Cortisol), Prednisolon, Prednison, Cortison, Methylprednisolon, Triamcinolon, Betamethason und Dexamethason. Sie unterscheiden sich u.a. in ihrer relativen antiphlogistischen bzw. glucocorticoiden Potenz. Prednison und mehr noch Prednisolon sind weltweit Standardpräparate für die systemische pharmakologische Therapie.

 Wirkstoffe

• Prednisolon, Prednison, Dexamethason, Methylprednisolon

Allgemeine Wirkungen

Glucocorticoide haben vielfältige Angriffspunkte im Organismus. Die Effekte lassen sich zum einen über eine verzögerte, DNA-vermittelte Induktion der Proteinbiosynthese nach Transformation eines intrazellulären Glucocorticoid-Rezeptors (**genomische Wirkung**) und zum anderen durch bisher nur teilweise bekannte Mechanismen (Zellmembranebene, zellulärer Energiestoffwechsel) ohne Einbeziehung der DNS (**nichtgenomische Wirkung**) erklären. Genomische Effekte benötigen 1-2 Stunden, nichtgenomische dagegen Minuten. Der große therapeutische Nutzen der Glucocorticoide lässt sich im Wesentlichen auf folgende Effekte zurückführen:

1. antiinflammatorische Wirkung

2. antiproliferative Wirkung

3. immunsuppressive Wirkung

4. Verbesserung der Mikrozirkulation im Schock

5. Zunahme der Thrombozytenzahl im Blut

6. gesteigerte Erregbarkeit des Gehirns

Hervorzuheben ist bei den antiinflammatorischen Effekten die Verringerung des entzündungsbedingten Ödems (Tab. 8.1).

Glucocorticoide beeinflussen die Immunantwort auf verschiedenen Ebenen. Einerseits blockieren sie die Freisetzung proinflammatorischer Zytokine (IL-8, IL-1 bis IL-6 mit Ausnahme von IL-3) sowie IFN-γ und TNF-α/-β. Weiterhin führen sie zu einem beschleunigten Abbau bzw. zu einer verminderten Ausschüttung proinflammatorischer Mediatoren (Brady- und Tachykinine/Histamin). Die Induktionshemmung proinflammatorischer Enzyme führt auch zu einer Hemmung von Pros-

	Wirkungen	Symptome Befunde
Kohlenhydrat- stoffwechsel	Hemmung der Glucoseutilisation; Erhö- hung der Gluconeogenese	diabetogen, Verschlechterung einer diabetischen Stoffwechsellage
Proteinstoff- wechsel	kataboler Effekt, Freisetzung von Amino- säuren	Osteoporose, Muskelatrophie, dünne Haut
Lipidstoffwechsel	gesteigerte Lipolyse, Fettmobilisation aus der Peripherie, Umverteilung von Fett	Hyperlipidämie, Stammfettsucht, "Büffelnacken", "Vollmondgesicht"
Elektrolyt- und Wasserhaushalt	Natriumretention, Kaliumausscheidung	Ödeme, Hypernatriämie, Hyperto- nie, hypokaliämische Alkalose
hämatopoetisches und lymphati- sches Gewebe; Immunsystem	Reduktion neutrophiler Leukozyten, Hä- moglobin, Thrombozyten, Lymphozyten, Verminderung des lymphatischen Gewe- bes, Hemmung der Proliferation und Entzündung	erhöhtes Infektionsrisiko, Störung der Wundheilung, ulzerogene Wir- kung (besonders in Kombination mit nichtsteroidalen Antiphlogistika), Thromboseneigung erhöht

Tab. 8.1: Wirkung von Glucocorticoiden.

taglandinen und Leukotrienen. Die Wirkungen der Glucocorticoide sind jedoch nur von kurzer Dauer.

▶ **Wirkungen bei otoneurologischen Krank- heitsbildern**

Aus HNO-ärztlicher Sicht werden Glucocorti- coide nicht nur bei Schwindel, Hörsturz oder Fa- zialisparese, sondern in praktisch allen Bereichen der HNO verordnet (vor allem auch bei Riechstö- rung, Rekurrensparese, Rhinitis, Nasenpolypen, Allergien oder Schleimhautödem).

Die Gabe von Glucocorticoiden in der Neuroto- logie erfolgt einerseits unter der Vorstellung, dass bei einer eventuellen viralen Genese der antient- zündliche Effekt der Glucocorticoide einen positi- ven Effekt auf eine mögliche Endothelschwellung hat. Die antiödematöse und membranstabilisie- rende Wirkung des Cortisons hat einen günstigen Effekt bei entsprechenden Störungen des Innen- ohrs.

Die Blockade entzündlicher Prozesse bzw. die an- tiphlogistische Wirkung durch Glucocorticoide erfolgt unabhängig davon, ob diese auf bakterielle, virale, chemische, physikalische oder ischämische Ursachen zurückzuführen sind. Dieser Effekt ist die Grundlage für die universelle Anwendung bei Erkrankungen des Labyrinths bzw. Innenohrs (Lamm und Arnold, 1999).

Da in den letzten Jahrzehnten eine immunologi- sche Komponente von Innenohrstörungen ange-

nommen wird, haben Glucocorticoide auch hier eine Bedeutung. So zeigen sie vor allem eine positi- ve Wirkung auf das Hörvermögen, wenn die In- nenohrstörung im Rahmen einer Autoimmuner- krankung auftritt. Ein typisches Beispiel ist der Morbus Menière. Bei entsprechenden Patienten wurden erhöhte Antikörpertiter (anti-DNS-Anti- körper, positiver Rheumafaktor, antinukleäre An- tikörper) nachgewiesen, so dass eine Steroidthera- pie gut anspricht. Aber auch bei anderen cochleo- vestibulären Erkrankungen wie Hörsturz, Tinni- tus, akustisches Trauma, PVP sind sie indiziert, unabhängig davon, welche spezifischen Pathome- chanismen zu Grunde liegen.

Im Innenohrgewebe wurden Glucocorticoid- und Mineralocorticoidrezeptoren nachgewiesen, wel- che vermuten lassen, dass Glucocorticoide einen direkten Effekt auf die Zusammensetzung der In- nenohrflüssigkeiten haben. Die Rezeptoren sind für die genomische Wirkung des Cortisons (Dosie- rung bis 200 mg pro Tag) verantwortlich, wohin- gegen es bei überwiegend hohen Dosierungen (aber auch bei mittelhohen und niedrigen Corti- coidkonzentrationen) zu nichtgenomischen Wir- kungen durch physikochemische Beeinflussung der biologischen Membranen kommt (Membran- stabilisierung). Das betrifft den Phospholipidstoff- wechsel sowie den Kalzium- und Natrium-Plas- mamembrantransport. Die Ausnutzung der Wir- kungseffekte muss bei der Dosierung des Cortisons beachtet werden.

Für die Pharmakotherapie haben Cortisol und auch Cortison den großen Nachteil der Mineralocorticoidwirkung, nämlich verminderte Natriumausscheidung mit der Folge der Wasserretention. Durch die Dehydrierung von Cortison und Cortisol zu Prednison und Prednisolon konnte die Mineralocorticoidaktivität deutlich vermindert werden. Häufig angewandte Glucocorticoide weisen relative Mineralocorticoidwirkungen im Vergleich zu Cortisol von 1,0 (Hydrocortison) oder 0,6 (Prednison oder Prednisolon) auf. Bei den später entwickelten Präparaten, wie Methylprednisolon, Dexamethason oder Betamethason, fiel zwar der Mineralocorticoideffekt weitestgehend weg, wobei die antiphlogistische Wirkung im Vergleich zum Cortisol verstärkt wurde, jedoch haben diese Präparate andere, z.T. erhebliche Nachteile für die systemische Therapie. Andererseits beeinflussen Mineralocorticoide ebenfalls cochleovestibuläre Strukturen, wie z.B. die Stria vascularis.

Die Aufrechterhaltung des Na/K-Gleichgewichts in den Innenohrflüssigkeiten über die Regelung der Na/K-ATPase ist von großer Bedeutung. Diese Balance kann bei verschiedenen Innenohrveränderungen gestört sein, so dass es durch Wassereinstrom zu Zellschwellungen und Funktionsstörungen kommen kann. Die Beeinflussung des Ionentransports ist offenbar ein wichtiger Aspekt der Wirkung von Glucocorticoiden.

Cortison verhindert möglicherweise auch durch Stabilisierung der Membranen eine Durchmischung von Endolymphe und Perilymphe, wie z.B. beim Morbus Menière oder im Falle einer Labyrinthfistel. Möglicherweise wird auch durch die rechtzeitige Besetzung der Corticoidrezeptoren auf den Lymphozyten die Membrandurchwanderung reduziert, so dass eine unspezifische Labyrinthitis verhindert werden kann (Milewski, et al., 1995). Diskutiert wird die Regulation der Innenohrflüssigkeiten durch Aquaporine ("Wasserkanäle"), die durch Glucocorticoide beeinflusst werden können (Fukushima, et al., 2004).

Merke:
Grundsätzlich werden Glucocorticoide bei peripherem Schwindel unter der Vorstellung eingesetzt, dass eine virale, bakterielle, immunpathologische oder auch ischämische Genese vorliegt. Diese Annahme kann durch klinische Untersuchungen bestätigt werden. Neben einer Erholung der peripher-vestibulären Störung können Glucocorticoide offenbar auch die zentrale Kompensation einer einseitigen Labyrinthstörung fördern. Nach Brandt (2003a) besitzen sie bei der Behandlung von Schwindel eine weitaus größere Bedeutung als die durchblutungsfördernden Medikamenten.

Glucocorticoide, insbesondere Dexamethason, wirken auch antiemetisch. Bereits 1949 publizierte Dorsey eine Arbeit über die antiemetische Kombination von Vitamin B_6 mit Corticoidextrakt bei der Behandlung der Hyperemesis gravidarum. In der antiemetischen Therapie wurden Glucocorticoide aufgrund einer Zufallsbeobachtung eingesetzt: Steroidhaltige Chemotherapien erwiesen sich deutlich besser verträglich als steroidfreie. Tierversuche und Studien konnten diesen Eindruck belegen (Drechsler und Färber, 2001; Waldvogel, 1995).

Dexamethason ist zur Bekämpfung von Nausea und Emesis unter mittelstarker Chemotherapie den Wirkstoffen Metoclopramid, Domperidon und Prochlorperazin (Phenothiazinderivat) überlegen. Bei anderen Indikationen wie PONV oder Hyperemesis gravidarum konnten sich Glucocorticosteroide nicht durchsetzen.

Der antiemetische Wirkmechanismus ist nicht zufriedenstellend geklärt. Drei Ansatzpunkte können eine Rolle spielen:

1. Verminderung der inflammatorischen Veränderungen im Gastrointestinaltrakt nach Chemotherapie.
2. Membranstabilisierung: Verminderung eines passageren Hirnödems. Es wird angenommen, dass die Wirkung einer Abschwellung des z.B. durch Zytostatika gereizten Hirngewebes zuzuschreiben ist. Weiterhin wird die Ansprechbarkeit der Chemorezeptor-Triggerzone reduziert bzw. die Afferenzen zum Brechzentrum gehemmt. Glucocorticoide stabilisieren außerdem intrazelluläre Bestandteile (z.B. Lysosomen).
3. Prostaglandinsynthesehemmung: Der potente Prostaglandinhemmer Ibuprofen entfaltet eine antiemetische Wirkung bei strahlentherapieinduziertem Erbrechen.

Die Rezeptordynamik hinsichtlich der antivertiginösen und antiemetischen Wirkung ist jedoch unbekannt.

Indikationen

- PVP, Labyrinthfistel bzw. PLF, Morbus Menière (Akutbehandlung), Hörsturz mit Vestibularisbeteiligung, Antiemesis, chemotherapieinduziertes Erbrechen

Handelsnamen

- Prednison/Prednisolon
  Prednisolon:
  p.o.: Decortin H 1 mg/Tbl., Dermosolon, PredniHexal, Predni-H-Tablinen, Prednisolon (-acis, -Galen 2 mg/Tbl.)- alle: 5|10|20|50 mg/Tbl., hefasolon 5 mg/Tbl.
  parenteral: Solo-Decortin H, Prednisolut - alle: 10|25|50|100|250|500|1000 mg/Amp., Predni 10|25 mg/Amp., Prednigalen 10|25|50 mg/Amp., hefasolon 40 mg/Amp.
  rektal: Infectocortikrupp 100mg/Supp.
  Prednison:
  p.o.: Decortin 1 mg/Tbl., Prednison (-acis, -Hexal, -Galen) - alle: 5|20|50 mg/Tbl., Predni Tablinen 5 mg/Tbl.
  rektal: Rectodelt 5|10|30|100 mg/Supp.

- Methylprednisolon
  p.o.: Medrate 2|4|100 mg/Tbl., Methylprednisolon (acis, Jenapharm), Metypred Galen, M-PredniHexal, Metysolon, Urbason 40 mg/Tbl. - alle: 4|8|16 mg/Tbl.
  parenteral: Medrate 40 mg/Trockenamp., Methylpred Galen 250 mg/Trockenamp., Urbason solubile 16|32|250 mg/Trockenamp. - alle: 125|500|1000 mg/Trockenamp.

- Dexamethason
  p.o.: Dexamethason (GALEN, Jenapharm), Fortecortin - alle: 0,5|1,5|4|8 mg/Tbl.
  parenteral: Dexa (-Allvoran, Jenapharm 8|40| 100 mg/Amp., -ratiopharm 8|40|100 mg/Amp., von ct 8 mg/Amp.), Dexamethason (Jenapharm 4|8 mg/Amp., Sandoz 4|8 mg/Amp.), Dexabene, Dexaflam - alle: 4 mg/Amp., Lipotalon 2,5 mg/Amp., Fortecortin 4|8|40|100 mg/Amp.

Dosierung

Glucocorticoide werden z.T. mit anderen innenohraktiven, überwiegend rheologisch wirksamen Medikamenten verabreicht. Zur Therapie beim Morbus Menière ist auch die intratympanale Gabe von Dexamethason möglich.

Hinsichtlich der Dosierung existieren keine einheitlichen Empfehlungen. Nach Sichtung der Literatur fällt auf, dass insgesamt nur geringe Cortisondosen gegeben werden. Die Angaben reichen initial von 80 mg bis zu 250 mg und mehr Prednisolon pro Tag, bei Dexamethason ab 8 mg/d, z.B. 2 x 4-6 mg/d für 10 Tage, was etwa 50-70 mg/d Prednison entspricht (Goebel, 2001). Um die Wirkungen des Cortisons auszunutzen, sind jedoch initial Dosen von mindestens 250 mg Prednisolon erforderlich (Michel, 1998; Michel, 2002; Michel, et al., 2000). Bei dem Cogan-Syndrom wird 1 g Urbason i.v./d für 5 Tage empfohlen (Brandt, 2003a; b; Brandt, et al., 2004).

Die Cortisongabe kann als Bolus (auch über mehrere Tage) oder ausschleichend erfolgen, wobei die Dosis schrittweise über einen Zeitraum von ein bis drei Wochen reduziert wird. Diese Therapie kann als Monotherapie oder im Rahmen eines antiphlogistisch-rheologischen Therapieschemas (z.B. Stennert-Schema) gegeben werden (☞ Kap. 8.7.).

Bei akutem Schwindel und bei intraoperativ nachgewiesener Perilymph- bzw. Bogengangsfistel werden Prednisolonmengen von 300 bis 500 mg und mehr über drei Tage empfohlen.

Tierexperimentelle Untersuchungen haben gezeigt, dass die i.v. Gabe von Prednisolon zu den höchsten Wirkspiegeln im Innenohr in der Peri- und Endolymphe führt, so dass die i.v. Applikation der peroralen Gabe vorzuziehen ist (Suckfüll, et al., 2003).

Zur Antiemesis wird überwiegend Dexamethason eingesetzt. Offizielle Herstellerangaben zur Dosierung existieren nicht. Die Dosierung von 8 mg/d sollte nicht unterschritten werden, wobei verschiedene Studien eine Dosis von 8 bis 20 mg/d verwendeten. Tendenziell schnitten 20 mg besser ab als 12 mg. In den Folgetagen wird eine Einnahme von 2 x 4 mg Dexamethason p.o. empfohlen (Drechsler und Färber, 2001).

 Kontraindikationen

- Systemmykosen, Glaukom, bekannte Psychose, gastrointestinale Ulzera, Hypertonie, Leberzirrhose, akute Herpes-Infektion (virämische Phase)

 Unerwünschte Wirkungen

Entsprechend der klinischen Wertigkeit werden die folgenden unerwünschten Wirkungen angegeben: Osteoporose, Wachstumsstörungen bei Jugendlichen, Psychosen, Katarakt/Glaukom, Suppression des adrenalen Regelkreises, Suppression der Immunantwort auf Infektionen, Diabetes mellitus, Bluthochdruck, Muskelabbau/Fettverteilungsstörung, Osteonekrose, Anstieg der Triglyzeride und des Cholesterinspiegels im Serum. Nach längerer Einnahme supraphysiologischer Dosen an Glucocorticoiden kommt es zur Suppression der Hypothalamus-Hypophysen-Nierenachse, Wundheilungsstörungen und Osteonekrose (Kaiser und Kley, 2002). Aufgrund der mineralocorticoiden Wirkung kann Prednison eine Hypokaliämie und eine Hypernatriämie hervorrufen. Dieser Effekt ist bei Dexamethason deutlich weniger ausgeprägt (Goebel, 2001). Das Auftreten unerwünschter Wirkungen hängt von bestimmten Bedingungen ab - Prädisposition, Therapieschema, Dosis, Therapiedauer - und ist zeitlich unterschiedlich: von Beginn an, später auftretend, selten.

Bei der Gabe hoher Glucocorticoiddosen berichten Patienten oft über Unruhezuständen und Schlafstörungen, die nach Beendigung der Therapie allmählich wieder abklingen. Dexamethason kann den Appetit erhöhen und somit eine Gewichtszunahme verursachen. Akne, periphere Ödeme oder Menstruationsstörungen sind selten (Goebel, 2001; Kaiser und Kley, 2002).

Ein Diabetes mellitus stellt keine Kontraindikation der Glucocorticoidgabe dar, sondern kann unter ständigen Blutzuckerkontrollen und Insulingaben kompensiert werden. Bei der Behandlung von Schwindel kann jedoch auf Alternativpräparate ausgewichen werden.

Die generelle Ulkusprophylaxe (Protonenpumpen-Inhibitor oder Misoprostol) unter Corticoiden ist nicht indiziert. Sie ist angezeigt bei älteren Patienten, bei Magen-Darm-Ulzera in der Anamnese und bei gleichzeitiger Gabe von nichtsteroidalen Antirheumatika. Bei diesen sollte die Indikation kritisch gestellt werden. Falls die Gabe notwendig ist, sollten diese als Supp. gegeben werden (Kaiser und Kley, 2002).

> **Merke:**
> Bei einer kurzfristigen Therapie ist vor allem ein Blutzuckeranstieg, ein Anstieg der Triglyzeride und des Cholesterins, eine Hypokaliämie, Hypernatriämie, ein Blutdruckanstieg, eine Leukozytose, Erregungszustände und Unruhe zu beachten. Engmaschige Kontrollen von Blutzucker, Kalium- und Natriumspiegel sowie Blutdruck sind erforderlich. Je länger die Therapie dauert (über 2-3 Wochen), desto langsamer muss sie ausgeschlichen werden (Gefahr einer Addison-Krise). Ggf. ist eine Magenulkusprophylaxe erforderlich.

8.3.2. ACTH

Corticotropin (ACTH) ist ein aus 39 Aminosäuren bestehendes glandotropes Polypeptid mit einem Molekulargewicht von etwa 4500 Dalton. Es entsteht in den basophilen Zellen des Hypophysenvorderlappens. ACTH stimuliert die Glucocorticoidsynthese und -abgabe.

Tierexperimentelle Studien sprechen dafür, dass ACTH die zentrale Kompensation des peripheren Vestibularisausfalls beschleunigen kann (Brandt, 2003a). Aufgrund der Nebenwirkungen gibt es jedoch heutzutage keine Indikation, ACTH anstelle der Corticoide einzusetzen (Kaiser und Kley, 2002).

8.4. Diuretika

8.4.1. Schleifendiuretika

Zu der Gruppe der Schleifendiuretika gehören vor allem Ethacrynsäure und Furosemid. Furosemid wurde 1964 eingeführt und ist ein Sulfonamiddiuretikum. Die seit 1967 eingesetzte Ethacrynsäure zeigt als Nichtsulfonamiddiuretikum ein vergleichbares Wirkungsbild.

Die Hauptwirkung der Schleifendiuretika besteht in einer Hemmung der Na^+-K^+-2Cl^--Kotransportpumpen im Nierentubulus und in der Stria vascularis. Weiterhin wird in der Niere die 15-OH-Prostaglandindehydrogenase gehemmt, so dass der Abbau vasodilatierender Prostaglandine gehemmt wird.

Furosemid soll im Falle eines endolymphatischen Hydrops, welcher beim Morbus Menière und auch bei Tieftonhörsturzen vorliegen kann, entwässernd wirken. Signifikante Unterschiede zu herkömmlichen Behandlungsformen konnten nicht gezeigt werden. Eingesetzt wurde es auch zur Diagnostik (Furosemidtest).

Die reversiblen ototoxischen Wirkungen werden in einem Bereich um 80 mg/kg Körpergewicht beobachtet. Beachtet werden muss die Verstärkung der Ototoxizität von Aminoglykosidantibiotika und Cisplatin nach vorheriger Gabe von Furosemid.

Diese Therapieform hat sich unter anderem aufgrund der Ototoxizität nicht etablieren können. Auch bestehen hinsichtlich der Wirksamkeit keine signifikanten Unterschiede gegenüber anderen Präparaten.

8.4.2. Carboanhydrasehemmer

Der wichtigste Vertreter der Carboanhydrasehemmer ist das Acetazolamid (Diamox®, Diuramid®, Glaupax®). Es handelt sich um ein wasserlösliches Sulfonamidderivat, welches die überall im Organismus vorkommende Carboanhydrase hemmt. Carboanhydrase katalysiert die Reaktion zwischen Kohlendioxid und Wasser zu Kohlensäure. In der Stria vascularis und im Saccus endolymphaticus ist es in besonders hoher Konzentration vertreten.

Bereits 1956 wurde Acetazolamid für die Behandlung des Morbus Menière eingesetzt. Trotz des erfolgversprechenden theoretischen Ansatzes waren die späteren klinischen Ergebnisse enttäuschend und auch aufgrund der Nebenwirkungen wird es nicht mehr zur Behandlung des Morbus Menière eingesetzt.

8.4.3. Benzothiadiazine

Bei diesen Substanzen handelt es sich um Abkömmlinge des Sulfonamids. Sie hemmen das Na^+-Cl^--Carrier-System im proximalen Teil des distalen Tubulus der Niere, wobei es u.a. zu einer erhöhten Kaliumausscheidung kommt. Eingesetzt wird Hydrochlorothiazid vor allem in der Kombination mit Triamteren (Diuretikum Verla®, Duradiuret®, Dytide H®, Nephral®, Thiazid comp.-Wolff®, thiazid von ct®, Triarese®, Turfa®). In Untersuchungen konnte gezeigt werden, dass der Schwindel zwar gebessert, jedoch das Hörvermögen nicht beeinflusst wird.

Empfohlen wird eine Dosierung von z.B. ½ bis zu 1 Tablette Dytide H® morgens (1 Tbl. enthält 50 mg Triamteren und 25 mg Hydrochlorothiazid). Eine Kombination mit Betahistin ist möglich, vor allem wenn letzteres nicht zu einer Besserung der Schwindelanfälle führt (Brandt, 2003b; Brandt, et al., 2004).

8.4.4. Osmotika

Osmotika sind Medikamente, die in der Niere glomerulär filtriert, aber nicht tubulär reabsorbiert werden können. Extravasal wird freies Wasser gebunden. Zu dieser Gruppe gehören Glycerol, Sorbit, Mannit sowie Harnstoff.

8.4.4.1. Glycerol

Glycerol ist ein dreiwertiger Alkohol, der schnell enteral resorbiert wird. Damit ein Effekt in der Endolymphe wirksam wird, ist eine Anhebung der Plasma-Osmolalität von mindestens 1 mOsm/kg Körpergewicht erforderlich. Über Therapieversuche mit positiven Effekten wird in der Literatur vereinzelt berichtet. In der Praxis wird Glycerol weniger therapeutisch, sondern vor allem diagnostisch beim Morbus Menière eingesetzt (Glyceroltest).

8.4.4.2. Mannitol - Isosorbid

Mannitol stammt vom Zucker Hexose ab und ist metabolisch inert. Damit ähnelt es dem Isosorbid, welches ebenfalls als Medikament für die Behandlung des Morbus Menière beschrieben wurde. Dieses Medikament ist als Isosorbiddinitrat (ISDN) im Handel. Klinische Haupteinsatzgebiete sind Angina pectoris, Lungenödem und Myokardinfarkt. Mannitol wird dagegen zur Ödemausschwemmung, forcierten Diurese, bei Hirnödem und erhöhtem Hirndruck verwendet.

Über Erfolge der Behandlung des Morbus Menière mit dem osmotisch wirksamen Mannit wurde in der Literatur berichtet, wobei besonders der Schwindel verbessert wurde.

8.4.4.3. Harnstoff

Harnstoff besitzt eine starke osmotische Wirkung, wobei bei einer Dosierung von 9 g/d der osmotische Druck des Serums um 10 % heraufgesetzt werden kann. Harnstoff wird rasch resorbiert, die Wirkung tritt schnell ein. Zur Behandlung des Morbus Menière wurde Harnstoff in Sirupform 3-4 Wochen lang verabreicht. Hierbei wurden täglich 9 g und in schweren Fällen 18 g Harnstoff pro Tag gegeben. Nachteilig ist der bittere Geschmack. Bei Niereninsuffizienz kann es zu einer Harnstoffanreicherung kommen. In der Praxis hat sich diese Therapieform nicht durchgesetzt.

> **Merke:**
> Diuretika haben einen besonderen Stellenwert bei der Diagnose des Morbus Menière. Aus therapeutischer Sicht kann die progressive Degeneration (Hören) durch Diuretika nicht aufgehalten werden.

8.5. Antiinfektiöse Medikamente

8.5.1. Virostatika

Eine ausschließlich virale Infektion als Ursache für einen Schwindel liegt nur in vergleichsweise wenigen Fällen vor. Typisches Beispiel ist der Herpes zoster. Die Therapie beschränkt sich hierbei nicht auf eine medikamentöse Therapie mit Virostatika. Eine begleitende antiphlogistisch-rheologische sowie eine operative Therapie (z.B. Paukendrainage) sind in vielen Fällen notwendig.

■ Übersicht

Zur antiviralen Therapie des Herpes zoster bei immunkompetenten Patienten sind in Deutschland Aciclovir, Brivudin (Zostex 125 mg; oral - 1 x tgl. 125 mg für 7 Tage), Famciclovir (Famvir 125 mg|250 mg, Famvir Zoster 250 mg; oral - 3 x 250 mg für 7 Tage) und Valaciclovir (Valtrex, Valtrex S 500 mg; oral - 3 x 1000 mg) zugelassen.

Standardtherapie des Herpes zoster bei immunsupprimierten Patienten ist Aciclovir, i.v. verabreicht (Wutzler, et al., 2003).

■ Aciclovir

Aciclovir ist ein Nukleosid-Analogon. Es verursacht eine Hemmung der viralen DNA-Synthese durch Einbau von Aciclovirtriphosphat in die DNA mit vorzeitigem Abbruch der DNA-Kettensynthese und teilweise Inaktivierung der DNA-Polymerase durch kompetitive Hemmung. Aciclovir ist das Virostatikum mit der schlechtesten Bioverfügbarkeit.

■ Indikation

- Vestibuläre Störungen aufgrund eines Herpes zoster

■ Handelsnamen

- *p.o.*: Aciclo Basics, Acic, Aciclobeta, Aciclostad, Aciclovir (AL, Brahms, -ratiopharm, von ct), Zovirax - alle: 200|400|800 mg/Tbl.; Zovirax Suspension 200 mg/5 ml

- *parenteral*: Acic, Aciclovir-ratiopharm, Zovirax-alle: 250|500 mg/Amp. (Trockensubstanz)

■ Dosierung

- Herpes zoster: 3 × 5-10 mg/kg Körpergewicht/d i.v. für 5-7 (-10) d oder 5 × 800 mg/d p.o. für 5-7 (-10) d

■ Kontraindikation

Schwangerschaft und Stillzeit unter Risiko-/Nutzenabwägung (bei Gefahr von Komplikationen für die Schwangere, wobei eine Virusübertragung auf den Föten nicht zu befürchten ist)

Unerwünschte Wirkungen

Reversible Hautausschläge, Störungen des Gastrointestinaltrakts (Übelkeit und Erbrechen), zentrale Effekte (passagere Verwirrtheit, Halluzinationen, Schwindel, Abgeschlagenheit), Venenreizungen, Phlebitis, nephrotoxisch (Anstieg der Retentionswerte Kreatinin und Harnstoff bis zum akuten Nierenversagen), Anstieg der Leberenzyme.

8.5.2. Antibiotika

Eine kausale antibiotische Therapie ist bei Schwindel nur in relativ seltenen Fällen indiziert. Hauptindikation ist die bakterielle Labyrinthitis, wobei sie neben der oft chirurgischen Therapie eine unterstützende Funktion hat. Auch hier ist die zusätzliche Gabe von antiphlogistischen sowie rheologischen Medikamenten notwendig. Des Weiteren ist die Gabe von Antibiotika zur Prophylaxe nach Traumen, bei Mittelohroperationen oder einer PLF indiziert. Berücksichtigt werden sollten hierbei die Empfehlungen der Paul-Ehrlich-Gesellschaft für Chemotherapie (Vogel und Scholz, 2002).

Indiziert sind vorzugsweise Cephalosporine der Gruppe 2 (z.B. Cefuroxim) und der Gruppe 3 (Cefpodoxim, Ceftibuten, Cefixim) sowie die Kombination von Aminopenicillinen und β-Lactamase-Inhibitoren (z.B. Amoxicillin/Clavulansäure). Alternativ ist die Gabe von Makroliden (Erythromycin, Roxithromycin, Azithromycin) oder Doxycyclin möglich (Pausch, et al., 2002; Vogel und Scholz, 2002).

8.6. Sonstige Präparate

Es gibt weiterhin Präparate, die Sonderindikationen aufweisen. Dazu gehören vor allem Antidementiva (Nootropika), Antidepressiva, Antiepileptika und Aminoglykosidantibiotika.

8.6.1. Nootropika

Unter Nootropika versteht man am ZNS wirkende Arzneimittel, die höhere integrative Funktionen, wie Aufmerksamkeit, Denken, Vigilanz, Orientierung, Gedächtnis und Konzentration verbessern. Diese Definition orientiert sich an der klinischen Wirksamkeit, wohingegen ein einheitlicher Wirkungsmechanismus nicht bekannt ist. Die pharmakologische Wirkung der einzelnen Medikamente differiert. Damit lassen sie sich nicht so gut wie die anderen kausal orientierten Antivertiginosa einordnen. Hauptindikation ist die Therapie der Demenz. Nootropika werden auch als Antidementiva, Neurodynamika, Geriatrika, "cognitive enhancers" oder zerebrale Antihypoxidotika bezeichnet. Die Analyse der Wirkungsweise von Nootropika basiert bis heute auf tierexperimentellen Untersuchungen. Biochemische Wirkungsanalysen sind am Menschen praktisch nicht möglich. Problematisch ist die Übertragung der tierexperimentellen Befunde auf die Klinik.

Insbesondere die Nootropika Nimodipin, Piracetam oder Moxaverin (Kollateral forte®) werden bei verschiedenen Schwindelformen eingesetzt:

* Schwindel unklarer Genese

* postkommotioneller Schwindel

* zentraler Schwindel bei geriatrischen Patienten

Die "durchblutungsfördernden" Präparate Pentoxifyllin, Naftidrofyrol und Ginkgo-biloba-Extrakte können ebenfalls den Nootropika zugeordnet werden. Vermutete Hauptwirkmechanismen sind eine Steigerung des neuronalen Stoffwechsels, die Restitution und Stabilisierung der Membranfunktion geschädigter Neurone, die Stimulation von Neurotransmittern, der Schutz vor Zellschäden durch freie Radikale und die Regulation des zellulären Kalziumtransportes (Herrschaft, 2001).

8.6.1.1. Nimodipin

Nimodipin (Nimodipin HEXAL®, NIMODIPIN-ISIS®, Nimotop®, Nimotop® S - alle 30 mg, Nimotop Infusionslsg. 10 mg) ist ein Kalziumantagonist, welcher durch die Blut-Hirn-Schranke in das ZNS gelangen kann und neuro- und psychopharmakologische Wirkungen entfaltet.

Dosierung

* *p.o.*: 3 x 30 mg

Kontraindikationen

* schwere Einschränkung der Leberfunktion, der Nierenfunktion, der Herz-Kreislauf-Funktionen, ausgeprägte Hypotonie, Hirnödem

Unerwünschte Wirkungen

- Wärme- oder Hitzegefühl, Hautrötung, Blutdrucksenkung, Herzfrequenzabnahme, Schwindelgefühl, Kopfschmerzen, gastrointestinale Beschwerden, Schwächegefühl

8.6.1.2. Piracetam

Piracetam (2-Oxopyrrolidine) soll die eingeschränkte Energieproduktion geschädigter Neurone verbessern und verschiedene Neurotransmitter modulieren.

 Handelsnamen

- Nootrop, Normabrain, Piracebral, Piracetam-Elbe-Med, -ratiopharm, -RPh, -Stada alle 800|1200 mg, Nootrop-, Normabrain-, Piracetam-Elbe-Med-, neuraxpharm, -ratiopharm-, Sinapsan-Infusionslsg. alle Amp. à 12 g

 Dosierung

- *p.o.*: 2,4 g bis 4,8 g/d in drei Einzelgaben; i.v. in akuten Fällen 12 g/d

 Kontraindikationen

- psychomotorische Unruhe, Niereninsuffizienz, Patienten mit zerebralen Blutungen, terminale Niereninsuffizienz

 Unerwünschte Wirkungen

Hyperaktivität, Umtriebigkeit, Verwirrtheitszustände, Halluzinationen, Schlafstörungen, Angst, Gewichtszunahme, vereinzelt Kopfschmerzen, Ataxie, Gleichgewichtsstörungen, bei i.v. Gabe Schmerzen am Injektionsort, Thrombophlebitis, Fieber.

8.6.2. Antidepressiva, Antiepileptika, β-Rezeptorenblocker und Muskelrelaxanzien

Antidepressiva sind als unterstützende Medikation bei Schwindel im Rahmen depressiver Erkrankungen bzw. "larvierten Depressionen" und beim phobischen Schwankschwindel indiziert. Sie werden jedoch nicht zum Beginn der Therapie eingesetzt. In Betracht kommen trizyklische Antidepressiva (Amitriptylin, Imipramin) oder selekti-

ve Serotoninwiederaufnahmehemmer (Paroxetin 20-40 mg/d).

Antiepileptika wie Carbamazepin (Carbabeta®, Carbium®, Finlepsin®, Tegretal®, Timonil®), Phenytoin (Phenhydan®, Epanutin®) oder Valproinsäure (Convulex®, Ergenyl®, Orfiril®) sind bei einer Vestibularisparoxysmie (☞ Kap. 13.1.4.) und einer vestibulären Epilepsie (☞ Kap. 13.2.2.3.) angezeigt.

β-Rezeptorenblocker, wie Metoprolol (z.B. Beloc-Zok®, Jeprolol®, Meprolol®, Metobeta®) sind neben dem Kalziumantagonisten Flunarizin (Sibelium®) und dem Antiepileptikum Valproinsäure bei der Prophylaxe der vestibulären Migräne bzw. Basilarismigräne indiziert (☞ Kap. 13.2.2.1.).

Das Muskelrelaxans Baclofen (Baclofen AL®, -AWD®, -dura®, Lioresal®, Lebic®) wird zur symptomatischen Behandlung des persistierenden Downbeat- und Upbeat-Nystagmus-Syndroms eingesetzt (☞ Kap. 13.2.1.2.).

8.6.3. Aminoglykosidtherapie

Aminoglykosidantibiotika werden bei der Therapie des Morbus Menière in Form der sogenannten chemischen Labyrinthektomie eingesetzt (Schmäl und Stoll, 2003). Sie gehören damit nicht zu den kausal wirkenden Medikamenten, da sie destruierend wirken. Es handelt sich aber um eine Therapieform, die von den symptomatisch wirkenden Antivertiginosa abzugrenzen ist.

■ **Indikation**

- therapierefraktärer, konservativ behandelter Morbus Menière

Gentamycin gehört als Aminoglykosidantibiotikum zur Gruppe der ototoxischen Medikamente, wobei gegenüber anderen Aminoglykosidantibiotika eine akzentuierte vestibulotoxische Wirkung hervorzuheben ist. Gentamycin eignet sich damit zur mehr oder weniger selektiven Ausschaltung des Vestibularapparates. Bei einseitiger Erkrankung kommt nur die lokale, intratympanale Anwendung in Betracht, wobei unterschiedliche Applikationsschemata und -dosierungen existieren.

Die Therapie mit Gentamycin eignet sich bevorzugt bei Patienten mit einseitig bereits stark eingeschränktem Hörvermögen, da eine erhebliche Rate von Hörminderungen auftreten kann. Bei Unsicherheiten über den Intoxikationszustand des Innenohres ist es ratsam, eine Pause einzulegen.

Subototoxische Dosen von Gentamycin sollen jedoch schon wirksam sein, da diese die für die Endolymphproduktion zuständigen Zellen selektiv ausschalten. Eine Behandlung ist daher nach aktueller Meinung auch in früheren Stadien der Erkrankung möglich, d.h. die Indikation zur intratympanalen Behandlung kann großzügiger gestellt werden (Lange, et al., 2003).

Applikationsformen

▶ 1. Applikation über eine Paukendrainage

Das Paukenröhrchen wird in Lokalanästhesie oder Vollnarkose in den vorderen unteren Quadranten gelegt (☞ Kap. 11.1.). Die Gentamycinlösung wird mittels einer sehr dünnen, langen Injektionsnadel unter Sicht durch das Paukenröhrchen injiziert. Der Patient liegt dabei, damit das Gentamycin in den hinteren Bereich des Mittelohrs zum runden oder ovalen Fenster läuft und die Applikation sicher erfolgt. Das Einträufeln des Gentamycins in den Gehörgang und die Verteilung mit Druckluft bzw. mit einem Politzer-Ballon sollte nicht erfolgen, da sich dadurch die ototoxische Substanz unkontrolliert im Mittelohr und Mastoid ausbreitet.

▶ 2. Applikation über einen dünnen Schlauch

Der Schlauch (10 cm lang, 1,6-1,8 mm Durchmesser) wird bei einer Tympanotomie (☞ Kap. 11.2.) in das Mittelohr platziert. Dazu kann er in eine Knochenrille geleitet werden, die in die hintere Gehörgangswand und den Limbus gefräst wird. Die Spitze des Schlauches sollte lateral des runden Fensters liegen. Der Schlauch muss gut befestigt sein. Mit Mikroschläuchen ist eine gezielte Positionierung des Katheters vor das runde Fenster und mit Infusionspumpen eine dosierte Applikation möglich.

▶ 3. Applikation durch Trommelfellpunktion

Diese Methode ist dann geeignet, wenn die Applikation nicht sehr häufig ist und der Patient besonders kooperativ ist.

▶ 4. intramuskuläre Applikation

Historische Methode zur Behandlung eines beidseitigen Morbus Menière.

Dosierung

Man kann 5 verschiedene Arten der intratympanalen Verabreichung unterscheiden:

- mehrfach täglich
- die wöchentliche Applikation
- die niedrig dosierte Verabreichung
- die kontinuierliche Verabreichung
- die titrierte Applikation (tägliche und wöchentliche bis zur Auslösung von Symptomen) (Walther, 2005)

Früher wurden die Instillationen überwiegend täglich vorgenommen, bis nachgewiesen wurde, dass die ototoxischen Wirkungen von Gentamycin verspätet auftreten können. Deshalb werden heute Einzelinstillationen in mehrwöchigem Abstand empfohlen. Zur Dosis und zu den Applikationsabständen ist bisher kein Konsens erzielt worden. Bei medikamentös therapieresistenten Menière-Attacken mit oder ohne Hörstörung ist eine intratympanale Installation von 1-2 ml Gentamycin in einer Konzentration von 20 bis 40 mg/ml Gentamycin in ein-, besser mehrwöchigem Abstand indiziert.

8.7. Antiphlogistisch-rheologische Behandlungsstrategien

Das von Stennert (1979) für die Behandlung der idiopathischen Fazialisparese vorgeschlagene und seit 1986 auch in der Behandlung von cochleovestibulären Funktionsstörungen eingesetzte antiphlogistisch-rheologische Infusionsschema verfolgt das Konzept einer multimodalen Therapie unter dem Gesichtspunkt einer zu vermutenden infektiös-viralen oder vaskulär-zirkulatorischen Genese. Kein Infusionsschema wie das von Stennert hat so einen Anklang gefunden.

Das Prinzip besteht in der kombinierten Therapie mehrerer wirksamer Substanzen. Andererseits werden kombinierte Therapien aus mehreren wirksamen Substanzen auch skeptisch als "polypragmatisch" beurteilt.

In der Literatur werden verschiedene Modifikationen angegeben, die in der Praxis eingesetzt werden. Hauptbestandteile der Infusionsschemata sind Glucocorticoide und rheologisch wirksame Präparate (Pentoxifyllin). Indikation sind vorzugsweise cochleäre Störungen, weniger alleinige vestibuläre Schädigungen.

Tag	"Trägerlösung"/d	Pentoxifyllin/d	Prednisolon/d	sonstiges
1.	Dextran 40 mit Sorbit oder Mannit (5-10 %)* 1-2 x 500 ml (8-16 h)**	2 x 300 mg Infusion	2 x 50 mg i.v.	HAES 10 % 250 ml (4 Stunden)
	HAES 6 % 500 ml		250 mg i.v.	
	500 ml Ringer-Lsg. (3 h)	300 mg Infusion sowie 400 mg p.o. 3 x	250 mg i.v. als Kurzinfusion	
			250 mg i.v.***	
	500 ml E 153	300 mg Infusion	250 mg i.v.	
2.	Dextran 40 mit Sorbit oder Mannit 2 x 500 ml (16 h)	2 x 300 mg Infusion	2 x 50 mg i.v.	HAES 10 % 250 ml (4 Stunden)
	HAES 6 % 500 ml		250 mg i.v.	
	500 ml Ringer-Lsg. (3 h)	300 mg Infusion 400 mg p.o. 3 x	200 mg i.v. als Kurzinfusion	
			250 mg i.v.	
	500 ml E 153	400 mg Infusion	250 mg i.v.	
3.	Dextran 40 mit Sorbit oder Mannit 2 x 500 ml (16 h)	2 x 300 mg Infusion	2 x 37,5 mg i.v.	Xylocain 2 % 10 ml in 500 ml NaCl 0,9 %****
	HAES 6 % 500 ml		250 mg i.v.	
	500 ml Ringer-Lsg. (3 h)	300 mg Infusion 400 mg p.o. 3 x	150 mg i.v. als Kurzinfusion	
			150 mg i.v.	
	500 ml E 153	500 mg Infusion	200 mg i.v.	
4.	Dextran 40 mit Sorbit oder Mannit 500 ml (8 h)	300 mg Infusion	75 mg p.o.	Xylocain 2 % 10 ml in 500 ml NaCl 0,9 %
	HAES 6 % 500 ml		100 mg p.o.	
	500 ml Ringer-Lsg. (3 h)	300 mg Infusion 400 mg p.o. 3 x	100 mg i.v. als Kurzinfusion	
			150 mg i.v.	
	500 ml E 153	500 mg Infusion	200 mg i.v.	
5.	Dextran 40 mit Sorbit oder Mannit 500 ml (8 h)	300 mg Infusion	50 mg i.v.	Xylocain 2 % 10 ml in 500 ml NaCl 0,9 %
	HAES 6 % 500 ml		100 mg p.o.	
	500 ml Ringer-Lsg. (3 h)	300 mg Infusion 400 mg p.o. 3 x	100 mg i.v. als Kurzinfusion	
			100 mg i.v.	
	500 ml E 153	500 mg Infusion	150 mg i.v.	
6.	Dextran 40 mit Sorbit oder Mannit 500 ml (8 h)	300 mg Infusion	50 mg i.v.	Xylocain 2 % 10 ml in 500 ml NaCl 0,9 %
	HAES 6 % 500 ml		80 mg p.o.	
	500 ml Ringer-Lsg. (3 h)	300 mg Infusion 400 mg p.o. 3 x	80 mg p.o.	
			100 mg i.v.	
	500 ml E 153	500 mg Infusion	150 mg i.v.	
7.	Dextran 40 mit Sorbit oder Mannit 500 ml (8 h)	300 mg Infusion	25 mg i.v.	Xylocain 2 % 10 ml in 500 ml NaCl 0,9 %
	HAES 6 % 500 ml		80 mg p.o.	
	500 ml Ringer-Lsg. (3 h)	300 mg Infusion 400 mg p.o. 3 x	80 mg p.o.	
			75 mg i.v.	
	500 ml E 153	500 mg Infusion	100 mg i.v.	

Tag	"Trägerlösung"/d	Pentoxifyllin/d	Prednisolon/d	sonstiges
8.	Dextran 40 mit Sorbit oder Mannit 500 ml (8 h)	300 mg Infusion	25 mg i.v.	Xylocain 2 % 10 ml in 500 ml NaCl 0,9 %
	HAES 6 % 500 ml		60 mg p.o.	
	500 ml Ringer-Lsg. (3 h)	300 mg Infusion 400 mg p.o. 3 x	60 mg p.o. 75 mg i.v.	
	500 ml E 153	500 mg Infusion	100mg i.v.	
9.	Dextran 40 mit Sorbit oder Mannit 500 ml (8 h)	300 mg Infusion	20 mg p.o.	Xylocain 2 % 10 ml in 500 ml NaCl 0,9 %
	HAES 6 % 500 ml		60 mg p.o.	
	500 ml Ringer-Lsg. (3 h)	300 mg Infusion 400 mg p.o. 3 x	40 mg p.o. 50 mg i.v.	
	500 ml E 153	500 mg Infusion	50 mg p.o.	
10.	Dextran 40 mit Sorbit oder Mannit 500 ml (8 h)	300 mg Infusion	17,5 mg p.o.	Xylocain 2 % 10 ml in 500 ml NaCl 0,9 %
	HAES 6 % 500 ml		40 mg p.o.	
	500 ml Ringer-Lsg. (3 h)	300 mg Infusion 400 mg p.o. 3 x	20 mg p.o. 40 mg i.v.	
	500 ml E 153	500 mg Infusion	50 mg p.o.	
ab 11.		3 x 200 mg bis 3 x 400 mg oder 2 x 600 mg p.o.	15; 12,5; 10; 7,5; 5; 2,5; 2,5; 2,5 mg p.o.	HBO-Therapie (falls keine oder nur partielle Besserung - bei Hörsturz)
			40; 20; 20; 10; 10; 5, 5 ; 2,5; 2,5 mg	
			15; 12,5; 10; 7,5; 5; 2,5; 2,5; 2,5 mg	
			45; 45; 40; 40 mg usw.	

	(ursprüngliches) Infusionsschema nach Stennert (Stennert, 1979)
	Infusionsschema nach Arnold (Arnold und Lamm, 2000)
	Infusionsschema nach Waldfahrer und Iro (Waldfahrer und Iro, 2003)
	modifiziertes Stennertschema (Stennert II) (Michel, 1998); Trägerlösung und Pentoxifyllin wie Stennertschema
	Infusionsschema HNO Radebeul

Tab. 8.2: Verschiedene antiphlogistisch-rheologische Infusionsschemata zur Behandlung akuter Innenohrerkrankungen.
   *Dextran ab 2005 nicht mehr im Handel
  **alternativ physiologische NaCl-Lsg. möglich
 ***Angaben bei über 70 kg/Körpergewicht, >70 kg/Körpergewicht 1. Tag und 2. Tag 200 mg
****Gabe von Xylocitin nur bei Tinnitus

Konservative alternative Therapieformen

9. Konservative alternative Therapieformen

9.1. Traditionelle Chinesische Medizin

Die TCM basiert auf sehr alten Heiltraditionen und einem komplexen Wissen über den menschlichen Organismus und dessen Störfaktoren. TCM ist eine Ganzheitsmedizin, die den ganzen Menschen und nicht nur einzelne Symptome oder Organe behandelt. Die geistigen Grundlagen der TCM umfassen das Qi (Chinesische Philosophie postuliert eine grundlegende einheitliche Energie, die allem Leben, sowohl in seinen materiellen wie in seinen psychischen Ausprägungen, zugrunde liegt; mit "materiellen" und "immateriellen" Eigenschaften - entspricht am ehesten unserem Begriff "Lebensenergie"), die Fünf Elemente (Wasser, Feuer, Metall, Holz und Erde - mit Kräfte- und Wirkverhältnis) und das Konzept der beiden Polaritäten Yin & Yang (in weiterem Sinne Dunkelheit und Licht). Idealerweise finden sich Yin & Yang im Gleichgewicht bzw. Harmonie. Disharmonie bedeutet Krankheit. Die Akupunktur ist die bekannteste asiatische Heilmethode, stellt jedoch nur einen Teil der TCM dar. Die Diagnostik und Therapie der TCM umfasst außerdem Antlitzdiagnostik, Ernährungsberatung, Kräuterheilkunde, Moxibustion (Abbrennen von Beifußkraut zur Erwärmung von Akupunkturpunkten), Ohrmuscheldiagnostik, Osteopathie, Pulsdiagnostik, Qi Gong (Atem- und Bewegungsübungen), Schröpfen, Tuina (spezielle Massagetechnik) und Zungendiagnostik.

Mit Akupunktur soll der Energiefluss des Menschen in heilende Bahnen geleitet werden. Vor der Durchführung der Akupunktur ist die Erhebung einer ausführlichen und spezifischen Anamnese erforderlich. Die Beurteilung der Zunge und der Pulsqualität sind dabei wichtige Aspekte.

Schwindel heißt in der TCM "xuan yun". Xuan bedeutet verschwommenes Sehen, yun steht für Schwindelgefühl. Man unterscheidet bei Schwindel verschiedene Disharmoniemuster:

- Trüber Schleim im Kopf, d.h. "Dumpfheit" oder "schweres Gefühl im Kopf" verbunden mit einem Druckgefühl im Brustbereich und Übelkeit. Therapeutisch werden Schröpfgläser am Rücken angesetzt, welche die Nackenverspan-

nungen lösen. Eine Mischung aus frischem Ingwer, getrockneten Orangenschalen und Süßholz wird mit gekochtem Wasser aufgegossen und als Tee getrunken.

- Aufsteigendes Leber-Yang (Spannungskopfschmerz), Leber-Feuer (Ärger; Migräne) oder Leber-Wind (schwerste Migräne), stärkerer Schwindel. Weitere Symptome sind rotes Gesicht, Reizbarkeit, empfindliche Reaktion auf Wetterwechsel und erhöhter Blutdruck. Therapeutisch wird die Akupunkturnadel am Nacken gesetzt, um das Leber-Yang zu unterdrücken. Fettige und scharfe Speisen sowie der Verbrauch von Kaffee, Zigaretten und Alkohol sollten stark reduziert werden.

- Qi- und Blut-Mangel der Milz und des Herzens, leichtes Schwindelgefühl, welches bei Lagewechsel auftritt. Eine Teemischung aus Gingseng, Longan und chinesischer Angelikawurzel ist hier hilfreich.

- Bei Nieren-Yin (ruhige bewahrende Basiskraft)/Yang-Mangel mit ständigem Schwindel- und Leeregefühl, hohen Ohrgeräuschen, Depression mit Angst- und Erschöpfungszuständen, Schmerzen in Kreuzbereich und Knien, wird Moxa als Ergänzung zur Akupunktur eingesetzt, damit das Nieren-Yang (dynamische Antriebskraft) gestärkt wird.

Bei der Akupunktur-Therapie der verschiedenen Schwindelformen besitzt die Mikrosystem-Akupunktur (Aurikulotherapie, Mundakupunktur) eine besondere Bedeutung. Die traditionelle Körperakupunktur kann dagegen besonders das gestörte psychovegetative Gleichgewicht beeinflussen:

- Punkte der stomachalen Leitbahn (S34, S44; Magenpunkte - Ma34, MA44) und Punkte von der Mamille aufwärts dispulsen (zerstreuen - u.a. Hin- und Herdrehen der Akupunkturnadel um ihre Achse um je 30°). Pharmakologisch dec. duorum veterum (dec. - Dekokt - Getriebe, in dem die Größenverhältnisse der Zahnräder die Funktion bestimmen).

- Dispulsion der Punkte des inneren Astes der Blasenleitbahn und Punkt der vesikalen Leitbahn (V40; Blasenpunkt - Bl40) (Greten, 2004).

Es existieren in der Literatur verschiedene Akupunktur-Vorschriften zur Wahl der entsprechenden Punkte, so dass die hier angegeben Punkte keinen Anspruch auf Vollständigkeit oder Allgemeingültigkeit erheben können.

Die Ohrakupunktur basiert auf der Annahme, dass die Ohroberfläche eine Reflexzone bildet, auf der alle Organe des Körpers abgebildet sind. Spezielle Punkte im Bereich des Antitragus (am Antitragus-Oberrand, in der postantitragalen Furche und der Antitragus-Rückseite bzw. Ohrrückseite) mit Wirkung auf Thalamus, Hypothalamus und Kopfgelenke zeigen sich bei Schwindelbeschwerden auffallend häufig irritiert (Gleditsch, 1997).

Vor allem zwei Heilpflanzen wirken antiemetisch: Caulis bambus in taeniam (Bambusrohrstreifen) und Tuber et Rhizoma pinelliae (Mitsommerknolle). Bambus symbolisiert (im Feng Shui - Kunst und Wissenschaft vom Leben in Harmonie mit der Umgebung) die ständige Wiederkehr des Lebens. Die Stiele sind gelb bis grünlich. Die Streifen des Rohrs kühlen und unterstützen damit die kühlend-absenkende Funktion des Pulmonalorbis (Funktionskreis "Lunge"). Die Mitsommerknolle "wärmt, wandelt und führt nach unten". Sie wird bei Völle im Oberbauch und Verschleimung eingesetzt.

Der Vorteil der TCM gegenüber der herkömmlichen medikamentösen Therapie ist, dass in jedem Fall einige Elemente des multifaktoriellen Geschehens beeinflusst werden und dass die Methode nebenwirkungsfrei ist. Akute somatische Störungen müssen im Vorfeld ausgeschlossen werden. Besonders psychosomatisch bedingte Störungen, die zu Schwindel führen, können mit den Methoden der TCM in der Regel sehr gut behandelt werden.

9.2. Homöopathie

Das Prinzip der Homöopathie wurde 1796 von Samuel Hahnemann entwickelt. In der Homöopathie werden Arzneimittel aus allen Bereichen der Natur eingesetzt, vor allem von mineralischen, pflanzlichen und tierischen Ausgangsstoffen. Die Wirkung beruht auf der gezielten Aktivierung der Selbstheilungskräfte. Eine homöopathische Behandlung zielt nicht allein auf die Behebung des akuten Schwindels, sondern dient der langfristigen Heilung der zugrundeliegenden Störung und der Verbesserung des Gesamtbefindens. Für die Auswahl eines passenden Arzneimittels sind die individuellen Beschwerden des Einzelnen sehr wichtig. Nicht nur das Krankheitsbild, sondern der einzelne Mensch mit seinem körperlichen, geistigen und emotionalen Befinden spielt bei der Auswahl eines Heilmittels eine wichtige Rolle. Die diagnostische Abklärung steht auch hier im Vordergrund (Wiesenauer, 1995).

Das am meisten verschriebene Präparat ist Vertigoheel. Es enthält die Mittel Cocculus, Conium, Ambra und Petroleum (☞ Kap. 7.2.5.2., 7.2.5.5. und 7.2.5.6.). Sie bewirken zusammen eine Entkrampfung und zugleich eine Anregung des ZNS. Damit können Seekrankheit, Übelkeit, Erbrechen, Dreh- und Altersschwindel behandelt werden (Zenner, 1993). Weitere Homöopathika sind Ignatia, Nux vomica, Secale cornutum, Tabacum, Arnica (nach Verletzungen oder Erschütterungen), Veratrum album (bei Kreislaufschwindel) und Gelsemium (wenn die HWS die Ursache ist). In Tab. 9.1 ist die Therapie der einzelnen Schwindelformen zusammengefasst.

Schwindel	Arzneimittel	Dosierung
Morbus Menière	Anamirta cocculus	D6, 3 x tgl. 5 Trpf.
arteriosklerotisch bedingter Schwindel	Barium carbonicum	D12, 2 x tgl. 1 Tbl.
lageabhängiger Schwindel	Conium maculatum	D6, D12, 2-3 x tgl. 5 Trpf.
Schwindel mit Übelkeit	Nicotiana tabacum	D6, D12, 2-3 x tgl. 5 Trpf.
kreislaufbedingter Schwindel	Veratrum album	D4, D6, 3-4 x tgl. 5 Trpf.

Tab. 9.1: Therapie einzelner Schwindelformen (Wiesenauer, 1995).

Die Neuraltherapie, Akupressur bzw. Akupunktur, Soft-Laser-Behandlungen (an Akupunkturpunkten am Ohr und an den Neuraltherapie-Zonen als Alternative zu Nadeln) und die Chiropraktik sind ebenfalls Bestandteil der Homöopathie.

Bei der Neuraltherapie wird an schmerzenden Körperabschnitten und an Trigger-Points und Akupunktur-Punkten meist Procain appliziert. Oft wird auch reine Kochsalzlösung oder damit verdünntes Procain verwendet.

Mit der Chiropraktik kann durch Manipulationen an der HWS die Energieabgabe über die aus ihr heraustretenden Nerven wieder optimiert werden. Die Nervenversorgung der davon abhängigen Organe wird somit verbessert und die gestörte Regulation kann wieder aktiviert werden.

9.3. Hyperbare Sauerstofftherapie (HBO)

In den letzten Jahren wurde zunehmend die Behandlung von Innenohrerkrankungen mit HBO eingeführt. Diese Therapie wurde zunächst bei therapierefraktären Hörstürzen verwendet. Mit steigender Anzahl entsprechender Druckkammern wurde zunehmend propagiert, möglichst zeitig eine HBO-Therapie durchzuführen. Komplikationen, wie beispielsweise Tinnitusverschlechterungen, Hörsturzprogredienz und beidseitige Ertaubungen können vorkommen. Außerdem ist die HBO-Therapie in der Regel nicht überall und jederzeit akut zugänglich.

Das Einatmen von reinem Sauerstoff unter atmosphärischem Überdruck führt zu einer 15- bis 20-fachen Steigerung des arteriellen Sauerstoffpartialdruckes. Der Zuwachs des Sauerstoffs resultiert aus dem größeren physikalisch gelösten Anteil im Blut. Damit soll eine bessere Sauerstoffdiffusion in das Gewebe erreicht werden.

Die Anzahl der Therapieeinheiten richtet sich nach dem Krankheitsbild und dem Behandlungserfolg. HBO wirkt auf die Sinneszellen des Innenohres, die Hirnzentren und Nervenbahnen zwischen Innenohr und Hirn. Am Erfolg einer Behandlung ist eine Vielzahl von Faktoren beteiligt. Je nach Erkrankungsart des Innenohres und Dauer des Bestehens der Störung zeigt sich ein heilsamer Effekt manchmal schon früh und ausgeprägt (10-15 Tage), meist aber erst mit Verzögerung (Lamm, 1992; Lamm, 1999; Michel, 1994; 1998).

Zur Therapie des isolierten Schwindels hat sich die HBO-Therapie nicht durchsetzen können. Indiziert ist sie jedoch prinzipiell bei Patienten, bei denen gleichzeitig ein Hörsturzgeschehen oder ein Morbus Menière vorliegt. Der erforderliche Aufwand ist zu bedenken, Druckkammern sind nicht allgemein verfügbar.

9.4. Adjuvante Maßnahmen

Als unterstützende Maßnahmen werden u.a. die Gabe von Spurenelementen, Multivitaminpräparaten und Eisenpräparaten empfohlen. Diätetische Maßnahmen sind ebenfalls zur Behandlungsunterstützung vorgeschlagen worden. Neben einer allgemeinen "gesunden Lebensweise" mit Vermeiden von Stress, autogenem Training und Allergenkarenz wird vor allem auch der Verzicht auf einen übermäßigen Alkohol- und Nikotingenuss sowie eine natriumarme Kost befürwortet. Letzteres soll vor allem bei dem Morbus Menière eine Bedeutung haben (Michel, 1998; Schaaf, 2004).

Insbesondere die Vitamine A und E werden als wichtig angesehen, da sie eine bedeutende Rolle beim Stoffwechsel der Haarzellen im Innenohr spielen. Die Vitamine B_1, B_6 und B_{12} sind bei Neuropathien bzw. Nervenschäden indiziert. Neben entsprechenden Vitaminpräparaten enthalten bestimmte Nahrungsmittel vermehrt die entsprechenden Vitamine. Vitamin A kommt insbesondere in Spinat, Käse, Butter, Eiern, Grünkohl und pflanzlichen Ölen vor. Vitamin E ist in Nüssen, Avocado, Mais und Wirsing enthalten. Reis, Gerste, Grünkohl, Brokkoli und Sojabohnen verfügen über viel Vitamin B.

Nikotin verursacht eine Vasokonstriktion und drosselt dadurch auch die Innenohrdurchblutung. Alkohol zeigt dagegen verschiedene Wirkungen auf das Gleichgewichtssystem, d.h. sowohl auf das Innenohr als auch auf die Vestibulariskerngebiete. Er kann selbst Schwindel hervorrufen. Alkohol ist leichter als Endolymphe und diffundiert leicht ins Innenohr. Bei der akuten Intoxikation kommt es zu einem pathologischen Lagerungsschwindel und Nystagmus. Kaffee und Tee besitzen bei adäquatem Genuss eine anregende Wirkung mit gleichzeitiger Aktivierung des Koordinations- und Gleichgewichtssystems.

Eine salz- bzw. natriumarme Kost wird beim Morbus Menière propagiert, da fälschlicherweise angenommen wird, dass dadurch die Regulationsstörung der Endolymphe beeinflusst wird. Allerdings ist eine solche Diät zur Vorbeugung von Hypertonie und anderen kardialen Erkrankungen empfehlenswert.

Neben einer medikamentösen Behandlung spielen auch allgemeine präventive Aspekte einer möglichen Grundkrankheit eine Rolle. Das ist bei vasku-

lären Erkrankungen umso wichtiger, da eine medikamentöse Wirksamkeit "durchblutungsfördernder" Präparate nicht unumstritten ist. Zu diesen
präventiven Maßnahmen gehören eine gesunde
Lebensweise und die Reduktion von Risikofaktoren, d.h. Nikotinabusus, Übergewicht, Hypercho-
lesterinämie, Hypertonie und Diabetes mellitus
(Nawroth und Lasch, 1999). Diese Maßnahmen
sind auch bei anderen Erkrankungen Bestandteil
der allgemeinen Therapie.

Physikalische Therapie

10. Physikalische Therapie

Das ZNS ist in der Lage, Beschwerden eines akuten vestibulären Funktionsverlustes zu kompensieren. Dies kann durch den Ausgleich zentraler Tonus-differenzen in Form von Aktivierung der die Gleichgewichtskerngebiete verbindenden Bahnen und der Ersatzsysteme sowie durch Anpassung ihrer Meldungen an das Gleichgewichtskerngebiet erfolgen. Kompensation, Adaptation und Habi-tuation sind Ausdruck der Plastizität des ZNS. Sie sind die Voraussetzung, um therapeutisch durch physikalisches Training auf Vorgänge im ZNS Einfluss zu nehmen (☞ Kap. 2.4.).

Ziel ist es, Funktionseinschränkungen im vestibu-lären System und in seinen kooperierenden Syste-men unter Ausnutzung der einzelnen Kompensa-tionsmechanismen zu behandeln. Die Neueinstel-lung des VOR soll durch physikalisches Training beschleunigt werden. Es ist somit außerordentlich wichtig, dass Patienten mit Schwindel ihr Gleich-gewichtssystem trainieren. Damit nimmt die phy-sikalische Therapie bzw. vestibuläre Rehabilitation einen breiten Raum ein.

Das grundlegende Prinzip besteht in der wieder-holten Aktivierung von vestibulären und nichtves-tibulären Mechanismen, so dass eine Habituation bzw. Gewöhnung auf zentraler Ebene erreicht wird. Die dafür entwickelten Trainingsprogram-me sind hauptsächlich bei zentral nicht ausrei-chend kompensierten einseitigen vestibulären Störungen und auch bedingt bei zentralen Störun-gen des Gleichgewichtssystems geeignet. Diese Programme trainieren also die vestibulären Lei-stungen (Hamann, 1994a). Die Kompensation ist damit abhängig von der guten Funktion des zen-tral-vestibulären Systems und der vestibulären Er-satzsysteme. Training der Ersatzsysteme fördert die Kompensation, wohingegen zu geringer Ge-brauch und Erkrankungen die Kompensation hemmen.

Nach Möglichkeit sollte die Gabe von Antivertigi-nosa früh eingestellt werden. Vor allem sollten kei-ne Sedativa verabreicht werden, da sie den Vor-gang der vestibulären Kompensation in dieser kri-tischen Phase reduzieren (☞ Kap. 7.1.).

Die physikalische Therapie untergliedert sich in das Vestibularistraining und die Befreiungs- bzw.

Lagerungsmanöver. Abzugrenzen davon ist die Manualtherapie der Halswirbelsäule.

10.1. Vestibularistraining, Gleichgewichtsübungen bzw. vestibuläre Rehabilitation

Wichtiges Behandlungsprinzip bei peripheren und zentralen Vestibularisstörungen ist die Förderung der zentralen Kompensation durch physikalische Therapie in Form von Gleichgewichtsübungen, da es oftmals nicht zu einer Erholung der peripheren Gleichgewichtsfunktion kommt (Brandt, 2003a). Auch dienen die Gleichgewichtsübungen der Prä-vention von Kinetosen. Um die zentralen Kom-pensationsvorgänge wirkungsvoll zu trainieren, ist es wichtig, dass allmählich und systematisch indi-viduelle Konfliktsituationen aufgesucht werden, die das gesamte vestibuläre System einbeziehen. Jedes Organ bzw. System benötigt einen adäquaten Reiz für seine biologischen Vorgänge. Auf eine be-stimmte Reizsetzung muss aber auch eine be-stimmte Erholungsphase folgen (Claussen, 1975; Herdmann, 2000).

 Indikationen

- PVP, Z.n. Resektion eines Akustikusneurinom, bilaterale Vestibulopathie, traumatischer Schwindel, chronischer Schwindel, zentrale Schwindelsyndrome, Schwindel im Alter, Kine-tosen

Das erste systematische Trainingsprogramm stammt von Cawthorne (1946) und Cooksey (1946). Die verschiedenen in der Literatur angege-benen, komplexen Trainingsprogramme stützen sich im Wesentlichen auf ihre Überlegungen und Vorschläge (Brandt und Büchele, 1983; Desmond, 2004; Haid, 1990; Hamann, 1987; Scherer, 1997; Stoll, et al., 2004). Gleichgewichtsübungen können mit und ohne Hilfsmittel, wie Fixationsbrett, -stab, Drehstuhl, Drehtrommel, Metronom, Kipp-Platte o.ä. erfolgen. Alle Übungen sind darauf ausgerich-tet, starke vestibuläre Reize auf den Patienten ein-wirken zu lassen.

Die physikalische Therapie bei vestibulärem Schwindel besteht im Wesentlichen aus vier

Hauptsäulen (Hamann, 1987; Tab. 10.1, Abb. 10.1).

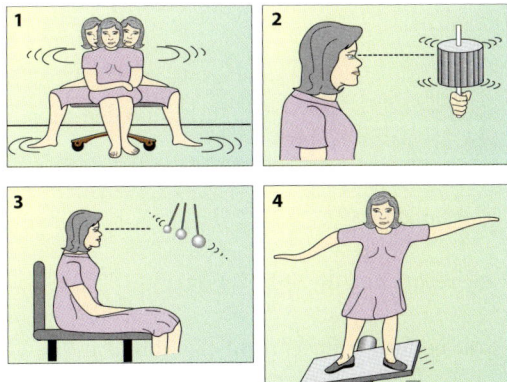

Abb. 10.1: Übungsprogramm nach Hamann (1987) - ☞ Tab. 10.1.

Verschiedene Übungen können entsprechend der zugrundeliegenden Gleichgewichtsstörung zunächst im Bett und später - je nach Allgemeinzustand bzw. in Abhängigkeit vom Erkrankungsstadium - im Sitzen, im Stehen und im Gehen in Form von Kopf- bzw. Körperbewegungen sowie Geh- oder Balanceübungen durchgeführt werden. Empfohlen werden auch Tischtennisspielen und das Laufen oder Treten auf einer weichen Matratze mit offenen und später geschlossenen Augen. Hierbei werden in abgestufter Form die optischen Afferen-

zen unterdrückt und die somatosensiblen Afferenzen vermindert. Mit dieser einfachen Übung kann jeder Patient zu Hause seine Gleichgewichtsfunktionen trainieren.

> **Merke:**
> Training kräftigt, Untätigkeit schwächt und Überlastung schadet.

Eine Anleitung und Behandlung durch einen Physiotherapeuten ist zu empfehlen.

Daneben gibt es auch Merkblätter bzw. Broschüren zur Anleitung des Schwindeltrainings, die von Krankenkassen oder Pharmafirmen herausgegeben werden. Eine fachgerechte Einführung bzw. Anleitung können diese Blätter aber nicht ersetzen, jedoch kann der Patient die Übungen dann später allein zu Hause oder in einer Gruppe ohne weitere Aufsicht fortführen. Auch aufgrund der Zeit- und Kostenersparnis medizinischer Ressourcen erfreut sich das Gleichgewichtstraining zunehmender Popularität (Tab. 10.2).

Am Beginn der vestibulären Rehabilitation steht die Einschätzung der physikalischen und sensomotorischen Leistungsfähigkeit des Patienten in Bezug auf Motilität, Balance, Körperhaltung sowie Schwindelbeschwerden. Die Erfassung kann mit standardisierten Tests und Fragebögen erfolgen (Herdmann, 2000). Es sollten u.a. die Übungen identifiziert werden, die die Schwindelbeschwer-

Trainingsform	Ziel	Durchführung
1. Fixations-training	Förderung von vestibulären, okulären und propriozeptiven Leistungen	Beim Drehen auf einem Hocker fixiert der Patient so lange wie möglich ein Blickziel in 1,20 m Entfernung. Nach Verschwinden aus dem Blickfeld fängt er es mit einer ruckartigen Kopfbewegung wieder ein (10 mal rechts, 10 mal links).
2. optokinetisches Training	Aktivierung der Vestibulariskerne	Durch schnell vorbeilaufende Blickziele (z.B. rotierendes bzw. bewegtes Schwarz-Weiß-Muster) wird ein optokinetischer Nystagmus ausgelöst (insgesamt 30 Sekunden, nach 15 Sekunden Richtungswechsel).
3. Auslösung langsamer Folgebewegungen	Stimulation des visuellen Blickfolgesystems	Folgen eines Pendels mit Auge (10 mal) und Kopf (10 mal)
4. motorisches Lernen	propriozeptive Leistungen bewusst machen	Patient soll auf einer Kipp-Platte (60 x 40 cm) in gekippter Stellung möglichst ruhig stehen. Durch Befragen kann der Patient seine Muskelgruppen, Gelenke und Sehnen spüren lernen. Verschiedene Kippstellungen werden eingenommen (alle Kippstellungen 10 mal einnehmen).

Tab. 10.1: Übungsprogramm bei vestibulärem Schwindel nach Hamann (1987).

im Bett liegend (☞ Abb. 10.2)

1. Augenbewegungen - erst langsam, dann schnell (Kopf unbewegt): auf und ab - hin und her
2. Kopfbewegungen - erst langsam, dann schnell:
   - den Kopf vor- und rückwärts bewegen
   - den Kopf nach rechts und links drehen
3. Arm ausstrecken, dann Zeigefinger in Richtung Nase bewegen - dabei den Finger mit den Augen fixieren - Arm wieder ausstrecken

im Sitzen (Stuhl ohne Armstützen; ☞ Abb. 10.3)
4. Augenbewegungen - erst langsam, dann schnell (Kopf unbewegt):   auf und ab - hin und her 5. Kopf neigen - erst vorwärts, dann rückwärts, auf die rechte und die linke Schulter 6. Kopf nach rechts und links drehen 7. Arm ausstrecken, dann Zeigefinger in Richtung Nase bewegen - dabei den Finger mit den Augen fixieren - Arm wieder ausstrecken 8. den ganzen Körper nach vorne beugen und einen Gegenstand aufheben (später mit geschlossenen Augen)
im Stehen (☞ Abb. 10.4)
9. Augenbewegungen - erst langsam, dann schnell (Kopf unbewegt): auf und ab - hin und her 10. Kopf neigen - erst vorwärts, dann rückwärts, auf die rechte und die linke Schulter 11. Kopf nach rechts und links drehen 12. Arm ausstrecken, dann Zeigefinger in Richtung Nase bewegen - dabei den Finger mit den Augen fixieren - Arm wieder ausstrecken 13. nach vorn beugen und einen auf dem Boden liegenden Gegenstand aufheben (jeweils mit offenen und geschlossenen Augen) 14. Kopf, Schulter und Rumpf jeweils nach rechts und links drehen (jeweils mit offenen und geschlossenen Augen) 15. in Augenhöhe einen kleinen Ball von einer Hand zur anderen werfen 16. einen kleinen Ball in Kniehöhe von einer Hand zur anderen Hand werfen
im Gehen (☞ Abb. 10.5)
17. Durchqueren des Zimmers mit offenen und geschlossen Augen. 18. auf einem Fuß stehen bleiben (zunächst mit offenen, später mit geschlossenen Augen)

Tab. 10.2: Übungsschema für Patienten mit Gleichgewichtsstörungen (Gleichgewichtsübungen). Übungen sollten je nach Erkrankungsverlauf mindestens zweimal täglich komplett durchgeführt und anfangs 5-mal bis später 10-mal wiederholt werden.

den provozieren, da dadurch eine Spezifität der Übungstherapie gewährleistet wird.

Das Therapieziel der Gleichgewichtsübungen besteht in einem gezielten Kompensationstraining durch willkürliche Augenbewegungen (Verbesserung der gestörten Blickstabilisation), aktive Kopfbewegungen (zur Neueineichung des VOR) sowie Geh-, Balance- und Zielbewegungen (Verbesserung der vestibulospinalen Haltungsreaktionen). Die Durchführung der verschiedenen Übungen zur vestibulären Rehabilitation sind durch Spezifi-

tät, Wiederholung und Progression gekennzeichnet. Die Dauer der Übungen sollte mindestens 10 bis 20 Minuten (bzw. solange der Patient Freude an den Übungen hat) betragen und sie sollten zwei- bis evtl. dreimal am Tag durchgeführt werden. Der positive Verlauf der Therapie ist durch eine Abnahme der Schwindelbeschwerden, der Übelkeit und des Nystagmus gekennzeichnet.

Die folgenden Grundregeln sollten beim Trainieren des Gleichgewichtssystems beachtet werden:

1. Das Gleichgewicht in Alltagssituationen trainieren, wobei Augen und Tastsinn besonders einzuschalten sind.
2. Regelmäßige und wiederholte Stimulation von vestibulären Reflexen.
3. Die Kopfbewegungen trainieren, die Sekundenschwindel verursachen.
4. Muskeln von Hals und Schultern lockern.
5. Augenbewegungen unabhängig von Kopfbewegungen trainieren.
6. Gehbewegungen bei Helligkeit und Dunkelheit trainieren.
7. Alle Übungen zuerst übertrieben langsam ausführen, dann langsam steigern.
8. Der Übergang von Übungen im Liegen/Sitzen/Stehen ist individuell nach Schwindelreaktionen einzurichten.
9. Gruppenübungen fördern den Fortschritt.
10. Der Patient ist darüber aufzuklären, dass es sich bei der vestibulären Rehabilitation um einen dynamischen Prozess handelt. Der Erfolg stellt sich erst durch kontinuierliches Üben allmählich ein, was bei den gesetzten Zielen und Erwartungen beachtet werden muss.

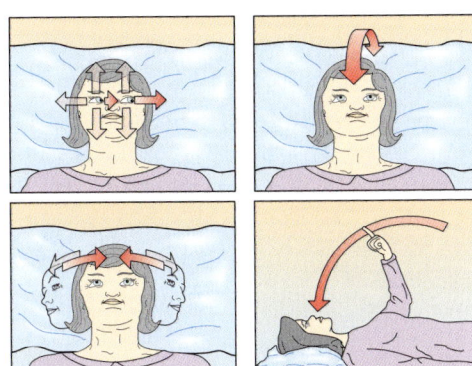

Abb. 10.2: Gleichgewichtsübungen im Liegen.

Grundsätzlich ist eine vestibuläre Rehabilitation bei allen Schwindelformen indiziert. Man muss jedoch beachten, dass die Erfolgschancen nicht bei allen Arten gleich hoch sind. Patienten mit einer einseitigen peripheren vestibulären Störung profitieren viel von der Behandlung, Patienten mit einem zentralen Schwindel dagegen weniger. Auch kann bei einem Anfallsschwindel, wie beim Morbus Menière, der Krankheitsverlauf nur bedingt beeinflusst werden.

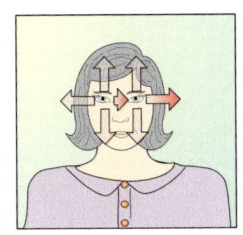
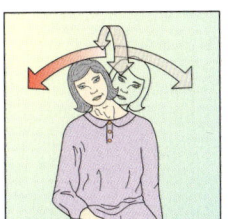
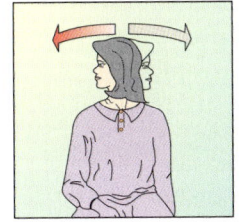
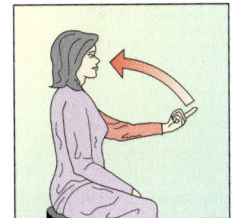
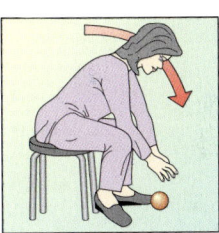

Abb. 10.3: Gleichgewichtsübungen im Sitzen.

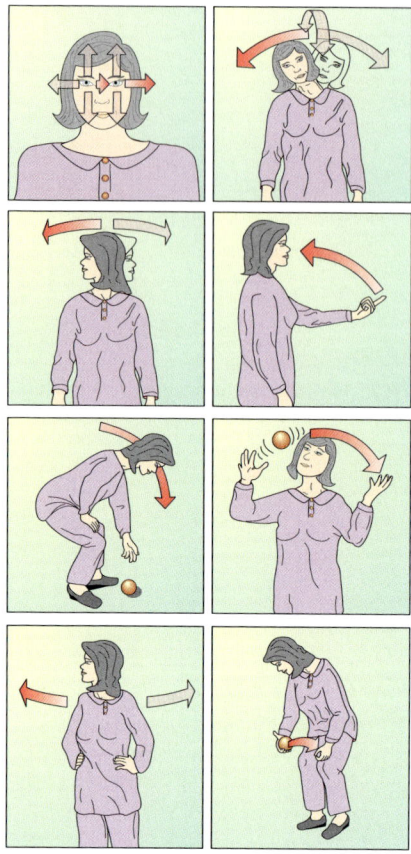

Abb. 10.4: Gleichgewichtsübungen im Stehen.

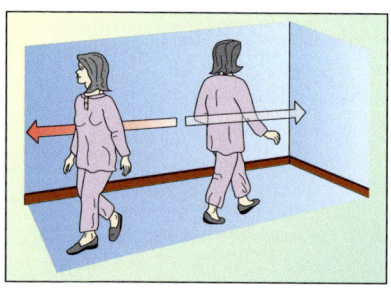

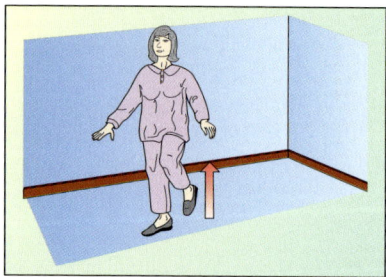

Abb. 10.5: Gleichgewichtsübungen im Gehen.

Merke:
Es ist außerordentlich wichtig, dass Patienten mit Schwindel ihr Gleichgewichtssystem trainieren. Nicht die Bettruhe, sondern die Mobilisation des Patienten steht bei der Therapie im Vordergrund.

10.2. Lagerungsmanöver

Lagerungs- bzw. Befreiungsmanöver sind bei der Therapie des BPPV indiziert. Sie wurden auf der Grundlage der Canalolithiasishypothese entwickelt und führen in fast allen Fällen innerhalb weniger Tage zur Beschwerdefreiheit. Dadurch verkürzen sie die Leidenszeit erheblich. Der hintere Bogengang ist in etwa 90 % der Fälle betroffen, der laterale bei etwa 10 %. Bei richtiger Ausführung sind die physikalischen Befreiungsmanöver nach Sémont oder Epley bzw. die Brandt-Daroff-Übungen bei fast allen Patienten mit einer Canalolithiasis des hinteren Bogengangs erfolgreich. Zur Behandlung der Canalolithiasis des lateralen Bogengangs steht das sogenannte Barbecue-Manöver zur Verfügung. Die Lagerungsmanöver sind einfach zu erlernen und erfordern nur einen geringen zeitlichen Aufwand. Ebenso wirksam ist es, wenn der Patient 12 Stunden auf der Seite des gesunden Ohres liegt (prolongiertes Lagerungsmanöver nach Vannucchi).

Die Manöver basieren darauf, dass die Otolithenpartikel eine höhere Dichte als die Endolymphe haben und durch gezielte Kopfbewegungen aus dem hinteren vertikalen Bogengang in das Vestibulum befördert werden. Das erfolgreich absolvierte Manöver sollte mehrmals, am Besten dreimal hintereinander erfolgen. Die Empfehlung, dass der Patient 1 bis 2 Tage eine vorzugsweise aufrechte Position einnimmt, damit die Otolithenpartikel sich nicht wieder im posterioren Bogengang ablagern können, ist überholt.

Die Verfahren sind gleichermaßen wirksam. Voraussetzung ist eine korrekte Ausführung. Falls nach einem Manöver noch Lagerungsnystagmus auslösbar ist, kann durch sofortige Wiederholung des Manövers die Erfolgsrate erhöht werden.

Bei den Manövern sollten die Patienten ihre Augen offen halten, damit der Therapeut den Effekt beurteilen kann.

Das Vorhandensein pathologischer HWS-Veränderungen und hochgradiger Karotisstenosen ist bei der Durchführung zu berücksichtigen. Für Patienten mit verminderter HWS-Beweglichkeit eignet sich das Sémont-Manöver besser als das Epley-Manöver. Nebenwirkungen, die über die Auslösung von Schwindel und Übelkeit hinausgehen, treten nicht auf. Oft berichten die Patienten nach erfolgreichem Lagerungsmanöver über Schwindelerscheinungen, die über mehrere Stunden anhalten können und die sich vom Lagerungsschwindel unterscheiden. In diesen Fällen ist die Gabe eines Antivertiginosums erforderlich.

10.2.1. Sémont-Manöver

Das Sémont-Manöver besteht aus einem raschen 180°-Schwung von Kopf und Körper in der Ebene des erkrankten vertikalen Bogengangs. Man bedient sich also vorwiegend Beschleunigungskräften, d.h.. das Manöver wird mit schnellen, abrupten passiven Kopf- und Körperbewegungen ausgeführt. Der erste Schritt entspricht dem modifizierten Dix-Hallpike-Manöver, bei dem der Patient auf dem Rand einer Liege sitzt (☞ Kap. 3.2.1.4.).

Das Manöver wird durch einen Therapeuten geführt. Der Patient, der in der Mitte der Untersuchungsliege sitzt, dreht seinen Kopf während des gesamten Manövers um 45° zur gesunden Seite bzw. das Ohr der erkrankten Seite wird zum Therapeuten gewandt. Unter Beibehaltung der Kopfposition wird der Patient vom Therapeut auf die erkrankte Seite gelegt, so dass der Kopf auf dem lateralen Occiput aufliegt. In dieser Position bleibt der Patient, bis der Schwindel sistiert. Das versprengte Otolithenkonglomerat wandert zum tiefsten Punkt des betroffenen Bogengangs. In dieser Position tritt ein Nystagmus auf, der zum unteren Ohr schlägt. Nach einer Minute wird dann der Patient unter Beibehaltung der Kopfposition mit einem raschen Schwung auf die andere Seite "geworfen", so dass er nun auf Wange und Nase aufliegt. In dieser Position sollte der Patient ebenfalls etwa eine Minute verbleiben. Das Manöver ist erfolgreich, wenn in dieser Position ein Nystagmus zum oberen Ohr auftritt, d.h. der Pfropf verlässt den Bogengang. Anschließend wird der Patient in die Ausgangslage gebracht (Abb. 10.6).

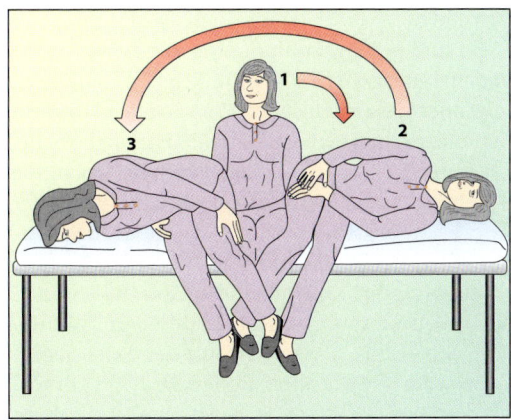

Abb. 10.6: Sémont-Manöver zur Behandlung eines BPPV der linken Seite (Therapeut zur besseren Übersicht nicht eingezeichnet).

10.2.2. Epley-Manöver

Epley führte ein Manöver ein, welches aus einer Serie von Kopfdrehungen besteht, welche in Schritten von etwa 90° durchgeführt werden. Hierbei entspricht der erste Schritt dem klassischen diagnostischen Dix-Hallpike-Manöver (Patient sitzt längs auf einer Liege, ☞ Kap. 3.2.1.4.). Es handelt sich um ein Repositionsmanöver, bei dem die Otolithenpartikel vorwiegend unter dem Einfluss der Schwerkraft aus den Bogengängen "ausgeschüttet" werden. Beschleunigungskräfte werden bei dieser Methode kaum angewendet. Das Epley-Manöver ist daher für die Patienten zu empfehlen, die aufgrund einer Immobilität die beim Sémont-Manöver notwendigen Bewegungen nicht durchführen können.

Der Patient sitzt längs auf der Untersuchungsliege und hat seinen Kopf zur kranken Seite gedreht. Dann lässt er sich auf den Rücken sinken, wobei der Kopf weiterhin gedreht bleibt und nach hinten rekliniert wird. Der Kopf, der das Ende der Liege überragt, wird vom Therapeuten geführt. In Rückenlage wird der Kopf dann langsam zur gesunden Seite gedreht, wobei er rekliniert bleibt. Anschließend dreht sich der Patient um 90° auf die Seite. Nach Abnahme des Schwindels bzw. nach 30 Sekunden richtet sich der Patient aus dieser Position wieder auf. Die Kopfdrehungen werden durch den Therapeuten rasch ausgeführt. Das Zeitintervall beträgt 30 Sekunden, mindestens jedoch bis der Lagerungsnystagmus abklingt (Abb. 10.7).

Das Epley-Manöver kann auch in modifizierter Form zur Selbstbehandlung eingesetzt werden. Ein Patient mit einem BPPV der linken Seite wird dazu folgendermaßen angeleitet: "Setzen Sie sich auf ein Bett und drehen den Kopf um 45° zur linken Seite. Legen Sie sich rasch auf den Rücken, wobei die Schultern auf ein Kissen gelegt werden, so dass der Kopf leicht überstreckt wird. Warten Sie 30 Sekunden. Drehen Sie den Kopf dann um 90° nach rechts, ohne den Kopf anzuheben. Nach 30 Sekunden rollen Sie mit dem Körper und den Kopf um 90° nach rechts, so dass Sie auf der Seite liegen. Warten Sie 30 Sekunden. Rollen Sie nicht zurück, sondern setzen Sie sich nach der Seite zu auf. Führen Sie die Übung dreimal am Tag auf. Beenden Sie die Behandlung, wenn über 24 Stunden kein Schwindel mehr bei der Übung aufgetreten ist (Abb. 10.8)."

Bei dem sehr seltenen Befall des oberen bzw. vorderen Bogengangs ist das Epley-Manöver für die kontralaterale Seite wirksam.

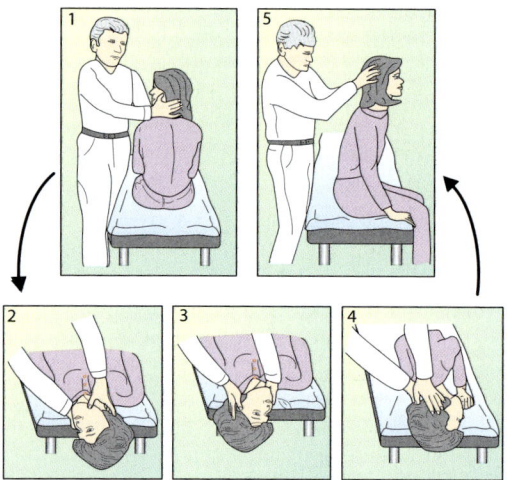

Abb. 10.7: Epley-Manöver zur Behandlung eines BPPV der linken Seite.

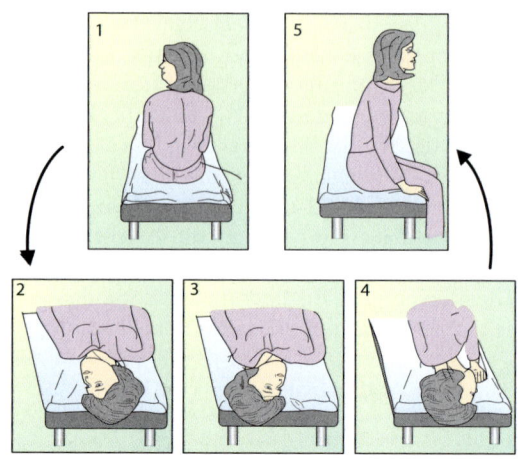

Abb. 10.8: Epley-Manöver zur Selbstbehandlung.

10.2.3. Lagerungsübung nach Brandt-Daroff (1980)

Das Ziel dieses Verfahrens ist es, die zu einem "Pfropf" zusammengeklumpten versprengten Otolithen im Bereich des Bogengangs zu zerkleinern.

Der Patient lässt sich aus dem Sitzen jeweils nach rechts bzw. links fallen, wobei der Kopf in schräger Position so lange gehalten wird, bis der Schwindel aufhört, aber mindestens etwa 20-30 Sekunden. Diese Manöver müssen 5 mal wiederholt werden. Die Übungsserien sollten 5- bis 10-mal am Tag durchgeführt werden. Am Vormittag ist der größte Effekt nachweisbar, weil da das Konglomerat am größten ist. Innerhalb von Tagen kommt es zu einer Besserung der Beschwerden. Damit ist auch mit diesem Manöver eine Selbstbehandlung des BPPV möglich (Abb. 10.9).

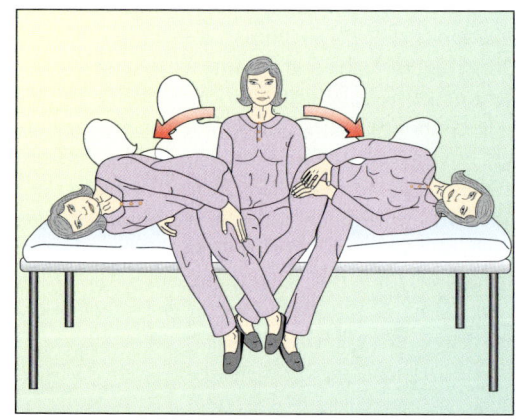

Abb. 10.9: Lagerungsübung nach Brandt-Daroff.

10.2.4. Barbecue-Manöver

Mit dem Barbecue-Manöver wird der BPPV des lateralen bzw. horizontalen Bogengangs behandelt. In etwa 70 % ist eine sofortige Beschwerdefreiheit erzielbar. Es handelt sich um eine walzenförmige Drehung um die Körperlängsachse, wobei der Patient in der Ausgangsposition auf den Rücken liegt. Der Patient wird in raschen Schritten von 90° in der Ebene des horizontalen Bogengangs in Richtung zum gesunden Ohr gedreht. Die Drehung umfasst 270°. Handelt es sich um einen BPPV des rechten Bogengangs, wird der Patient nach links gedreht. Das Zeitintervall zwischen jedem Schritt beträgt 30 Sekunden, jedoch mindestens bis der Lagerungsschwindel abklingt. Auch diese Methode bedient sich der Einwirkung der Schwerkraft (Abb. 10.10).

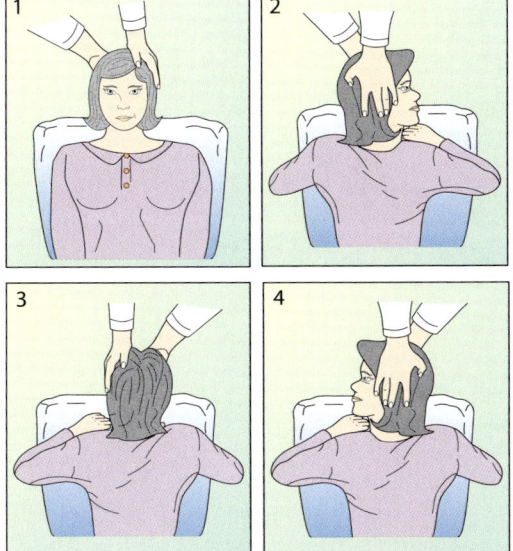

Abb. 10.10: Lagerungsmanöver zur Behandlung einer Canalolithiasis des horizontalen Bogengangs.

10.3. Physiotherapie der Halswirbelsäule

Die Wirbelsäule bildet den posturalen Haltungshintergrund für die Orientierung des Menschen in seiner Umwelt. Die HWS gliedert sich in 3 Funktionsbereiche, wobei die obere HWS (HWK1, HWK2 und HWK3) mit den Gelenkverbindungen zum Occiput bei der Pathogenese des zervikalen Schwindels eine Bedeutung besitzt, da sie mit zahl-

reichen Rezeptoren ausgestattet ist und da die differenzierten Anpassungsmöglichkeiten die Störanfälligkeit erhöhen. Physiotherapie hat als aktive Behandlung das Ziel, den Patienten zu einer Verhaltenstherapie zu bewegen, wobei das neue Bewegungsverhalten schmerzreduzierend und prophylaktisch ist. Die Physiotherapie umfasst nicht nur die Auswahl von Therapieverfahren und deren Umsetzung, sondern erfordert psychologische bzw. pädagogische Fähigkeiten in der Patientenführung und die Vermittlung sensomotorischer Lernprozesse. Die Auswahl der Techniken und Maßnahmen richtet sich nach dem gewünschten Effekt auf den zu behandelnden Funktionsabschnitt (Belzl, 2004; Ernst, et al., 1998; Scherer, 1997).

▶ Manualtherapie

Die Behandlung des vertebragenen Schwindels ist eine der Hauptdomäne der Manualmedizin. Die manuelle Behandlung der Kopfgelenke kann unter Voraussetzung der richtigen Indikationsstellung bei fast der Hälfte der Patienten zumindest eine Beschwerdelinderung erreichen. Die Diagnose und die Therapie sind eng verflochten. Besonders bei Behandlungen der HWS ist wegen der feinen Gelenkstruktur und besonderen Gefäßversorgung eine äußerst sorgfältige Befunderhebung und Therapie erforderlich.

Wenn der Verdacht auf einen vertebragenen bzw. zervikalen Schwindel besteht, so ist zunächst nach den diagnostischen Schritten (Inspektion, aktive sowie passive Bewegung, Palpation in Ruhe und Bewegung, translatorische Gelenktests, Muskelwiderstandstests) die Aufstellung eines Behandlungsplans zur Behebung der Funktionsstörung angezeigt.

Manualtherapie ist eine Reflextherapie, so dass man nach Erkennen des Störungsmusters sobald wie möglich mit der Therapieform beginnen sollte. Die Intensität der einzelnen Therapieformen nimmt in der folgenden Reihenfolge zu: Weichteiltechniken, Muskelrelaxationstechniken und Mobilisationen. Befunde am Muskel werden über die Muskulatur und Befunde am Gelenk werden über das Gelenk behandelt. Mobilisation ist die Bewegung der Gelenkpartner mit niedriger Frequenz und großer Amplitude senkrecht oder parallel zur Gelenkfläche. Manipulation bedeutet einen einmaligen schnellen Impuls mit geringer Kraft und kleiner Amplitude senkrecht zur Gelenkfläche.

Die Einleitung der einzelnen Maßnahmen erfolgt nach verschiedenen Kriterien: Ort der Störung (segmentale Störung, Gelenkbeweglichkeit, Myalgie), Art der Störung (akut, chronisch) und Auswahl sowie zeitliche Reihenfolge und Durchführung der Weiterbehandlung. Sowohl ein abgestuftes Therapiekonzept als auch eine intensive Weiterbehandlung ist erforderlich, damit ein bleibender Therapieerfolg gesichert ist. Nur bei 20 % der Bewegungseinschränkungen liegt eine Hypomobilität vor, so dass ein rasches manipulatives Einrenken nur selten zum Erfolg führt.

In der Praxis werden verschiedene Techniken zur Behandlung des Schwindels angegeben. Bewährt hat sich z.B. die atlantooccipitale Distraktion oder die Mobilisation zwischen HWK1 und HWK2 (Belzl, 2004; Hülse, 2005).

▶ Osteopathie

Der Körper verfügt über Strukturen, die bei entsprechender manueller Stimulation körperliche und funktionelle Störungen beseitigen können. Hierbei unterscheidet man eine strukturelle, eine viszerale und eine craniale Osteopathie. Der Leitsatz "Leben ist Bewegung" umschreibt das Therapieziel, alle Bewegungen des Körpers wieder herzustellen und den Körper zur Selbstregulation anzuhalten. Auch sollen Ernährungs- und Lebensgewohnheiten berücksichtigt werden, die ebenfalls die Funktionalität beeinflussen. Einige Elemente der Osteopathie entsprechen der manuellen Medizin, wobei rhythmische Techniken, langsame Belastungstechniken und Impulstechniken erfolgen, welche direkt am Ort der Störung oder indirekt erfolgen können.

▶ Craniosacrale Therapie

Diese ist von der Osteopathie abzugrenzen und bezieht sich auf die rhythmische Aktivität des craniosacralen Systems, welches aus den Membranen bzw. Häuten besteht, die mit Liquor gefüllt das Gehirn und Rückenmark umgeben. Produktion, Zirkulation und Resorption des Liquors besitzen einen eigenen Rhythmus. Durch manuellen Krafteinsatz wird die selbstregulierende Aktivität des Körpers wieder angeregt, so dass ein Spannungsausgleich entsteht und die Symptome indirekt beeinflusst werden.

Chirurgische Therapie

11. **Chirurgische Therapie**

Die chirurgische Therapie des Schwindels stellt oft eine "Ultima Ratio" dar, wenn trotz Ausschöpfens aller konservativer Mittel die Schwindelbeschwerden nachweisbar anhalten. Dementsprechend kann die chirurgische Therapie nicht am Anfang der Behandlung stehen. Es gibt Ausnahmen, wie die Labyrinthitis, die Labyrinthfistel, das Akustikusneurinom oder das Kavernom des Hirnstammes. Bei den Tumoren steht der Schwindel meist nicht am Beginn der Beschwerden und die Behandlung des Schwindels ist daher nicht primäres Ziel der Operation.

Man unterscheidet nicht-destruktive, selektiv-destruktive und destruktive Verfahren. Im folgenden sollen die wichtigsten Operationen besprochen werden. Ein Großteil der Operationen dient der chirurgischen Behandlung des Morbus Menière (Brandt, 2003b; Helms, 1996; Iro, et al., 2001).

11.1. **Paukendrainage**

Es handelt sich um einen kleinen operativen Eingriff, welcher in örtlicher Betäubung oder besser in Vollnarkose erfolgt. Nach Einsetzen eines Ohrtrichters in den äußeren Gehörgang wird das Trommelfell im Bereich des vorderen unteren Trommelfellquadranten inzidiert (Parazentese), das Sekret bzw. der Eiter abgesaugt und mit Zängelchen und Nadel ein Paukenröhrchen eingelegt (Abb. 11.1).

 Indikationen

- toxischer Schwindel bzw. Innenohrschwerhörigkeit bei Otitis media (zur Entlastung und Belüftung des Mittelohres); Morbus Menière (Druckausgleich und auch zur intratympanalen Medikamentenapplikation)

Eine Paukendrainage zur Behandlung von Schwindel beim Morbus Menière ist vor allem dann indiziert, wenn eine nachgewiesene Tubenbelüftungsstörung (bei etwa einem Drittel der Patienten) bzw. eine Complianceverschiebung bei der Tympanometrie und ein Schwindel vom Otolithentyp vorliegt.

11.2. **Tympanotomie**

Bei der Tympanotomie (auch Probetympanotomie oder Tympanoskopie genannt) wird die Paukenhöhle eröffnet und die Mittelohrfenster sowie die Gehörknöchelchenkette kontrolliert bzw. entsprechende pathologische Veränderungen beseitigt.

 Indikationen

- PLF bzw. Rundfensterruptur, Otosklerose, Zugangsweg (zur Cochleosaccotomie oder transtympanale Labyrinthektomie)

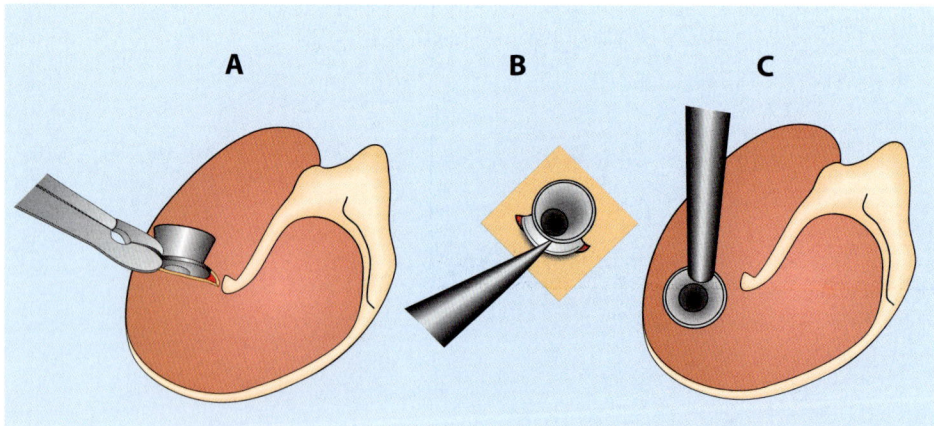

Abb. 11.1: Parazentese und Einsetzen eines Paukendrains (Paukendrainage).

11.3. **Mastoidektomie**

Bei der Mastoidektomie handelt es sich um eine Ausräumung des Warzenfortsatzes und des Antrums mit Entfernung der knöchernen Zellen, erkrankter Schleimhaut oder eines Cholesteatoms. Es können auch verschiedene anatomische Strukturen erreicht werden, so z.B. die Bogengänge (vor allem der laterale und der hintere), der Saccus endolymphaticus oder der innere Gehörgang. Nach retroaurikulärer Schnittführung wird zunächst die knöcherne Schale des Sinus sigmoideus und die der Dura zur mittleren Schädelgrube aufgesucht, im weiteren Verlauf dann die Duraschale zur hinteren Schädelgrube, das Antrum, der laterale Bogengang und der mastoidale Anteil des N. facialis. Die hintere und obere Gehörgangswand wird bei der Mastoidektomie belassen, bei der radikalen Mastoidektomie hingegen entfernt.

■ Indikation

- Cholesteatom mit Bogengangsfistel (dann aber meist kombiniert mit einer Tympanoplastik i.S. einer Zwei-Wege-Technik oder radikalen Mastoidektomie zur Entfernung eines Cholesteatoms), Zugangsweg zu den Bogengängen, zum Saccus endolymphaticus und zum inneren Gehörgang

11.4. **Saccotomie**

Bei der Saccotomie handelt es sich um eine funktionserhaltende Operation vorzugsweise zur Behandlung eines therapierefraktären Morbus Menière mit dem Ziel der endolymphatischen Dekompression. Die Operation ist damit bei Hinweisen auf einen Labyrinthhydrops indiziert. Die Methode basiert auf der Vorstellung, dass bei dem Morbus Menière eine Abflussstörung der Endolymphe vorliegt. Es kann entweder eine Dekompression des Saccus endolymphaticus ohne Inzision oder eine Ableitung der Endolymphe nach mastoidal sowie auch nach subarachnoidal erfolgen. Mit der Eröffnung und Einlage eines keilförmigen Silikonstreifens kann weiterhin durch Bildung eines Neosaccus eine größere Resorptionsfläche und eine höhere Erfolgssicherheit geschaffen werden.

Über eine Mastoidektomie gelangt man zum Saccus, indem man zunächst den Sinus sigmoideus, den lateralen und den hinteren Bogengang darstellt (Abb. 11.2). Der Saccus endolymphaticus befindet sich medial und dorsal des hinteren Bogengangs als Duraduplikatur der hinteren Schädelgrube (Helms, 1996). Vor der Inzision des Saccus ist die einmalige Gabe eines Glucocorticoids (z.B. 500 mg Prednisolut i.v.) und die Gabe eines Antibiotikums empfehlenswert. Eine Medikamenteninstillation in den Saccus endolymphaticus in Form von Glucocorticoiden, Mitomycin C oder eines Antibiotikums ist möglich (Abb. 11.3).

Die Saccotomie ist nicht - wie manche Autoren annehmen (Brandt, 2003a; b; Brandt, et al., 2004) - eine "Placebo-Operation". Durch eine Saccotomie bessern sich die Schwindelbeschwerden in 70 bis 90 % der Fälle. Wird die Saccotomie in einem früheren Stadium der Erkrankung durchgeführt, so sind die Ergebnisse in bezug auf das Symptom Schwindel besser als bei einer Operation in einem späteren Stadium der Erkrankung. Aufgrund der fibrotischen Umwandlung des Saccus mit fortschreitendem Alter sind die Erfolgsquoten schlechter. Der Erfolg der Operation ist daran gebunden, dass ein normal konfigurierter und weiter Saccus endolymphaticus vorhanden ist (Walther, 2005).

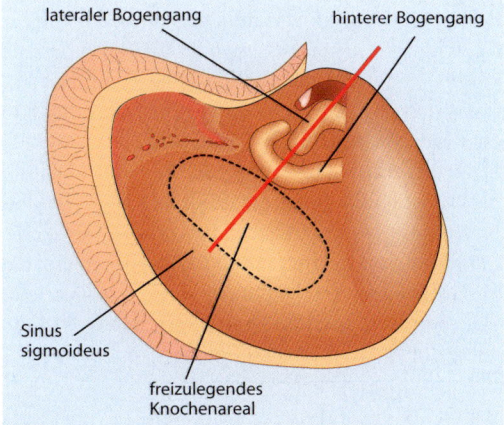

Abb. 11.2: Saccotomie: Aufsuchen des Saccus endolymphaticus.

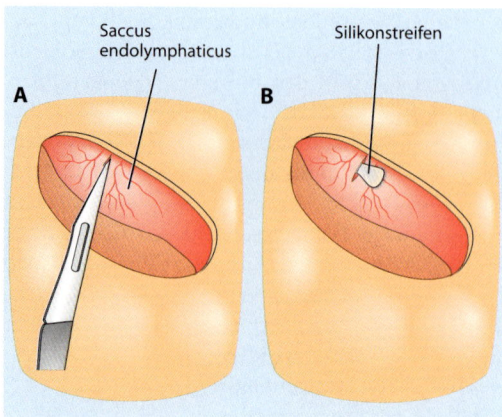

Abb. 11.3: Saccotomie: Eröffnung und Einlage eines Silikonstreifens.

11.5. Cochleosaccotomie

Durch die Cochleosaccotomie wird ein persistierender Shunt zwischen Peri- und Endolymphe angestrebt. Indikation ist ein therapierefraktärer Morbus Menière.

Bei der Operation, die in örtlicher Betäubung erfolgen kann, wird ein scharfes Häkchen in die Membran des runden Fenster eingeführt, so dass die Spitze zur Mitte der Stapesfußplatte zeigt. Durch Bewegungen nach rechts und links kommt es zu einer Fraktur der Lamina spiralis ossea und des Ductus cochlearis. Anschließend wird das runde Fenster mit Bindegewebe verschlossen. Die Erfolgschancen liegen bei etwa 80 bis 90 %, jedoch kann es bei 25 % der Patienten zu einer Hörverschlechterung kommen. Da die Operation in örtlicher Betäubung erfolgen kann, ist sie bei Patienten in fortgeschrittenem Alter oder bei Narkoseunfähigkeit möglich. Indiziert ist sie vor allem bei Patienten mit hochgradigem Hörverlust, da sich bei Patienten mit geringgradigen Hörstörungen das Hörvermögen verschlechtern kann. Die Cochleosaccotomie ist auf dem amerikanischen Kontinent verbreiteter als in Europa.

11.6. Labyrinthektomie

Bei der Labyrinthektomie wird das Labyrinth vollständig destruiert und das Neuroepithel der Maculae und Cristae entfernt. Indikation ist ein therapierefraktärer Morbus Menière mit weitestgehend ausgefallenem Labyrinth, wenn die Lebensqualität durch rezidivierende Schwindelanfälle

eingeschränkt ist oder wenn dem Patienten eine Neurektomie in Allgemeinnarkose nicht zugemutet werden kann.

Die Labyrinthektomie kann mit einer cochleovestibulären Neurektomie kombiniert werden. Die chirurgische Labyrinthektomie schaltet die Funktion des Labyrinths - auch in Kombination mit ototoxischen Medikamenten - nicht so zuverlässig aus, wie die Neurektomie (Helms, 1996). Werden die membranösen sensorischen Strukturen nicht vollständig entfernt, können die Schwindelbeschwerden persistieren.

Bei der Operation wird über eine Tympanotomie, nach Darstellung der beiden Mittelohrfenster, die dazwischenliegende Knochenbrücke breitflächig entfernt. Anschließend werden alle erreichbaren Weichteilgewebe aus dem Labyrinth entnommen. Der Hohlraum wird anschließend mit einem ototoxischen Antibiotikum aufgefüllt. Ein transmastoidaler Zugang ist auch möglich (Abb. 11.4).

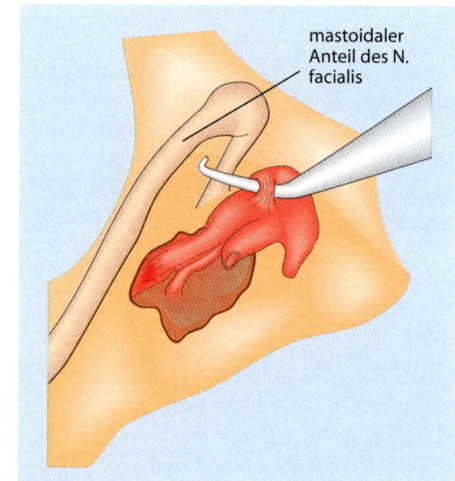

Abb. 11.4: Transmastoidale Labyrinthektomie.

11.7. Neurektomie des Nervus vestibularis

Die einseitige selektive Durchtrennung des N. vestibularis zählt zu den effektiven Verfahren bei der chirurgischen Behandlung des Morbus Menière. Sie ist auch bei labyrinthär bedingten Gleichgewichtsstörungen anderer Genese und erhaltenswertem Hörvermögen angezeigt. Die Indikation kann nur dann gestellt werden, wenn keine andere, funktionserhaltende konservative oder chirurgische Behandlungsmöglichkeit zur Verfügung steht. Die Methode hat keinen Einfluss auf die Pathogenese des Morbus Menière bzw. die cochleären Symptome, da weiterhin ein endolymphatischer Hydrops besteht. Fluktuierende Hörstörungen können also im späteren Verlauf noch auftreten.

Die Neurektomie ist über unterschiedliche operative Zugangswege möglich: suboccipital, transtemporal oder translabyrinthär bei funktioneller Ertaubung (Abb. 11.5). Die Erfolgschancen werden mit 80 bis 95 % angegeben. Das Risiko für eine Ertaubung liegt bei 5 %. Bei dem transtemporalen Zugang wird extradural zwischen Temporallappen und medial des oberen Bogengangs der innere Gehörgang aufgesucht und das Ganglion vestibulare scarpae exzidiert (Helms, 1996).

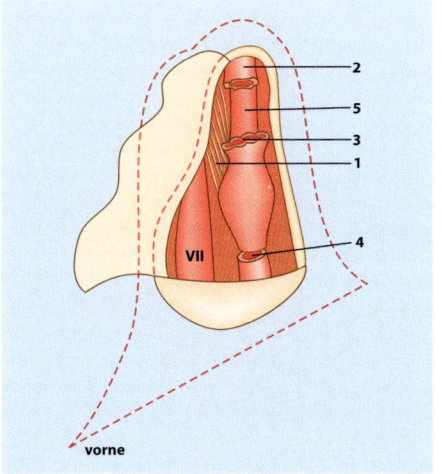

Abb. 11.5: Neurektomie über einen transtemporalen Zugang. 1 = N. cochlearis, 2 = N. vestibularis superior, 3 = 1. Durchtrennung, 4 = 2. Durchtrennung, 5 = N. vestibularis inferior.

11.8. Obliteration des hinteren Bogengangs

Indikation ist ein therapierefraktärer, nicht mit Lagerungsübungen behandelbarer BPPV. Nach Mastoidektomie wird der N. facialis dargestellt, anschließend der laterale Bogengang nach dorsal verfolgt und der hintere Bogengang identifiziert (Abb. 11.6). Dieser verläuft rechtwinklig zum horizontalen Bogengang und etwa parallel zur Dura der hinteren Schädelgrube. Über eine Strecke von 2-3 mm wird die "blue line" des hinteren Bogengangs dar-

gestellt. Anschließend erfolgt unter Antibiotikaschutz (Cephalosporin) sowie i.v. Gabe von z.B. 1000 mg Prednisolut (zur Innenohrprävention) die Eröffnung des Perilymphschlauches. Das Obliterationsmaterial (Knochenwachs, Titan- oder Teflonzylinder) wird in den Bogengang platziert. Der eröffnete Bogengang wird mit Faszie und ggf. Fibrinkleber verschlossen. Das hat zur Folge, dass sich die Cupula nicht mehr frei bewegen kann. Der hintere Bogengang fällt zwar funktionell aus, behält aber noch durch den Bogengangsnerven sein statisches Verhalten. Eine Ertaubung ist bei dieser Operation in 10 % der Fälle möglich (Abb. 11.7).

Eine weitere operative Methode zur Behandlung des BPPV, die aber mit einem hohen Operationsrisiko verbunden ist, ist die singuläre Neurektomie, bei der der N. ampullaris posterior unter Lokalanästhesie durchtrennt wird (Schmäl und Stoll, 2002).

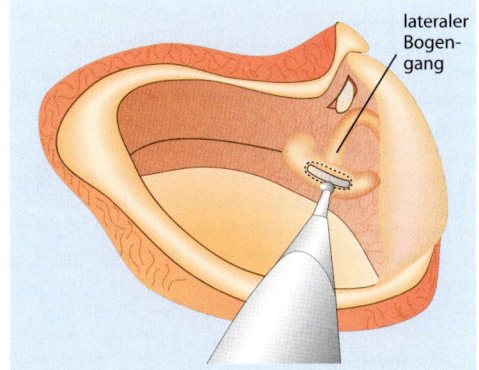

Abb. 11.6: Obliteration des hinteren Bogengangs. Identifizierung des Bogengangs nach Mastoidektomie.

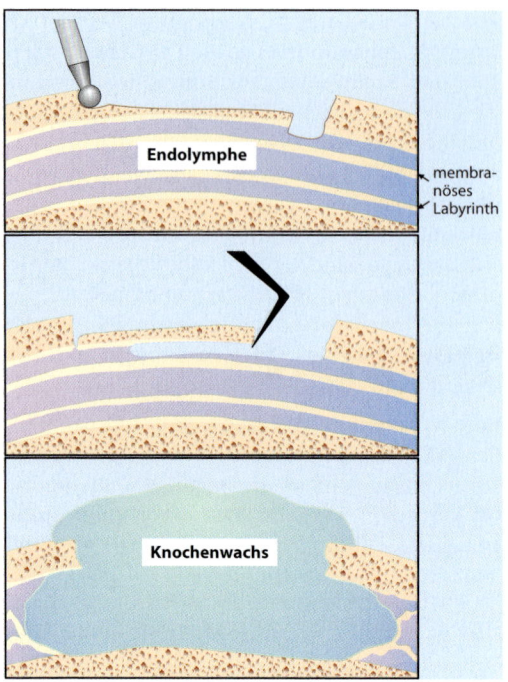

Abb. 11.7: Obliteration des hinteren Bogengangs. Freilegen und Obliteration des membranösen Labyrinths.

11.9. Akustikusneurinomresektion

Die Entfernung eines Tumors im Kleinhirnbrückenwinkel kann über drei verschiedene Hauptzugänge erfolgen:

1. translabyrinthär

2. transtemporal

3. suboccipital

Alle Zugangswege haben ihre Indikation bzw. Vor- und Nachteile. Präoperativ bestehende Symptome wie Tinnitus verschwinden durch die Operation nur bei einem geringen Teil der Patienten. Bei Schwindel ist die Entwicklung relativ günstig, vorausgesetzt die zentralen Kompensationsmechanismen können ungehindert ablaufen.

11.10. Mikrovaskuläre Dekompression

Die AICA, die mit ihren Ästen auch das Innenohr versorgt, bildet häufig Gefäßschlingen, die im Bereich des inneren Gehörgangs ein neurovaskuläres Kompressionssyndrom mit "menièriformer" Symptomatik oder progredientem Hörverlust verursachen kann (☞ Kap. 13.1.4.). Behandlungsmethode der Wahl ist die mikrovaskuläre Dekompression mit Separation der Gefäßschlinge vom unterkreuzenden Nerv durch die Interposition von Muskelgewebe (Jannetta, et al., 1986; Moller, et al., 1993).

Psychotherapie

12. Psychotherapie

Zahlreiche Beschwerden bzw. Symptome, wie Schwindel, Kopfschmerzen, Herzrhythmusstörungen oder Angstgefühl, können psychisch bedingt sein. Viele Erkrankungen können auch von der Psyche "untermalt" werden. Konflikt und Belastungssituationen, die als Auslöser der Schwindelerkrankung fungieren können, werden selten spontan berichtet und sind den Patienten meist zunächst nicht bewusst. Das erschwert nicht nur die Diagnostik, sondern auch die Therapie. Besteht der Verdacht auf einen psychogenen oder besser somatoformen Schwindel, wobei andere, somatische Ursachen ausgeschlossen sein müssen, ist es oft nicht unproblematisch, den Patienten zu einer psychiatrischen Diagnostik bzw. psychotherapeutischen Behandlung zu motivieren. Hat der Untersucher den Verdacht bzw. hohe Sicherheit, dass nicht eine organische Ursache, sondern eine somatoforme Ursache dem Schwindel zugrunde liegt, so ist es oft nicht einfach, dem Patienten dies zu erklären. Der Patient sieht Medizin überwiegend als somatisches Fachgebiet bzw. als "Körpermedizin". Die Begriffe "psychisch" oder "psychiatrisch" können außerdem noch den Gedanken an Geisteskrankheiten oder Verrücktsein provozieren. Besonders Patienten mit einer dissoziativen oder einer Konversionsstörung können schwer zu einer Psychotherapie bewegt werden. Die psychische Ursache ihrer Störungen wird nicht wahrgenommen und der Patient ist der Überzeugung, dass der Schwindel organisch bedingt ist. Eine Überzeugungsarbeit ist in diesen Fällen besonders schwierig.

Es ist zu empfehlen, dass die Behandlung eines somatoformen Schwindels durch einen erfahrenen Psychiater oder Psychotherapeuten durchgeführt wird. Die Therapie ist außerordentlich komplex und schwierig.

Die Behandlung besteht in einer entsprechenden Psychotherapie (psychodynamische, verhaltenstherapeutische, psychoanalytische sowie tiefenpsychologisch fundierte Verfahren, gezieltes Vermeidungsverhalten, kognitive Verhaltenstherapie).

Da bei Schwindelzuständen oft die Angst vor dem Schwindel oder Umfallen sowie das Gefühl von Unsicherheit im Vordergrund stehen, ist eine praktische Vorgehensweise ein wichtiger Aspekt der verhaltenstherapeutischen Arbeit.

Die Verhaltenstherapie mit der "systematischen Desensibilisierung" besteht in einer abgestuften Konfrontation mit einzelnen angst- und schwindelauslösenden Reizen. Auf diesem Weg erreicht man eine schrittweise Habituierung der Angstreaktion. Angst- und Stressbewältigungsübungen zielen darauf ab, aktive Strategien der Bewältigung anstatt negative emotionale Reaktionen wie Angst oder Ärger auf der kognitiven Ebene zu vermitteln. Der Patient erlernt, schwindelauslösende Situationen anders als mit Schwindel zu bewältigen. Das Vorgehen kann man in folgende Stufen untergliedern:

- Identifizierung angstauslösender Reize
- Erstellung einer Hierarchie angstauslösender Reize
- edukative Phase - Vorbereitung
- Übungsphase - Vermittlung von Bewältigungsmöglichkeiten, Entspannungsverfahren erlernen, z.B. die progressive Muskelrelaxation
- Anwendungsphase - schrittweise Konfrontation mit angstauslösenden Reizen, auch in Stresssituationen.

Der therapeutische Prozess sollte nicht enden, bevor eine für den Patienten wichtige und ganz konkrete Situation erfolgreich erprobt wurde.

Verhaltenstherapeutische Verfahren haben sich bei Phobien bewährt, wohingegen bei Angsterkrankungen und Depressionen sowohl psychodynamische Verfahren als auch verhaltenstherapeutische Verfahren wirksam sind.

Liegen dissoziative Störungen vor, können je nach Ausprägung und Gesamtsituation eine tiefenpsychologisch fundierte, eine psychoanalytische Psychotherapie oder ein verhaltenstherapeutischer Ansatz von Vorteil sein.

Bei neurotisch-reaktiven Störungen sollte eine Psychotherapie durchgeführt werden. Eine zusätzliche psychopharmakologischen Behandlung ist bei einer Angststörung (Präparat aus der Gruppe der Serotoninwiederaufnahmehemmer z.B. Sertralin, oder ein Anxiolytikum, z.B. Lorazepam) oder einer depressiven Störung indiziert. Es ist zu beachten, dass viele Antidepressiva selbst Schwindel auslösen können. Bei einer somatoformen Störung i.e.S. ist eine psychopharmakologische Therapie nicht angezeigt, auch gibt es dafür keinerlei Wirksamkeitsnachweis. Psychopharmaka haben ihre Berechtigung als Hilfe, als Übergangsregelung und als Unterstützung anderer Maßnahmen.

Liegen organisch bedingte psychische Störungen vor, so sollte neben der psychotherapeutischen Führung die Grundstörung behandelt werden.

Bei der Behandlung des somatoformen Schwindels kommt es vor allem auch auf die Beziehung zwischen dem Therapeuten und dem Patienten an.

Behandlung spezieller Schwindelformen

13. Behandlung spezieller Schwindelformen

13.1. Peripherer vestibulärer Schwindel

Beim peripher-vestibulären Schwindel können grundsätzlich drei Formen unterschieden werden: der akute bzw. subakute vestibuläre Ausfall (Leitsymptome Drehschwindel, Übelkeit, Erbrechen, Fallneigung; z.B. PVP), paroxysmale Reizphänomene des peripheren vestibulären Systems (Leitsymptom Dreh- und Schwankschwindelattacken; z.B. Morbus Menière, BPPV) und beidseitiger vestibulärer Funktionsausfall (Leitsymptome Oszillopsien, Gang- und Standunsicherheiten; z.B. toxische Labyrinthitis).

13.1.1. Benigner paroxysmaler Lagerungsschwindel (BPPV)

■ **Klinik**

Der relativ häufige BPPV (englisch: benign paroxysmal positioning vertigo, canalolithiasis) ist ein durch Kopfbewegungen in der betroffenen Bogengangsebene induzierter 10 bis 30 Sekunden dauernder Drehschwindel. Der BPPV des posterioren Bogengangs tritt weitaus öfter auf als der des horizontalen Bogengangs.

Typische Auslöser sind Hinlegen oder Aufrichten im Bett, Kopf- bzw. Körperseitlagerung zum betroffenen Ohr, auch Bücken, Kopfreklination beim Hochschauen sowie Arbeiten über Kopf oder Neigung des Kopfes nach vorn. Bei Auslösung des BPPV im Stehen kann es zur Fallneigung kommen. Nach einer kurzen Latenz von Sekunden resultiert eine kurze Drehschwindelattacke mit einem gleichzeitig rotatorischen Lagerungsnystagmus in Form eines Crescendo/Decrescendo-Verlaufs zum unten liegenden Ohr. Der Nystagmus entspricht einer ampullofugalen Erregung des hinteren vertikalen Bogengangs des unten liegenden Ohres. Dem betrachtenden Arzt erscheint dies als eine Kombination von linearen (zur Stirn und zum unten liegenden Ohr) und rotatorischen Augenbewegungen. Der Schwindel wird als drehende oder kippende Bewegungsillusion beschrieben.

Die Diagnose lässt sich meistens aufgrund der typischen Anamnese, d.h. kurzdauernder Drehschwindel (wiederholte Lagewechsel führen zu einer vorübergehenden Abschwächung) beim Um-

drehen ("der Drehschwindel tritt nur auf, wenn ich mich auf die rechte Seite lege") oder Aufrichten im Bett, und des klinischen Befundes stellen. Andere Beschwerden während einer Attacke sind Oszillopsien und vegetative Symptome, d.h. Übelkeit, Tachykardie und Schwitzen. Liegt z.B. ein BPPV des linken hinteren Bogengangs vor, so kommt es, wenn der Patient mit nach links gedrehtem Kopf schnell auf den Rücken gelegt wird (parallel zum hinteren Bogengang), wobei der Patientenkopf hyperextendiert wird, zu einem aus Sicht des Patienten entgegengesetzt dem Uhrzeigersinn zum unten liegenden, linken Ohr und zur Stirn schlagenden Nystagmus (geotroper Nystagmus). Dieser Nystagmus ändert beim Aufrichten in die sitzende Position seine Richtung (ageotroper Nystagmus) (☞ Kap. 3.2.1.4.).

Zusammenfassend müssen die folgenden Diagnosekriterien vorliegen:

1. Typischer Nystagmus - Kombination von linearen (zur Stirn und zum unten liegenden Ohr) und rotatorischen Augenbewegungen (torsional-vertikaler Nystagmus).
2. Latenz - Der Nystagmus beginnt nach Einnahme der Kopfposition mit einer Latenz von wenigen Sekunden. Er nimmt rasch zu und dann langsam wieder ab (Crescendo - Decrescendo).
3. Dauer etwa 10-20 Sekunden und nie länger als eine Minute.
4. Nystagmusumkehr - Nach Aufrichten des Patienten kann ein Nystagmus geringerer Intensität auftreten, der in die entgegengesetzte Richtung schlägt.
5. Ermüdbarkeit - Mit wiederholter Lage nimmt die Intensität von Schwindel und Nystagmus ab.

■ **Differenzialdiagnose bzw. verwandte Krankheitsbilder**

Bestehen trotz korrektem Lagerungsmanöver weiterhin Drehschwindelattacken, so sind differenzialdiagnostisch die folgenden Krankheitsbilder in Betracht zu ziehen:

- zentraler Lagenystagmus, welcher selten ist (☞ Kap. 13.2.2.2.)

- BPPV des horizontalen Bogengangs, welcher selten ist und zu selten diagnostiziert wird

- beidseitiger BPPV, welcher etwa in 10 % der Fälle auftreten kann

- Vestibularisparoxysmie (☞ Kap. 13.1.4.)

- zentrale infratentorielle Schädigungen, die einen BPPV imitieren (sind sehr selten)

■ Ätiologie, Pathogenese und Verlauf

Der peripher-vestibuläre Ursprung gilt als gesichert, da die Obliteration des hinteren Bogengangs und die selektive Durchtrennung des posterioren Ampullarnerven den Lagerungsschwindel dauerhaft unterbinden (☞ Kap. 11.8.).

Ein Drittel aller über 70jährigen haben den BPPV schon einmal oder sogar mehrfach erlebt. Er kann von der Kindheit bis zum Senium auftreten, ist aber eine typische Alterserkrankung. In zwei Dritteln der Fälle sind Frauen betroffen.

Schuknecht (1969) nahm an, dass der pathophysiologische Mechanismus auf eine Änderung der mechanischen Eigenschaften der Cupula im hinteren vertikalen Bogengang zurückzuführen ist. Durch die Anlagerung von Otolithen an die Cupula soll sie als akzessorischer Schwerkraftrezeptor auftreten, so dass es beim Umlagern zu einem heftigen Nystagmus kommt (Cupulolithiasismodell). Allerdings konnte diese Hypothese nicht alle Nystagmuskriterien erklären, wobei die Hypothese über viele Jahre akzeptiert wurde. Es ist auch möglich, dass die Otolithen die Cupula aus ihrer Verankerung am Dach der Ampulle "reißen", so dass sie vorübergehend wie eine Schwingtür funktioniert. Für diese Hypothese spricht die Spontanheilungsrate der Erkrankung und das Auftreten der Erkrankung während der Funktionswiederkehr nach einem akuten "Ausfall" des Gleichgewichtsorgans.

Die aufgrund der Unstimmigkeiten schon lange diskutierte Canalolithiasisvorstellung ist dagegen in der Lage, die Symptome des Lagerungsnystagmus zu erklären. Anstelle der fest auf der Cupula haftenden Teilchen wird bei der Canalolithiasis angenommen, dass im Bogengang frei bewegliche und aus vielen Teilchen bestehende Konglomerate die Ursache für den Lagerungsschwindel sind. Diese Konglomerate füllen das Lumen des Bogengangs annähernd aus. Das pathogenetische Modell kann die Richtung, Latenz, Dauer sowie Ermüd-

barkeit des Nystagmus erklären (Abb. 13.1). In Einzelfällen kann aber eine Cupulolithiasis vorkommen, bei der die Partikel an der Cupula anhaften und sie beschweren. Dem Untersucher präsentiert sich dann ein ageotroper Nystagmus auf der geprüften Seite der Schädigung. Daneben ist noch ein "Otolithenstau" mit Blockade des Bogengangs oder der Cupula (canalith jam) möglich (Walther, 2005).

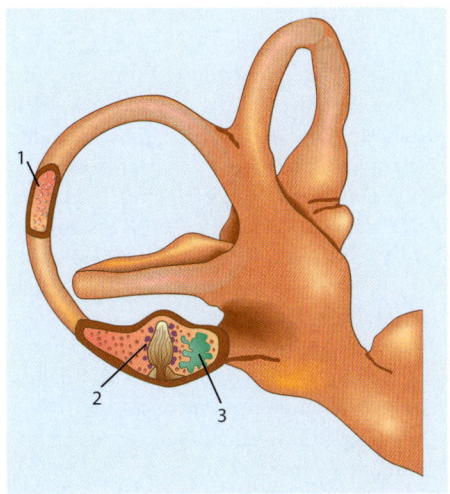

Abb. 13.1: Canalolithiasis (1), Cupulolithiasis (2) im Bereich des hinteren Bogengangs und Otolithenstau (3).

Die Symptomatik der Canalolithiasis wird durch Otolithenpartikel ausgelöst, die vorwiegend von der Macula utriculi stammen und sich in 90 % der Fälle im posterioren Bogengang und in 10 % der Fälle im horizontalen Bogengang ablagern. Ursachen sind spontane Degeneration, ein SHT oder eine PVP bzw. vorausgegangene Innenohrerkrankungen. Ein BPPV kann auch bei längerer Bettruhe oder nach Operationen bzw. Intubationsnarkosen auftreten. Die abgelösten Otolithen lagern sich durch die Schwerkraft am tiefsten Punkt des Bogenganges ab. In Ruhe verursachen sie keine Beschwerden. Durch eine Kopfbewegung werden die Partikel jedoch in der Endolymphe bewegt. Das Otolithenkonglomerat übt einen Sog auf die Cupula aus, so dass es zu einer heftigen ampullofugalen Auslenkung der Cupula des unten liegenden Ohres kommt. Der Nystagmus ermüdet, weil die aggregierten Partikel auseinanderfallen und damit ihre hydrodynamische Wirkung verlieren.

Der Lagerungsschwindel wird als benigne bezeichnet, weil er in der Regel nach 2-6 Wochen wieder verschwindet. Unbehandelt kann der Schwindel bei 30 % der Patienten länger bestehen und auch rezidivieren. In einigen Fällen kann der BPPV auch über Jahre persistieren.

■ Therapeutische Prinzipien

Mit dem Epley- und dem Sémont-Manöver stehen zwei wirksame Behandlungsverfahren zur Verfügung, um die Konkremente aus dem hinteren vertikalen Bogengang in das Vestibulum zu befördern. Bei der Therapie wird der Effekt ausgenutzt, dass bei wiederholter Einnahme der Schwindellage eine Abnahme der Beschwerden bzw. Befunde auftritt. Auf dieser Basis wurde von Brandt und Daroff erstmalig ein Behandlungsschema entwickelt, bei dem der Patient selbst ein festes Trainingsprogramm absolvieren soll. Nur bei der Canalolithiasis, d.h. bei frei beweglichen Konkrementen in Form eines Pfropfes im Bogengang, kann man die wirkungsvolle Therapie durch Kopflagerungsmanöver erklären. Durch eine rasche Kopflagerung zur Gegenseite kann der Pfropf aus dem Bogengang herausgespült werden, so dass er dann keinen Schwindel mehr verursacht.

■ Praktische Aspekte bei der Therapie

Bei korrekter Ausführung sind alle drei physikalischen Befreiungsmanöver bei fast allen Patienten erfolgreich. Nach einem einzelnen Manöver werden 50 bis 80 % der Patienten beschwerdefrei. Die sofortige Wiederholung des Manövers kann die Erfolgsrate auf 80 bis 90 % erhöhen. Das Epley- und das Sémont-Manöver können auch alternativ angewendet werden, wenn bei dem einen kein Therapieerfolg erzielt werden kann.

Gelingt es während der Patientenvorstellung nicht, das Konglomerat aus dem Bogengang zu spülen, so kann der Patient in die spezifischen Befreiungsmanöver oder Übungen eingewiesen werden, so dass er sie selbstständig zu Hause durchführen kann.

Wenn bei der diagnostischen Lagerung Übelkeit auftritt, kann vor dem therapeutischen Manöver ein Antivertiginosum verabreicht werden. Eine medikamentöse Behandlung des BPPV ist dagegen kontraindiziert, da sie die zentralnervösen Vorgänge beeinträchtigt.

13.1.2. Akute periphere Vestibulopathie (PVP - Neuropathia vestibularis, Neuritis vestibularis)

■ Anamnese, Klinik und Diagnostik

Die PVP beschreibt einen akuten einseitigen Vestibularisausfall bzw. -schädigung. Klinisch ist das Bild klar definiert. Synonyme sind Neuritis vestibularis, Neuronitis vestibularis, Neuropathia vestibularis, plötzlicher vestibulärer Funktionsausfall, akuter einseitiger partieller Vestibularisausfall, akute isolierte Vestibularisstörung oder akuter Vestibularisausfall (englisch: *vestibular neuritis, vestibular neuronitis*). Pathogenetisch sind für dieses Krankheitsbild zahlreiche Hypothesen aufgestellt worden. Die PVP ist ein typisches Beispiel, wie sich die Bezeichnung und vor allem auch die Therapie in Abhängigkeit ätiologischer Aspekte verändert. Der Begriff der Neuritis vestibularis unterstreicht eine mögliche virale Genese. Es handelt sich bei der PVP um eine dem Hörsturz ähnliche Erkrankung. Es wird daher auch vermutet, dass infektbedingte Mikrozirkulationsstörungen für das ätiologisch schwer einzuordnende Krankheitsbild verantwortlich sein können. Da die genaue Ursache nicht immer eruiert werden kann, wird von uns der Begriff PVP gewählt.

Initial geht die PVP mit heftigem Dauerdrehschwindel, gerichteter Fallneigung zur Läsionsseite, einem horizontal rotatorischen Spontannystagmus zur gesunden Seite (kontraversiv) mit Scheinbewegungen (Oszillopsien), Gangabweichung, Fallneigung und Vorbeizeigen (ipsiversiv) und starken vegetativen Begleitsymptomen (Übelkeit und Erbrechen) einher. Die läsionsbedingte Tonusdifferenz der neuronalen Signale bewirkt eine initiale Fallneigung zur gesunden Seite, die durch die vestibulospinalen Haltungsreflexe kompensiert wird, so dass es zur Fallneigung zur betroffenen Seite kommt (Abb. 13.2).

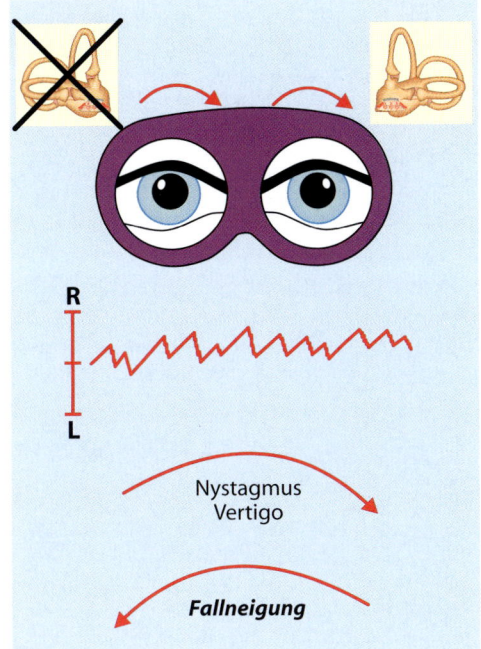

Abb. 13.2: Einseitige Labyrinthstörung rechts mit Spontannystagmus (Frenzel-Brille), Fallneigung, Schwindel und Aufzeichnung des Nystagmus.

■ Differenzialdiagnose bzw. verwandte Krankheitsbilder

Differenzialdiagnostisch müssen eine lang dauernde Attacke beim Morbus Menière und Labyrinthläsionen anderer Ursachen beachtet werden, die meist anamnestisch ausgeschlossen werden können. An einen **Zoster oticus** denkt man beim zusätzlichen Auftreten von Hörstörungen, Fazialisparese, Otalgie und Bläschen am äußeren Ohr. Eine toxische seröse **Begleitlabyrinthitis** bei einer Mittelohrentzündung geht mit Schmerzen und Hörminderung einher. Der Verdacht auf das immunologische **Cogan-Syndrom**, welches oft jugendliche Frauen befällt, besteht bei zusätzlichen entzündlichen Augenzeichen (interstitielle Keratitis), und es treten vordergründig Hörstörungen auf. Bei einer **Lyme-Borreliose** wird anamnestisch ein Zeckenstich oder ein Erythema migrans angegeben. Akute einseitige Funktionsstörungen, in der Regel mit Hörstörungen, können auch durch eine Ischämie der A. labyrinthi verursacht werden.

Weiterhin müssen etwaige zentrale Störungen ausgeschlossen werden. Bei einer zentralen Ursache ist nur ein kleines Areal der lateralen Medulla betroffen, wo die medialen und superioren Kerngebiete lokalisiert sind und sich die Eintrittszone des vestibulären Nerven befindet. Zwei Krankheitsbilder müssen beachtet werden. Einmal kleine Hirnstamminfarkte und andererseits pontomedulläre MS-Plaques.

Kleine lakunäre **Hirnstamminfarkte** können eine PVP imitieren, d.h. z.B. in Form eines rotatorischen Nystagmus bei gleichzeitig vorliegenden Hirnstamm- und okulomotorischen Zeichen. **MS-Plaques** im Bereich der Eintrittszone des 8. Hirnnerven rufen eine "Pseudo-Neuritis-vestibularis" hervor, bei der zusätzliche zentrale Okulomotorikzeichen und eine "ocular tilt reaction" (OTR) auftreten.

Bei dem von den Myelinscheiden des 8. Hirnnerven ausgehende **Akustikusneurinom** werden als initiale subjektive Symptome am häufigsten Hörstörungen bemerkt. Vestibuläre Symptome sind aufgrund der langsamen Entwicklung des Tumors nicht sehr deutlich ausgeprägt, da parallel mit der Entwicklung des Schadens bereits die zentrale vestibuläre Kompensation einsetzt (☞ Kap. 13.3.2.).

Die Differenzialdiagnose der Erkrankungen, die eine PVP imitieren können, beinhaltet eine umfangreiche Palette. Aufgrund der Seltenheit und der typischen Symptome gehören spezielle Laboruntersuchungen und bildgebende Diagnostik nicht zur Routinediagnostik der PVP.

■ Ätiologie und Pathogenese

Das pathomorphologische Substrat ist weitgehend unbekannt. Gelegentliche Kombinationen einer PVP mit einem BPPV sprechen dafür, dass es sich nur um einen Teilausfall des Labyrinths handelt, der die Funktionen des hinteren Bogengangs intakt lässt. Die PVP befällt typischerweise nur einen Teil des Vestibularorgans, nämlich den horizontalen und den oberen Bogengang, die Maculae des Utriculus und den anterior-superioren Anteil des Sacculus. Histologische Untersuchungen von Felsenbeinen unterstreichen diese Hypothese. Ein kompletter "Ausfall" des Gleichgewichtsorgans liegt in den meisten Fällen nicht vor. Es handelt sich dagegen um eine thermische Unerregbarkeit des lateralen Bogengangs, dessen thermische Reizantwort fälschlicherweise auf das gesamte Vestibularorgan extrapoliert wird (Abb. 13.3).

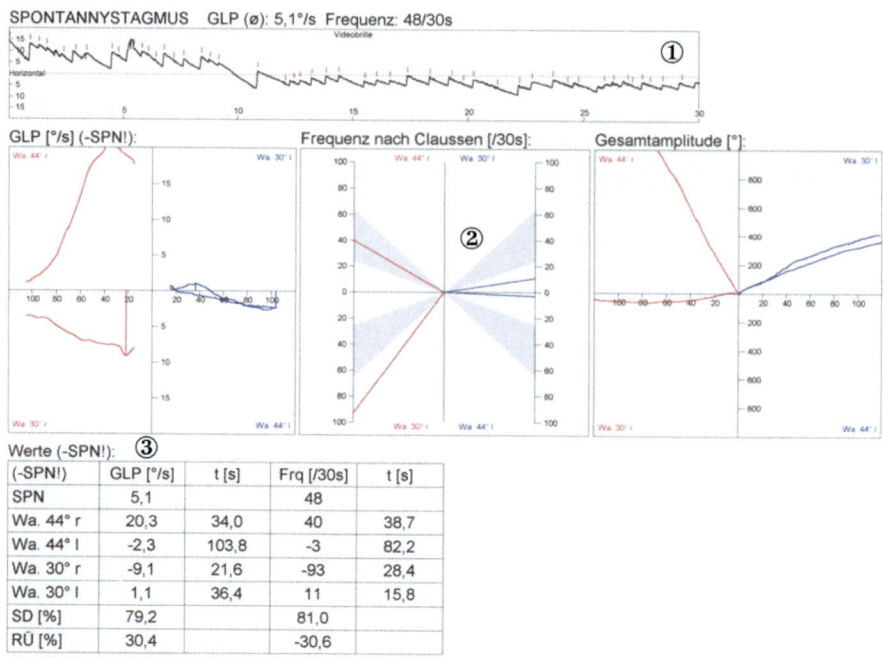

Abb. 13.3: CNG-Aufzeichnung: akute periphere Vestibulopathie (PVP) der linken Seite. Spontannystagmus nach rechts (①). Thermische Unerregbarkeit links (②). Der Spontannystagmus ist zur besseren Übersicht bei der thermischen Prüfung abgezogen (③).

Ätiologisch werden drei Hypothesen angenommen: 1. eine vaskuläre, 2. eine virale und 3. eine anatomische bzw. mechanische. Eine Reihe an Argumenten sprechen für die virale Genese: 1. histologische Untersuchung mit Darstellung einer entzündlichen Veränderung des Vestibularisnerven, 2. der Nachweis erhöhter Proteinkonzentration im Liquor, 3. der Nachweis von Herpes-simplex-Viren-DNA bzw. -RNA in vestibulären Ganglienzellen und 4. das endemische Auftreten zu bestimmten Jahreszeiten (Brandt, 2003b; Brandt und Büchele, 1983; Brandt, et al., 2004; Strupp und Brandt, 1999). Vor allem Herpes-simplex-Viren Typ 1, die sich latent im Ganglion des N. vestibularis und auch im Labyrinth aufhalten sollen, wird im Rahmen der Reaktivierung eine Rolle zuerkannt. Im MRT lässt sich jedoch eine Neuritis oder andere Läsion selten nachweisen.

Vaskuläre Faktoren bzw. eine Durchblutungsstörung im Bereich der Stria vascularis spielen sicher nur bei einer kleinen Anzahl an Erkrankungen eine Rolle. Autoimmunerkrankungen werden auch als Ursache diskutiert.

Aufgrund neuer anatomischer Erkenntnisse über den Aufbau des Cupulasystems ist es denkbar, dass der akute Ausfall des Gleichgewichtsorgans auf eine Lösung der Cupula des horizontalen Bogengangs von der Ampullenwand zurückzuführen ist. Mit dieser Hypothese könnten die Uniformität der Schädigung bzw. des Nystagmusbildes und der plötzliche Beginn der Erkrankung erklärt werden (Scherer, et al., 2001).

■ Verlauf

Die PVP tritt bei Erwachsenen im Alter zwischen 30 und 60 Jahren am häufigsten auf. Es gibt keine typischen Prodromi, jedoch gehen dem Akuterereignis gelegentlich kürzere Dreh- oder Schwankschwindelattacken voraus. Die erste Phase ist durch einen schweren Krankheitsverlauf gekennzeichnet. Die Symptome klingen langsam nach ein bis zwei Wochen ab. Der Grad des Spontannystagmus verringert sich (Abb. 13.4). Die Beschwerdefreiheit ist nach etwa drei bis fünf Wochen erreicht. Nur in etwa 40 % kommt es nach einem Jahr zu einer vollständigen Erholung der peripheren Funktion und in 20 bis 30 % zu einer partiellen. Das bleibende Defizit kann sich in Form von "dynamischen" Funktionsstörungen äußern, d.h. beispielsweise beim Kopfschütteln. Die thermische Erregbarkeit kehrt in etwa 50 % der Fälle wieder zurück.

In 10 bis 15 % der Fälle entwickelt sich bei Patienten mit einer PVP innerhalb von Wochen ein BPPV des betroffenen Ohres. Möglicherweise kommt es aufgrund der Schädigung zu einer Lösung von Otokonien, welche dann eine Canalolithiasis hervorrufen. Weiterhin ist die Entwicklung in einen somatoformen Schwindel möglich (☞ Kap. 13.4.).

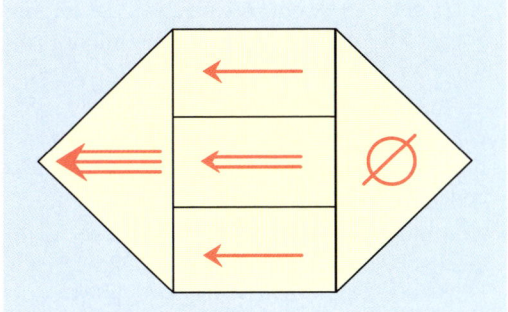

Abb. 13.4: Richtungsbestimmter Horizontalnystagmus II° nach rechts, 4 Tage nach einer linksseitigen Störung des Gleichgewichtsorgans.

■ Therapeutische Prinzipien

Die Behandlung besteht aus drei Hauptsäulen: 1. die symptomatische Behandlung von vegetativen Symptomen, 2. die kausale Behandlung und 3. die Verbesserung der zentralen vestibulären Kompensation. Der Förderung der Kompensation kommt hierbei eine größere Bedeutung zu als die der Regeneration des vestibulären Endorgans.

Innerhalb der ersten Tage und nur bei starker Übelkeit und Brechreiz sollten Antivertiginosa gegeben werden. Sonst wird die zentrale Kompensation verzögert. Ggf. ist bei anhaltendem Erbrechen eine Elektrolytsubstitution erforderlich.

Entsprechend den ätiologischen Vorstellungen kann bei der kausalen Behandlung die Gabe von antientzündlichen bzw. "durchblutungsfördernden" Medikamenten in Betracht gezogen werden.

Die früher vielerorts erfolgte rheologische Behandlung bzw. Hämodilution wird zunehmend verlassen und als nutzlos angesehen. In der Literatur gibt es kaum Daten, die die Wirksamkeit durchblutungsfördernder Medikamente bei der Behandlung der PVP untermauern (Spurk, et al.,

1991). Es liegen jedoch entsprechende Daten für den Hörsturz vor, bei dem es sich möglicherweise um eine ätiologisch vergleichbare Innenohrerkrankung handelt. Nach Probst et al. (1992) unterschied sich der Hörgewinn nach Pentoxifyllin-Infusionen statistisch nicht signifikant von dem bei 67 Placebo-therapierten Patienten. Der Hörgewinn war auch nicht signifikant größer nach Dextran-Infusionen mit Pentoxifyllin. Ganzer (2004) führt aus, dass in allen Studien, die jeweils mindestens 50 rheologisch behandelte Patienten enthielten, weder größere Hörgewinne noch größere Remissionsraten erreicht werden als z.B. mit einer Glucocorticoidbehandlung (Plontke, 2005).

Virostatika in Kombination mit Glucocorticoiden stellen einen kausalen Behandlungsansatz dar, wenn es sich um eine viral bedingte Erkrankung handelt. Allerdings sind die auf dem Markt erhältlichen Präparate nur effektiv, wenn das Virus im Rahmen einer Reaktivierung und Vermehrung den extrazellulären Raum erreicht hat. Obwohl es mehrere Hinweise auf ein entzündliches Geschehen gibt, existieren derzeit nur wenige beweisende Studien in der Literatur. Eine prospektive Doppelblindstudie bei insgesamt 141 Patienten konnte zeigen, dass Methylprednisolon die Heilungsrate einer PVP signifikant verbessert, nicht jedoch die Gabe eines antiviralen Medikaments (Valaciclovir) (Strupp, et al., 2004). Tierexperimentell konnte weiterhin nachgewiesen werden, dass Glucocorticoide außerdem die zentrale Kompensation eines einseitigen Labyrinthausfalls fördern. Bei eindeutig viral bedingter PVP wird die lokale Medikamentenapplikation, wie z.B. Ganciclovir, über ein Paukenröhrchen in der Literatur diskutiert. Die Gabe der fixen Kombination von Cinnarizin und Dimenhydrinat (Arlevert®) führt bereits nach einer Woche zu einer deutlichen Reduktion akuter vestibulärer Schwindelbeschwerden. Wie Betahistin beeinträchtigen die beiden Arzneimittel nur gering die Vigilanz. Die Gabe von Homöopathika kann ebenfalls die Beschwerden signifikant bessern (Dieterich, 2002; Novotny und Kostrica, 2002; Sampson, 2003).

Entscheidend ist die physikalische Behandlung mit einem Vestibularistraining, da dadurch die zentrale Kompensation in den Vestibulariskernen induziert wird. Die zentrale Gegenregulation einer einseitigen Labyrinthschädigung wird entscheidend gefördert, wenn Bewegungstestreize mit unerwarteten und unpassenden sensorischen Bewegungs-reizen ausgelöst werden. Die Wirksamkeit des Trainings ist tierexperimentell belegt (☞ Kap. 10.1.).

■ Praktische Aspekte bei der Therapie

In der akuten Phase mit Übelkeit und Erbrechen können während der ersten drei Tage zur Unter-drückung der Symptomatik Antivertiginosa (z.B. Dimenhydrinat als Supp. Vomex A® 1-3 x /Tag) gegeben werden. Sobald es dem Patienten besser geht, wird das Medikament abgesetzt, da sonst die zerebrale Kompensation gehemmt wird.

Es kann weiterhin eine kausale Therapie in Form eines antiphlogistisch-rheologischen Regimes er-folgen. Eine kurzdauernde Therapie mit Gluco-corticoiden (Prednisolon, Methylprednisolon) über etwa drei Wochen kann entsprechend der Be-handlung des Hörsturzes oder der "idiopathi-schen" Fazialisparese verabreicht werden (z.B. ini-tial 200 bis 250 mg/d Prednisolut oder 80 mg/d Methylprednisolon langsam ausschleichend). Die Wirksamkeit der Infusionstherapie mit rheolo-gisch wirksamen Präparaten ist nicht bewiesen. Bei zusätzlichen Hörstörungen oder Tinnitus ist sie je-doch indiziert. Aufgrund der Infusionsdauer ist der Patient jedoch hinsichtlich seiner Mobilität - auch wenn eine Bewegung mit Infusionsständer möglich ist - eingeschränkt, was wiederum die zen-trale Kompensation verzögern kann.

13.1.3. Morbus Menière

■ Klinik und Diagnostik

Bei dem Morbus Menière (englisch: *Menière's disease*) handelt es sich um eine einseitige (bei 70 %) Innenohrerkrankung unklarer Genese (Ha-mann und Arnold, 1999). Das charakteristische pathohistologische Substrat der Erkrankung ist der endolymphatische Hydrops (Endolymphhy-drops, "Glaukom des Ohres"), d.h. es besteht eine Ausweitung der Endolymphräume in der Cochlea und im Labyrinth (Hamann und Arnold, 1999; Michel, 1998; Reiß und Reiß, 2003a). Die Klinik des Morbus Menière wird durch Minuten bis Stunden anhaltende Drehschwindelanfälle be-stimmt, die mit Übelkeit und Erbrechen sowie ve-getativen Symptomen, wie Schweißausbrüchen und Herzrasen, einhergehen. Die Anfallsdauer be-trägt nicht Sekunden und auch nicht Tage (etwa 20 Minuten bis zu mehreren Stunden - maximal 24

Stunden). Die Anfälle sind verbunden mit Tinni-tus, einseitiger Schwerhörigkeit und oft auch ei-nem Völle- bzw. Druckgefühl im Ohr (Aura). Die Schwerhörigkeit wechselt hinsichtlich ihrer Inten-sität (Fluktuation), wobei typischerweise die Wahrnehmung der tiefen Töne betroffen ist. Tin-nitus tritt in 90 % der Fälle auf.

Man unterscheidet:

* eine **bewiesene** (histologischer Nachweis des Endolymphhydrops, entsprechende Sympto-matik)

* eine **sichere** (zwei oder mehr Schwindelattacken von 20 Minuten Dauer oder länger mit nachge-wiesener Hörminderung und Tinnitus, wobei andere Ursachen ausgeschlossen wurden)

* eine **wahrscheinliche** (eine Schwindelattacke mit Hörminderung und Tinnitus, Ausschluss anderer Ursachen)

* eine **mögliche** Menière-Erkrankung (Schwin-delattacke ohne Hörverlust oder fluktuierende Hörstörung ohne Schwindel, Ausschluss ande-rer Ursachen)

Entsprechend dieser Einteilung kann man klinisch allenfalls eine sichere Menière-Erkrankung dia-gnostizieren, da ein histologischer Nachweis nicht möglich ist. In der Regel handelt es sich um eine Ausschlussdiagnose. Ein fluktuierendes Gehör ist typisch für einen Morbus Menière, obwohl es auch bei anderen Erkrankungen auftreten kann. Mit dem Glyceroltest kann der endolymphatische Hy-drops und das fluktuierende Gehör nachgewiesen werden. Der von Klockhoff beschriebene Test (1,5 g/kg KG Glycerol) bewirkt beim Endolymph-hydrops eine Verkleinerung des Endolymphrau-mes durch Wasserentzug und führt zu einem au-diometrisch nachweisbaren Höranstieg. Nur 70 % der Menière-Patienten zeigen ein positives Ergeb-nis. Mit dem Glyceroltest wird also ein endolym-phatischer Hydrops nachgewiesen, nicht jedoch der Morbus Menière selbst. Das gilt auch für die Elektrocochleographie. Der Morbus Menière wird sicher zu häufig diagnostiziert.

> **Merke:**
> Bei der Diagnose Morbus Menière handelt es sich um eine Ausschlussdiagnose!

■ Ätiologie und Pathogenese

Typisch ist vor allem die durch den endolymphatischen Hydrops bedingte, starke Ausdehnung der Scala media (Ductus cochlearis) im Bereich der Reissnerschen Membran (Abb. 13.5). Es werden Gefäßanomalien, Durchblutungsstörungen, Allergien, Autoimmunreaktionen, Virusinfektionen, hereditäre Faktoren, neurogene Faktoren im Sinne einer Migräne oder eine hormonelle Dysregulation als Ursache des endolymphatischen Hydrops diskutiert.

Pathogenetisch liegt offensichtlich eine verminderte Resorption der kaliumreichen Endolymphe im Ductus und vor allem im Saccus endolymphaticus ("osmotische" Theorie) vor. Der Schwindelanfall wird durch eine Vermischung von Endolymphe und Perilymphe ausgelöst. Die ansteigende Kaliumkonzentration in der Perilymphe führt zu einer Depolarisation und anschließend zu einer Verhinderung der Repolarisation. Nach einem Anfall normalisiert sich die Kaliumkonzentration in der Perilymphe wieder. Der Anfall wird nach heutigen Kenntnissen am überzeugendsten als Permeabilitätsstörung der Innenohrschranken interpretiert. Bisherige Vorstellungen gingen davon aus, dass die Anfälle durch Rupturen beispielsweise der überdehnten Reissnerschen Membran ausgelöst werden. Elektronenmikroskopische Untersuchungen lassen eine akut erhöhte Permeabilität der gesamten Perilymph-Endolymph-Schranke näherliegend erscheinen. Durch indirekte oder direkte Einwirkung eines Triggers werden bei bereits bestehendem endolymphatischen Hydrops einzelne Zellmembranfusionslinien durchlässig. Infolge des verstärkten Eintritts von kaliumreicher Endolymphe in die Perilymphe, die in ihrer Zusammensetzung dem Liquor cerebrospinalis ähnelt, wird die Bildung des Aktionspotentials der afferenten Neuronen herabgesetzt und letztlich der Reiznystagmus sowie die Schwindelbeschwerden ausgelöst (Reiß und Reiß, 2003a).

Die alternative "Flow"-Theorie postuliert einen Druckgradienten zwischen cochleärem Anteil des Endolymphraums und dem Saccus endolymphaticus. Die Endolymphe wird in der Stria vascularis sezerniert, fließt entlang des Endolymphschlauches zum Saccus endolymphaticus und wird dort resorbiert. Infolge einer mechanischen Verengung des Ductus endolymphaticus kann es zu einem Hydrops kommen. Durch verstärkten hydrostatischen Druck oder auch durch eine Aufhebung des Staus werden die vestibulären Haarzellen inadäquat gereizt. Es resultiert eine mechanische Reizung mit verstärkter Transduktion.

Durch den Hydrops kann es auch zu einem Kontaktverlust der Sinneszellen zur Membrana tectoria kommen. Außerdem verursacht die Flüssigkeitszunahme in der Scala media eine Zunahme an Masse und damit eine Verminderung der Schwingungsfähigkeit der cochleären Trennwand. Durch den erhöhten endolymphatischen Druck kommt es auch zu einer Reizung der Sinneszellen (Abb. 13.6).

Beim Morbus Menière wird neben einer gestörten Bogengangsfunktion zunehmend auch eine Otolithenfunktionsstörung vor allem in der Frühphase diskutiert. Damit könnte erklärt werden, dass viele Patienten nach einem Anfall eine regelrechte Erregbarkeit der horizontalen Bogengänge aufweisen (Düwel, et al., 2005).

Sonderformen des Morbus Menière sind das Lermoyez-Syndrom und die Tumarkinsche Otolithenkrise (drop attacks). Das Lermoyez-Syndrom ist durch einer Hörverbesserung während des Anfalls gekennzeichnet. Bei der Tumarkinschen Otolithenkrise kommt es ohne Prodromi, bestimmte Auslöser oder Bewusstseinsstörungen zu plötzlichen rezidivierenden Stürzen des Patienten. Eine Ruptur im Bereich des Sacculus infolge Druckschwankungen verursacht eine Spontanbewegung der Otolithen mit pathologischer vestibulospinaler Haltungsreaktion im Sinne einer otolithischen Krise.

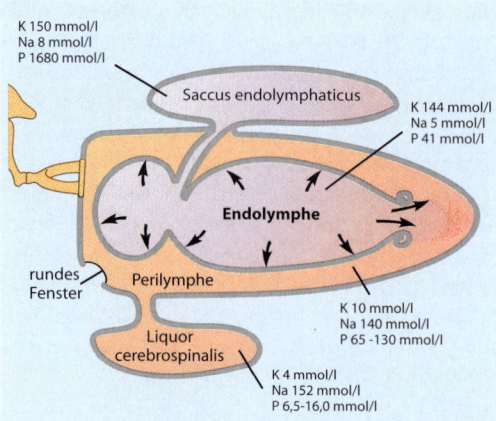

Abb. 13.5: Pathogenese des Morbus Menière. Durch die Störung der quantitativen Beziehung zwischen Peri- und Endolymphvolumen kommt es zum Hydrops. Die Ruptur führt zu einer Verschiebung der Ionenkonzentrationen (nach Becker et al., 1989).

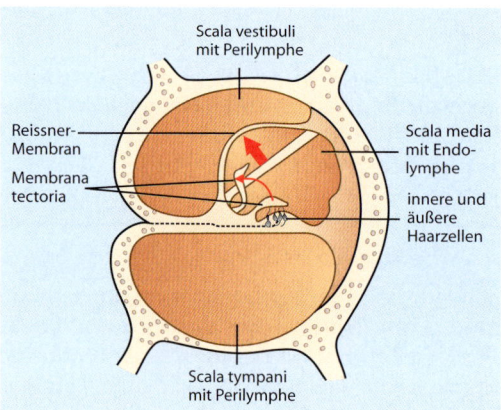

Abb. 13.6: Der endolymphatische Hydrops führt im Bereich der mit Kalium-reicher Endolymphe gefüllten Scala media zu einem Abkoppeln der Deckplatte (Membrana tectoria) von den Sinneszellen.

■ Verlauf

Die Erkrankung tritt meist im 4. bis 6. Lebensjahrzehnt auf, dagegen selten im Kindesalter oder jenseits des 80. Lebensjahres. In Mitteleuropa erkranken 1 von 8000 Einwohnern/Jahr (150/100.000 in USA). Die Erkrankung beginnt einseitig, kann im weiteren Verlauf auch das andere Ohr betreffen. Männer erkranken etwas häufiger als Frauen. Monosymptomatisch rein cochleäre oder rein vestibuläre Attacken sind vor allem zu Beginn der Erkrankung möglich. Die Frequenz der Attacken ist

zunächst unregelmäßig, nimmt allmählich zu, um dann im Verlauf von Jahren wieder abzunehmen. Im Intervall sind die Patienten zunächst beschwerdefrei, entwickeln dann aber eine zunehmende Schwerhörigkeit und einen permanenten Tinnitus (Abb. 13.7). Eine Spontanremission ist möglich. Die Häufigkeit der Schwindelanfälle nimmt dann langsam ab, bis schließlich das Labyrinth "ausgebrannt" ist.

Bei der Erkrankung können schon frühzeitig psychische Folgen entstehen, wobei die wechselseitige Bedingtheit der organischen und seelischen Faktoren beachtet werden muss. Hierbei kann die Angst vor den Schwindelbeschwerden so groß werden, dass sie selbst als "Schwindel" bzw. Unsicherheit empfunden werden. Somatoforme Schwindelbeschwerden können auch dann auftreten, wenn das Gleichgewichtsorgan schon lange nicht mehr funktioniert (Schaaf und Hesse, 2003).

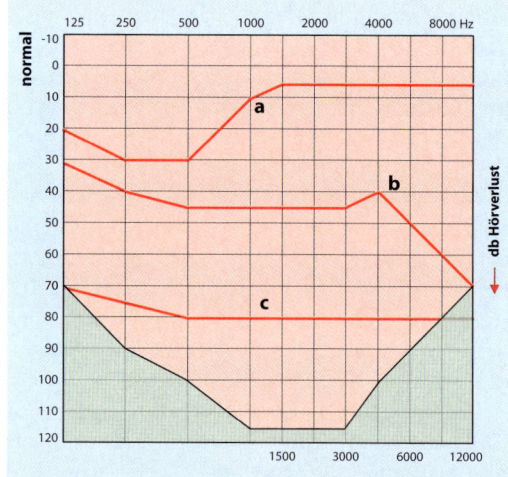

Abb. 13.7: Verlauf der Hörkurven im frühen (a), mittleren (b) und späten Stadium (c) beim Morbus Menière.

■ Differenzialdiagnose

Vor allem bei der ersten Menière-Attacke ist die Abgrenzung zu anderen Krankheitsbildern schwierig, besonders wenn es sich um einen möglichen monosymptomatischen Beginn handelt. Bei rezidivierenden Schwindelattacken muss vor allem eine TIA und eine Basilarismigräne bzw. vestibuläre Migräne in Betracht gezogen werden. Hilfreich ist es, wenn man die Dauer und weitere Begleitsymptome (Hörstörung, Augensymptome, Okulomotorikstörungen) berücksichtigt.

Die Abgrenzung zur PVP ist relativ einfach, da diese mehrere Tage anhält, wohingegen eine Menière-Attacke maximal 24 Stunden dauert. Bei dem Cogan-Syndrom treten neben Hörstörungen zusätzlich entzündliche Augenzeichen auf. Bedeutsam ist die Abgrenzung des Morbus Menière von vaskulär bedingten Schädigungen, d.h. Infarkten bzw. Ischämien der AICA und MS-Plaques im Bereich der Eintrittszone des 8. Hirnnerven. Hier finden sich zentrale Okulomotorikstörungen bzw. zentrale vestibuläre Funktionsstörungen. Die Unterscheidung der Drop attacks bei VBI von vestibulären Drop attacks, d.h. der Tumarkinschen Otolithenkrise, ist anamnestisch schwierig (☞ Kap. 13.3.3.). Ebenfalls kann die Abgrenzung zur PLF problematisch sein (☞ Kap. 13.1.5.).

Eine wichtige Differenzialdiagnose ist die Basilarismigräne bzw. vestibuläre Migräne, welche sich nicht nur in Form von kurzen, Sekunden bis Minuten dauernden, sondern auch in mehrstündigen Anfällen manifestieren können. Für einen MiS sprechen zentrale Okulomotorikstörungen, andere neurologische Symptome (Taubheitsgefühl im Gesicht bei der basilären Migräne), Kopf- und Nackenschmerzen und das Anschlagen auf eine entsprechende Therapie mit β-Rezeptorenblockern. Weiterhin kommt es bei der Migräne nicht zu einer zunehmenden Hörstörung (☞ Kap. 13.2.2.1.). Eine Vestibularisparoxysmie kann ebenfalls mit Schwindelattacken einhergehen, die aber nur Sekunden bis Minuten dauern (☞ Kap. 13.1.4.). Sie ist dadurch sehr gut abgrenzbar (Tab. 13.1).

Differenzial-diagnose	Unterscheidungsmerkmal
akute einseitige periphere Vesti-bulopathie (PVP)	länger als 24 Stunden
Cogan-Syndrom	zusätzliche Augenzeichen
vertebrobasiläre Insuffizienz (VBI); multiple Sklerose (MS)	zusätzliche Hirnstammzeichen, zentral-vestibuläre Funktionsstörungen
Migräneschwindel (MiS)	zentrale Okulomotorikstörungen, andere neurologische Symptome, Kopf- und Nackenschmerzen, Ansprechen auf β-Rezeptorenblocker
Vestibularis-paroxysmie	Sekunden- bis Minuten-dauer
Perilymphfistel (PLF)	Provokation, CT, Verlauf

Tab. 13.1: Differenzialdiagnose des Morbus Menière.

■ Therapeutische Prinzipien

Die Ursache des Endolymphhydrops als pathologisches Substrat ist bis heute nicht sicher geklärt. Dementsprechend gibt es keine kausale Behandlung. Trotz Hinweisen auf eine entzündliche Genese bzw. einen Autoimmunprozess liegen derzeit noch keine entsprechenden prospektiven Studien vor, welche die Wirksamkeit von Glucocorticoiden untersuchten. Diese sind neben den Antiemetika bei der Therapie im Anfall indiziert.

Literaturstudien über eine große Anzahl von Patienten kommen hinsichtlich der Anfallsprophylaxe zu der Schlussfolgerung, dass positive Effekte auf die Attackenfrequenz nur für Betahistin und Diuretika existieren. Daher wird als prophylaktisches Medikament derzeit Betahistin empfohlen. Weiterhin kann durch eine medikamentöse Innenohrausschaltung mit intratympanal injiziertem Gentamycin das sekretorische Epithel geschädigt und damit die Endolymphproduktion vermindert werden (☞ Kap. 8.6.3.). Neben der Vermeidung erneuter Attacken und der symptomatischen Behandlung im Akutstadium mit Antivertiginosa ist die Förderung der zentralen Kompensation ein weiteres wichtiges Behandlungsprinzip.

■ Praktische Aspekte bei der Therapie

Bei der Behandlung des Morbus Menière muss man grundsätzlich zwischen

▶ 1. der **Therapie des ersten Anfalls**, bei dem die Diagnose meist noch nicht gesichert ist, und

▶ 2. der **Therapie weiterer Anfälle** bei gesicherter Diagnose (Attackenbehandlung) und

▶ 3. der **Prophylaxe eines Anfalls** unterscheiden (Waldfahrer und Iro, 2003).

1. Bei dem Erstereignis eines Morbus Menière besteht noch eine diagnostische Unsicherheit bezüglich der Abgrenzung zu anderen Schwindelursachen. Das ist besonders dann der Fall, wenn der Beginn der Erkrankung atypisch bzw. monosymptomatisch verläuft. Dementsprechend ist neben einer Behandlung auch eine diagnostische Abklärung bzw. Ausschlussdiagnose erforderlich. Aufgrund audiologischer Symptomatik ist es gerechtfertigt, eine antiphlogistisch-rheologische Therapie zu beginnen. Ggf. kann zusätzlich Betahistin in einer Dosierung von 3 x 8 oder 3 x 16 mg verabreicht werden.

2. Ist die Diagnose gesichert, so muss der Patient über die Art der Erkrankung, das Risiko eines erneuten Anfalls und das Vorgehen bei einem erneuten Anfall aufgeklärt werden. Menière-Anfälle werden symptomatisch mit Antivertiginosa (z.B. Dimenhydrinat, Scopolamin, Diphenhydramin) und Bettruhe behandelt. Eine stationäre Aufnahme ist in schweren Fällen nötig. Die alleinige "ätiologische" Gabe von Glucocorticoiden im Akutstadium wird empfohlen, so z.B. für 3 Tage 500-1000 mg/d Prednisolut i.v. und 2 x 150 mg/d Ranitidin oder 100 mg Prednisolon oral in absteigender Dosierung bis auf 2,5 mg (Hamann und Arnold, 1999). Eine antiphlogistisch-rheologische Behandlung ist nur in bestimmten Fällen (zunehmende Hörstörung oder Tinnitus) indiziert.

3. Da die Anfälle unvorhergesehen auftreten können, kann auch eine Vorbereitung dem Patienten zu einer gewissen Sicherheit verhelfen. Dazu gehören vor allem:

• Das Mitführen antiemetischer Medikamente, damit ein Anfall gelindert werden kann. Empfohlen werden 2-3 Vomex A® Supp. in einer geeigneten Verpackung, Vomex A Tbl. oder bei zusätzlichem Durchfall Lorazepam gegen Erbrechen (Tavor Expidet®) für die sublinguale Ver-

abreichung. Es muss jedoch beachtet werden, dass mehrfache Lorazepameinnahmen sehr schnell abhängig machen können.

• Eine Tüte, für den Fall, dass es trotz der Medikamente zum Erbrechen kommt.

• Eine Hilfekarte, die den Betroffenen nicht als Betrunkenen, sondern als Kranken ausweist.

• Technische Hilfsmittel, die es ermöglichen, Hilfe zu rufen (z.B. Mobiltelefon).

In Zentraleuropa hat sich zur Anfallsprophylaxe Betahistin etabliert. In den USA ist dieses Medikament dagegen nicht verfügbar. Es sind Dosierungen von 3 x 8 mg bis zu 3 x 16 mg Betahistinhydrochlorid oder 3 x 6 mg bis zu 3 x 12 mg Betahistindimesilat üblich. Die Erfolgsrate wird mit etwa 60 bis 90 % innerhalb von 2 bis 12 Monaten angegeben (Michel, 1998). Die individuelle Dosierung muss auf das geringste Maß angepasst werden. Bei unzureichender Besserung der Symptomatik kann zusätzlich zu Betahistin auch ein Kombinationspräparat, bestehend aus Hydrochlorthiazid und Triamteren (z.B. Dytide H® ½ bis 1 Tbl. morgens), verabreicht werden. Alternativ zum Betahistin ist die Gabe von Sulpirid oder Arlevert® möglich.

Für die Wirksamkeit diätetischer Maßnahmen gibt es keine Belege (salzarme Kost, Kaffee- und Alkoholkarenz). Eine "gesunde Lebensweise" bzw. "Ernährung" ist in jedem Fall anzuraten. Weiterhin sollte der Patient einen Anfallskalender führen, in dem u.a. auslösende Trigger bzw. Faktoren vermerkt werden.

Kommt es unter den o.g. konservativen Behandlungsverfahren nicht zu einer Besserung, müssen operative Verfahren erwogen werden. In jedem Fall muss man subjektive und soziale Belange des Patienten beachten. Die Verfahren kann man in nicht-destruktive und destruktive Operationen unterteilen. Von den vielen beschriebenen Verfahren sind vor allem die intratympanale Instillation von Gentamycin (☞ Kap. 8.6.3.), die Saccotomie, die Neurektomie der Nn. vestibulares und die Labyrinthektomie hervorzuheben (☞ Kap. 11.4.).

13.1.4. Vestibularisparoxysmie

■ Anamnese und Klinik

Die Vestibularisparoxsymie wird auch als neurovaskuläres Kompressionssyndrom oder Gefäßschlingensyndrom bezeichnet. Es treten rezidivierende heftige, kurzdauernde, Sekunden bis wenige Minuten anhaltende Dreh- oder Schwankschwindelattacken mit oder ohne Ohrsymptome (Hörminderung und Tinnitus) auf, die durch einen Gefäß-Nerven-Kontakt des 8. Hirnnerven, d.h. eine neurovaskuläre Interaktion, bedingt sind.

Das Krankheitsbild kann bei folgenden fünf Merkmalen vermutet werden:

1. kurze Sekunden bis Minuten dauernde Drehschwindelattacken,
2. durch bestimmte Kopfpositionen (Drehung oder Neigung) oder Hyperventilation auslösbare Attacke,
3. einseitige Hörminderung oder Tinnitus während der Attacken oder im Intervall,
4. nachweisbare vestibuläre Störungen bzw. Defizite während der Attacke und mit geringerer Ausbildung im Intervall,
5. Besserung oder Abklingen der Attacke durch Carbamazepin in niedriger Dosierung, ohne dass eine zentrale Störung nachweisbar ist.

Es gibt zwei Häufigkeitsgipfel, einen mit früherem Beginn und einen mit späterem Beginn zwischen dem 40. und 60. Lebensjahr. Männer sind häufiger betroffen als Frauen (Brandt, 2003a; b; Brandt, et al., 2004; Jäger, et al., 1997).

Durch ein MRT mit bestimmten Sequenzen (constructive interference in steady state - CISS) kann eine Kompression des 8. Hirnnerven durch eine Arterie dargestellt werden. Es liegen jedoch keine Studien vor, wie häufig ein solcher Gefäß-Nerven-Kontakt bei Vestibularisparoxysmie-Patienten bildgebend darstellbar ist, da auch bei Gesunden Gefäß-Nerven-Kontakte nachweisbar sind.

■ Ätiologie und Pathogenese

Vermutet wird, ähnlich wie bei der Trigeminusneuralgie oder der Glossopharyngeusneuralgie, eine hirnstammnahe Gefäßkompression des 8. Hirnnerven. Arteriosklerotisch erweiterte und auch aberrierende Gefäße im Kleinhirnbrückenwinkel sollen durch Pulsation eine segmentale Druckläsion verursachen. Meist handelt es sich um eine Schlinge der A. cerebelli inferior anterior (AICA). Eine Gefäßanomalie oder eine Arachnoidalzyste in diesem Bereich können ebenfalls eine Rolle spielen.

■ Differenzialdiagnose

Wichtige Differenzialdiagnosen sind: BPPV, zentraler Lagerungsschwindel, paroxysmale Hirnstammattacken, vestibuläre Migräne, somatoformer Schwindel, Vertebralisdissektion mit Hirnstammischämie, kopfpositionsabhängiger Verschluss der A. vertebralis. Aufgrund der Kürze (Sekunden bis wenige Minuten) der oft rezidivierenden Schwindelattacken ergeben sich differenzialdiagnostisch meist keine wesentlichen Probleme. Nur die paroxysmalen Hirnstammattacken mit Schwindel und auch Ataxie, die auf MS-bedingte oder Infarkt-bedingte Hirnstammläsionen zurückzuführen sind, können differenzialdiagnostische Probleme bereiten, da sie auch auf die Gabe von Carbamazepin in niedriger Dosierung reagieren. In diesen Fällen ist ein MRT des Hirnstamms unbedingt erforderlich. Weiterhin ist der BPPV abzugrenzen, welcher durch die Lagerungsmanöver mit Auslösen eines Crescendo-Decrescendo-Nystagmus diagnostiziert wird. Bei der Vestibularisparoxysmie fehlen die typische Charakteristika bzw. der Nystagmus ist weniger regelmäßig bei Lagerungsproben auslösbar.

■ Therapie

Der Therapieversuch mit Carbamazepin in niedriger Dosierung (200-600 mg/d) ist indiziert und kann auch diagnostisch hilfreich sein. Als Alternativen stehen bei Unverträglichkeiten Gabapentin, Valproinsäure, Phenytoin, Pimozid oder Baclofen zur Verfügung. Eine Indikation zur operativen mikrovaskulären Dekompression (☞ Kap. 11.10.) ist aufgrund der Nebenwirkungen (z.B. mögliche Gefahr eines Hirnstamminfarktes) mit Zurückhaltung zu stellen. Auch kann die betroffene Seite oft nicht sicher genug bestimmt werden. Andere pathologische Veränderungen im Hirnstammbereich, wie eine Arachnoidalzyste oder ein Tumor, sollten dagegen entsprechend operativ angegangen werden, da in diesen Fällen eine medikamentöse Therapie nicht indiziert ist (Brandt, 2003a; b; Brandt, et al., 2004).

13.1.5. Perilymphfistel (PLF)

■ Klinik

Ein Defekt oder eine pathologische Elastizität der Labyrinthkapsel vor allem im Bereich der angrenzenden Mittelohrräume kann aufgrund der druckabhängigen Verformbarkeit des Endolymphschlauches oder eines Peri- bzw. Endolymphlecks zu Schwindel oder Hörverlust führen. Derzeit existiert hinsichtlich der Nomenklatur und der Einteilung keine Einheitlichkeit. In Beziehung stehende Symptome, Krankheitsbilder bzw. Sonderformen sind das pressorische bzw. das Lagefistelsymptom, die Labyrinthfistel, das Tullio-Phänomen und das Hennebert-Zeichen.

Unter einem positiven Fistelsymptom versteht man die Auslösung von Schwindel und Nystagmus bei Druckerhöhung in den Mittelohrräumen.

Leitsymptome der PLF sind Schwank- oder Drehschwindelattacken, Stand- und Gangunsicherheit verbunden mit Hörverlusten, die durch Druckänderungen (Anstrengung, Pressen, Heben, Niesen, große Höhenunterschiede z.B. beim Fliegen oder auf Bergtouren, Bücken) oder auch durch laute Geräusche ausgelöst werden können. Die Attacken können Sekunden bis Tage dauern.

Klinisch kann man eine Bogengangsform mit typischem Drehschwindel und Spontannystagmus von einem Otolithentyp bei einer Fistel der Mittelohrfenster abgrenzen. Patienten mit Otolithenschwindel klagen insbesondere bei linearen Kopfbeschleunigungen wie Gehen oder Aufstehen über Schwankschwindel mit Oszillopsien und Gangunsicherheit. In Ruhe haben diese Patienten keine Beschwerden. Das Fistelsymptom kann man nach der Auslösungsart in ein pressorisches und ein Lagefistelsymptom einteilen. Das pressorische Fistelsymptom kann bei einem Trommelfelldefekt über den Gehörgang und bei einem intakten Trommelfell über die Tuba auditiva beim Valsalva-Manöver ausgelöst werden.

Weiterhin können Hörstörungen bis zur Ertaubung und Tinnitus bestehen, die erst zur Arztvorstellung führen.

Diagnose und Verlauf

Die Diagnose einer PLF ist nicht einfach. Es gibt keinen pathognomonischen Test zum Nachweis einer PLF. Die meisten Symptome wie Lagenystagmus, Hörminderung, thermische Untererregbarkeit des Labyrinths sind unspezifisch. Auch die diagnostische Tympanotomie ist nicht beweisend. Hilfreich sind Provokationstests, bei denen versucht wird, unter CNG-Monitoring Attacken auszulösen. Dazu gehören das Valsalva-Manöver, Lageprüfung einschließlich Kopfhängelage und auch der Tragusdruckversuch bzw. die Untersuchung

mit dem Politzer-Ballon. Bei einer Schwerhörigkeit kann versucht werden, ob mit einem Tonaudiogramm vor und nach Lagerung auf das gesunde Ohr ein verbessertes Hörvermögen nachweisbar ist. Durch die Lagerung wird das Abfließen der Perilymphe verhindert. Manchmal ist es schwierig, die betroffene Seite zu bestimmen. Richtungsweisend sind hierbei Ohrdruck, Hörminderung sowie Tinnitus.

Mit dem Dünnschicht-CT des Felsenbeins können eine angeborene Labyrinthfehlbildung oder Knochendefekte nachgewiesen werden. Bei der Tympanoskopie bzw. Tympanotomie, die auch gleichzeitig der Behandlung der PLF dient, können die Mittelohrfenster beurteilt werden. Intraoperativ ist es jedoch auch schwierig, eine Fistel darzustellen.

Differenzialdiagnose

Die Differenzialdiagnose ist vielgestaltig, da eine Reihe von Erkrankungen ausgeschlossen werden muss: BPPV, zentraler Lageschwindel, Morbus Menière, Vestibularisparoxysmie, bilaterale Vestibulopathie und somatoformer Schwindel. Die Anamnese, die audiologischen Zusatzbefunde und der klinische Befund ermöglichen die Ausschlussdiagnose.

Ätiologie, Pathogenese und Verlauf

Die Ursachen einer PLF sind mannigfaltig. Prinzipiell kann sie traumatisch, iatrogen oder spontan auftreten. Bei starkem Pressen, Niesen, Schneuzen oder Husten erhöht sich kurzzeitig der intrakranielle Liquordruck und wird über den Aquaeductus cochleae und den inneren Gehörgang fortgeleitet. In ungünstigen Fällen, wie z.B. bei einer Missbildung bzw. Anomalie, einer zurückliegenden Verletzung oder spontan, kommt es zu einer Ruptur des ovalen und/oder des runden Fensters. Das runde Fenster ist vulnerabel, da es nur eine Dicke von 60-80 μm hat. Die Fläche beträgt ca. 6 mm². Anatomische Varianten mit größeren Flächen (etwa 1,3 % der Bevölkerung) erhöhen die Rupturanfälligkeit (Stoll, et al., 2004). Auch durch einen erhöhten Druck von außen, z.B. durch einen Schlag oder durch ein Explosionstrauma, kann eine PLF entstehen (Abb. 13.8). Weitere Ursachen sind Felsenbeinfrakturen oder Traumen bei Mittelohroperation. Wird bei einer Operation das Labyrinth eröffnet und tritt Peri- oder Endolymphe aus, so ist ein irreversibler Funktionsverlust des

Hör- und des Gleichgewichtsorgans möglich. Die Funktion kann unter Umständen erhalten werden, wenn der Defekt sofort abgedeckt wird. Eine PLF kann auch spontan, d.h. ohne erkennbare äußere oder innere Ursachen, auftreten. Auch bei Tauchvorgängen oder beim Fliegen mit starker Kompression (Abtauchen, Landen) oder Dekompression (Auftauchen, Starten) kann eine PLF durch ein Barotrauma hervorgerufen werden. Diese treten besonders bei Tubenbelüftungsstörungen auf. Bei der Caisson-Krankheit kommt es beim zu schnellen Auftauchen zur Bildung von Mikroembolien durch Stickstoffbläschen, wobei auch traumatische Läsionen im Vestibulariskerngebiet auftreten können.

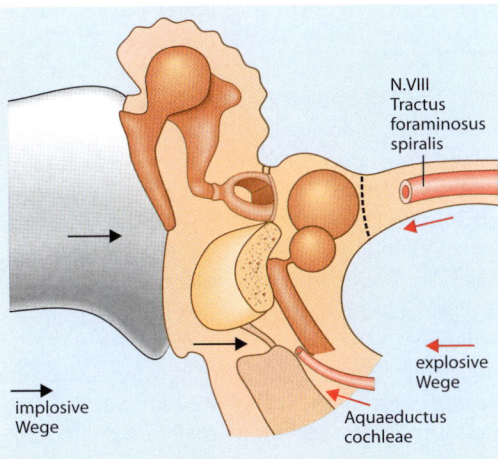

Abb. 13.8: Fensterruptur durch explosive (Druckerhöhung von innen) und implosive Mechanismen (Druckerhöhung von außen über den äußeren Gehörgang).

1998 wurde von Minor et al. (1998) erstmals eine neue Variante einer PLF beschrieben, nämlich das "superior canal dehiscence syndrome" bzw. innere PLF. Symptome sind wiederholte Dreh- oder Schwankschwindelattacken mit Oszillopsien, welche durch laute Töne oder Änderungen des intrakraniellen Drucks oder Mittelohrdrucks (Husten und Pressen) ausgelöst werden (Strupp, et al., 2000). Pathophysiologisch liegt diesem Syndrom eine knöcherne Dehiszenz im Bereich des oberen vertikalen Bogengangs in Höhe der Eminentia arcuata zugrunde. Über dieses dritte Fenster, welches neben dem ovalen bzw. runden Fenster sehr selten vorkommt, wird eine Druckübertragung auf das

häutige Labyrinth des oberen vertikalen Bogengangs ermöglicht. Ursache ist oft ein SHT oder ein Barotrauma. Aufgrund ihrer Lage wird die innere PLF wahrscheinlich oft übersehen. Eine Dehiszenz kommt bei 0,5 % und eine sehr dünne Knochenschicht bei 1,4 % der Fälle vor. In einem hochauflösenden CT des Felsenbeins ist eine knöcherne Dehiszenz im Bereich der Eminentia arcuata nachweisbar (Abb. 13.9).

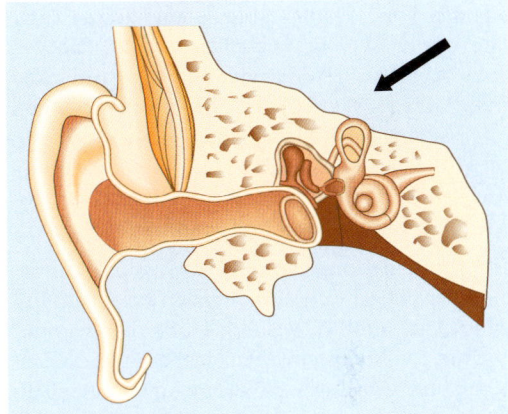

Abb. 13.9: Dehiszenz im Bereich des oberen Bogengangs - innere PLF.

Angaben zur Häufigkeit einer PLF sind wegen der unsicheren Diagnostik nicht bekannt. Sie kommen wohl häufiger im Kindesalter vor. Der Verlauf ist variabel. Der Schwindel verschwindet in der Regel nach einer gewissen Zeit. Die Prognose hinsichtlich des Hörvermögens ist bei einer PLF ungewiss. Sie hängt vom Zeitpunkt der Diagnose und Therapie ab. Wenn eine PLF nicht abheilt oder zu spät diagnostiziert wird, kann es zu irreversiblen Hör- und auch Gleichgewichtsschäden kommen. In seltenen Fällen kann sich eine Labyrinthitis ausbilden.

Unter einem Tullio-Phänomen versteht man das Auftreten von Schwindel durch laute Geräusche (Schalldruckpegel von mindestens 90 dB). Bei der Diagnostik sollte versucht werden, Schwindel durch seitengetrennte Beschallung auszulösen. Von einem Hennebert-Zeichen spricht man, wenn es zu einem positiven pressorischen Fistelsymptom trotz intaktem Trommelfell kommt, wobei die Nystagmusrichtung umgekehrt ist. Beschrieben wurde das Zeichen 1911 bei Luesinfektionen. Vermutet wird eine Lockerung des Steigbügelringbandes mit gummöser Infiltration, so dass die Trommelfellbewegungen verstärkt auf das Innenohr fortgeleitet werden. Tullio-Phänomen und Hennebert-Zeichen sollen bei Patienten mit einem Morbus Menière gehäuft auftreten, was aber bei dieser Erkrankung offenbar auf den engeren Kontakt zwischen ovalem Fenster und Utriculus durch den endolymphatischen Hydrops zurückzuführen ist (Schaaf, 2004; Stoll, 1998).

■ Therapie

Viele PLF ohne Hörstörungen und Tinnitus heilen offenbar von selbst ab, so dass eine konservative Therapie möglich ist. Diese besteht in einer bis zu dreiwöchigen überwiegenden Bettruhe, wobei der Oberkörper etwas hochgelagert wird. Körperliche Anstrengungen wie Heben, Pressen, Bücken, heftiges Husten und Nasenschneuzen müssen vermieden werden. Wenn es darunter nicht zu einer Besserung kommt, ist eine Tympanotomie indiziert.

Eine Tympanotomie zum Ausschluss und Therapie einer PLF ist weiterhin indiziert bei einer typischen Anamnese, d.h. akuter Hörverlust verbunden mit Lagerungsschwindel, insbesondere bei einer akuten einseitigen Ertaubung oder einem Innenohrhörverlust von 70 dB unabhängig vom vestibulären Befund sowie bei einem akuten Innenohrverlust und positivem Fistelsymptom. Bei der Tympanotomie wird in jedem Fall das runde und das ovale Fenster abgedichtet, da Mikroverletzungen unter dem Mikroskop nicht immer sichtbar sind. Hinsichtlich des Hörvermögens ist die Operation in Abhängigkeit von der Ätiologie nur in maximal 70 % der Fälle erfolgreich.

Die Therapie der Dehiszenz im Bereich der Eminentia arcuata besteht in einer Abdeckung bzw. Verschluss über einen transtemporalen Zugang zur mittleren Schädelgrube.

■ Praktische Aspekte bei der Therapie

Bei gleichzeitigem Hörverlust ist neben einer operativen Therapie in jedem Fall eine antiphlogistisch-rheologische Behandlung (☞ Kap. 8.7.) und ggf. eine antibiotische Abschirmung erforderlich. Auch nach einer operativen Behandlung sollte der Patient körperliche Belastungen vermeiden.

13.1.6. Bilaterale Vestibulopathie

■ Anamnese, Klinik und Verlauf

Die bilaterale Vestibulopathie (bilateral vestibular loss) äußert sich in Oszillopsien mit Sehstörungen bei Kopfbewegungen und beim Gehen, Gangunsicherheit in der Dunkelheit und auf unebenem Gelände sowie Störungen des räumlichen Sehens. Diese Oszillopsien wurden erstmals vom Neurochirurgen Walter E. Dandy bei einem Patienten beobachtet, bei dem wegen eines beidseitigen Morbus Menière eine beidseitige Neurektomie durchgeführt wurde (Dandy-Phänomen). Beidseitige Hörstörungen sind möglich. Bei der bilateralen Vestibulopathie handelt es sich um eine seltene, aber oft nicht diagnostizierte periphere Gleichgewichtsschädigung inhomogener Ätiologie. Im Gegensatz zur PVP ist die auslösende Ursache z.T. bekannt, stellt jedoch einen Sammeltopf verschiedener Erkrankungen dar.

Der klinische Verdacht ergibt sich aus den o.g. Symptomen. Bei dem Kopfimpulstest nach Halmagyi und Curthoys (1988) (☞ Kap. 3.2.1.5.) zeigen sich beim passiven Drehen nach rechts und nach links Refixationssakkaden aufgrund einer beidseitigen Störung des VOR. Bei geschlossenen Augen ist bei den vestibulospinalen Tests ein vermehrtes Schwanken nachweisbar. Die Diagnose wird durch die Testung des VOR mittels thermischer Reizung und CNG-Ableitung gestellt. Trotz vieler Arztkonsultationen wird die Erkrankung oft zu spät diagnostiziert, so dass die Beschwerden des Patienten weiter zunehmen. Die bilaterale Vestibulopathie ist selten und kann in jedem Lebensalter auftreten. Eine Erholung der vestibulären Funktion ist in bestimmten Fällen möglich. Zumindest eine partielle Restitution wurde bei 50 % der Fälle beschrieben.

■ Ätiologie und Pathogenese

Die häufigsten Ursachen sind Autoimmunkrankheiten, ototoxische Substanzen, Meningitis, Tumoren, kongenitale Fehlbildungen sowie zerebelläre Degenerationen. In 20-30 % der Fälle bleibt die Ursache unbekannt (Tab. 13.2).

Bei schnellen Kopfbewegungen kann der VOR das Objekt nicht mehr auf der Fovea halten, so dass es zu einer unwillkürlichen Bewegung kommt, die als Scheinbewegung und Unschärfe imponiert. Bei langsamen Bewegungen des Kopfes kann jedoch das Blickziel weitestgehend stabilisiert werden, ohne dass es zu Scheinbewegungen kommt. Durch die gestörte vestibulospinale Haltungsregulation kommt es außerdem zu einem unsicherem Gang insbesondere im Dunkeln, da das visuelle System dann den Defekt nicht mehr ausgleichen bzw. substituieren kann. Auch bei Sehstörungen kann es zu einer vermehrten Fallneigung kommen. Beim Gehen im Dunkeln und zusätzlich unebenem Grund werden die Symptome noch verstärkt. Weiterhin kann die Gangunsicherheit bzw. Fallneigung noch bei einer Störung des somatosensorischen Systems z.B. infolge einer Polyneuropathie vermehrt auftreten. Bei einer bilateralen Vestibulopathie besteht außerdem ein vermindertes räumliches Gedächtnis, da eine intakte Funktion des Vestibularsystems für die Orientierung im Raum wichtig ist.

Ursachengruppe	Krankheitsbilder
ototoxisch	Aminoglykosidantibiotika, Zytostatika, Schleifendiuretika, Aspirin
entzündlich	Meningitis oder selten Labyrinthitis durch Neisserien, Streptokokken, Mycobacterium tuberculosis, HIV
Tumoren	Non-Hodgkin-Lymphom, Neurofibromatose Typ II, Meningeosis carcinomatosa
Autoimmunkrankheiten	Cogan-Syndrom, Morbus Behçet, Lupus erythematodes, Morbus Wegener, primäres Antiphospholipidsyndrom, zerebrale Vaskulitis
Neuropathien	hereditäre sensorische bzw. motorische Neuropathien, Vitamin B_6- und Vitamin B_{12}-Mangel
kongenital	Usher-Syndrom
Degenerationen	spinozerebelläre Degeneration

Tab. 13.2: Ursachen einer bilateralen Vestibulopathie.

■ Differenzialdiagnose

Die bilaterale Vestibulopathie muss von anderen vestibulären und nichtvestibulären Erkrankungen abgegrenzt werden. Dazu gehören zerebelläre Störungen, der somatoforme Schwankschwindel, orthostatische Hypotension, Sehstörungen und arterielle Hypertonie. Sind diese Erkrankungen ausgeschlossen, so kommt es darauf an, nach den einzelnen Ursachen der bilateralen Vestibulopathie zu suchen. Hierbei müssen die Anamnese und andere neurootologische Symptome berücksichtigt werden.

■ Therapie

Bei der bilateralen Vestibulopathie steht die Prävention an erster Stelle. Aminoglykosidantibiotika sollten nur unter strenger Indikation und als tägliche Einmaldosis verabreicht werden. Risikofaktoren (Nierenversagen, hohes Alter, familiäre ototoxische Prädisposition) sollten beachtet werden. Monitoring des Plasmaspiegels sowie klinische Verlaufskontrollen der Hör- und Vestibularfunktion sind notwendig (Tonaudiogramm, OAE und CNG). Beachtet werden sollte, dass die ototoxischen Effekte oft über Tage und Wochen mit Verzögerung auftreten. Ist eine Hör- oder Gleichgewichtsschädigung eingetreten, so sollte das Aminoglykosidantibiotikum sofort abgesetzt werden. Eine Behandlung mit einem antiphlogistisch-rheologischen Infusionsschema ist indiziert.

Bei klinischem Verdacht auf eine Autoimmunerkrankung oder bei Nachweis von Antikörpern gegen Innenohrstrukturen ist eine Immunbehandlung indiziert. In Frage kommen Glucocorticoide bzw. ein antiphlogistisch-rheologisches Infusionsschema. Bei dem Cogan-Syndrom ist nach einer hochdosierten Glucocorticoidgabe (z.B. 1 g Urbason i.v./d für 5 Tage) und anschließender Reduktion der Dosis bei mangelhaftem Ansprechen auch zusätzlich die Gabe von Azathioprin oder Cyclophosphamid indiziert. Bei der bilateralen Vestibulopathie anderer Ätiologie ist die Behandlung der jeweiligen Grundkrankheit erforderlich.

Die physikalische Therapie in Form des Gleichgewichtstrainings wird von den Patienten gerne angenommen und als angenehm empfunden. Aufgrund des bilateralen Befalls sind dem Training jedoch Grenzen gesetzt. Bei dem Vergleich von trainierten zu untrainierten Patienten ergeben sich keine statistisch signifikanten Unterschiede, auch wenn sich trainierte Patienten sicherer fühlen (Herdmann, 2000).

Weiterhin sind verschiedene Verhaltensregeln zu beachten. Der Patient sollte Aktivitäten in Situationen vermeiden, bei denen die Substitution durch andere Sinnesorgane entfällt (z.B. Laufen im Dunkeln). Auch sollte versucht werden, dass bestimmte stationäre Punkte bei Bewegungen fixiert werden. Ruckartige Kopfbewegungen sind zu vermeiden. Das Laufen mit weichem Schuhwerk und auf ebenen Flächen kann die Oszillopsien verringern (Baloh und Halmagyi, 1996).

Gerade bei der bilateralen Vestibulopathie ist es wichtig, den Patienten über die einzelnen Mechanismen und Verhaltensweisen aufzuklären, da dadurch oft eine subjektive Minderung der Beschwerden erzielt werden kann.

13.1.7. Verschiedene Schwindelursachen

13.1.7.1. Labyrinthitis

Eine Labyrinthitis bzw. eine Entzündung des Gleichgewichtsorgans kann verschiedene Ursachen haben: Otitis media acuta oder chronica, virale oder bakterielle Entzündungen, Trauma, Tumoren. Eine Labyrinthitis stellt für das Hör- und das Gleichgewichtsorgan sowie für benachbarte Strukturen eine ernsthafte Gefahr dar. In Abhängigkeit vom Ausmaß der Erkrankung gibt es unterschiedliche Formen: Labyrinthitis serosa (viraler Infekt, nach Stapeschirurgie, posttraumatisch), Labyrinthitis circumscripta (Labyrinthfistel) oder Labyrinthitis diffusa bzw. acuta (eitrig oder fortgeleitet).

In Abhängigkeit von der Ursache und des Schweregrades kann es zu einem Hörverlust bis zur Taubheit mit Tinnitus kommen. Die Schwindelbeschwerden können vom Lageschwindel bis zu heftigem Dauerdrehschwindel reichen. Weitere Symptome wie Otalgie, Ohrendruck, Otorrhö oder Fieber können auftreten. Eine Labyrinthitis kann weiterhin eine Fazialisparese, eine Mastoiditis, eine Petrositis, ein Gradenigo-Syndrom, eine Meningitis oder einen Kleinhirnabszess verursachen.

Die Therapie richtet sich nach der Ursache. An erster Stelle steht eine Antibiose am Besten nach dem Antibiogramm. Je nach Schwindelgrad kann zu Beginn der Erkrankung ein Antivertiginosum verabreicht werden. Nach der kausalen Therapie muss möglichst bald eine aktive Bewegungstherapie beginnen. Auch ist eine antiphlogistisch-rheologische Infusionstherapie angezeigt. Zusätzlich ist eine chirurgische Behandlung notwendig, die sich nach dem Befund und den möglichen Komplikationen richtet. Diese kann von einer Paukendrainage über eine Mastoidektomie, eine Labyrinthektomie oder eine Petrosektomie bis zu neurochirurgischen Maßnahmen reichen. Bei der

Lyme-Borreliose ist eine Prävention möglich (Stachel entfernen, Antibiotikagabe beim Auftreten einer Hautrötungen) (Jahnke, 1994).

13.1.7.2. Labyrinthfistel

Die Labyrinthfistel ist eine Sonderform der Labyrinthitis, d.h. Labyrinthitis circumscripta, und sie ist eine ernstzunehmende otogene Komplikation im Rahmen einer chronischen Otitis media. Symptome sind Hörverlust sowie Ohrenlaufen und Schwindel in Form eines Lagerungsschwindels.

In der Regel kommt ein Cholesteatom als Ursache in Betracht. Die Cholesteatommassen können sich im Laufe der Zeit in alle Richtungen des Mittelohrs, des Innenohrs und der Schädelbasis ausbreiten. Dadurch können wichtige Organe geschädigt werden und so u.a. den Knochen des Labyrinthblocks an umschriebener Stelle zerstören. Durch Knochenabbau kommt es zu einer Labyrinthfistel hauptsächlich im Bereich des lateralen Bogengangs. Ist der Knochen nur oberflächlich abgebaut, so spricht man von einer "blue line".

Richtungsweisend sind Anamnese (Schwerhörigkeit, rezidivierendes Ohrenlaufen, Lagerungsschwindel) und otoskopischer Befund. Der Knochenabbau bis zur Freilegung des häutigen Bogengangs geht meist symptomlos vor sich. Der klinische Nachweis erfolgt durch Druckänderungen im äußeren Gehörgang. Dieses pressorische Fistelsymptom kann mit dem Tragusdruckversuch oder dem Politzer-Ballon ausgelöst werden. Das Manöver mit dem Politzer-Ballon sollte hierbei bei klinischem Verdacht vorsichtig und bei positivem Tragusdruckversuch besser nicht erfolgen (☞ Kap. 3.2.1.6.). Schwindel kann aber bei aktiver Entzündung oder als Zeichen der Labyrinthitis auftreten. Es kommt zu einem horizontalen Spontannystagmus mit Schlagrichtung zum erkrankten Ohr. Mit dem hochauflösenden Felsenbein-CT kann bei weichteildichter Verschattung der Mittelohrräume u.a. eine Knochenarrosion bzw. -destruktion im Bogengangsbereich nachgewiesen werden.

Die Behandlung besteht in einer Sanierung der Mittelohrräume i.S. einer einfachen oder radikalen Mastoidektomie mit Entfernung des Cholesteatoms einschließlich Tympanoplastik und Abdeckung der Fistel. Das Cholesteatomgewebe über der Fistel sollte erst am Ende der Operation vor der Tympanoplastik entfernt werden, damit das Innenohr nicht so stark traumatisiert wird. Die Fistel sollte mit Bindegewebe, Knochenmehl und Fibrinkleber abgedeckt werden. Eine Antibiotikaprophylaxe und die Gabe von Glucocorticoiden ist weiterhin erforderlich. Bei einem Innenohrverlust ist eine antiphlogistisch-rheologische Infusionstherapie (☞ Kap. 8.7.) indiziert (Abb. 13.10).

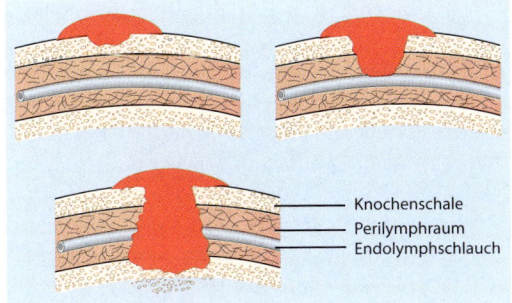

Knochenschale
Perilymphraum
Endolymphschlauch

Abb. 13.10: Arrosion eines Bogenganges durch ein Cholesteatom mit Ausbildung einer Labyrinthfistel.

13.2. Zentraler vestibulärer Schwindel

Die zentralen vestibulären Schwindelformen entstehen durch Schädigungen im Bereich der vestibulären Verbindungen von den Vestibulariskernen zu den okulomotorischen Kernen und Zentren im Mittelhirn und zum Cerebellum, d.h. des VOR. Zentrale vestibuläre Störungen können als klar definierte klinische Syndrome vorkommen (z.B. Upbeat- oder Downbeat-Nystagmus), deren typische Befunde eine topische Hirnstammdiagnostik erlauben. Oder sie sind Bestandteil eines komplexen infratentoriellen Syndroms, wobei supranukleäre oder nukleäre Okulomotorikstörungen bzw. weitere neurologische Hirnstammausfälle vorkommen (z.B. Wallenberg-Syndrom, ☞ Kap. 13.3.3.).

Zentral-vestibuläre Syndrome und Schwindel entstehen insbesondere durch mittelliniennahe Hirnstammschädigungen und vestibulozerebelläre Läsionen. Kortikaler Schwindel in Form einer vestibulären Epilepsie ist dagegen selten.

Zeichen einer zentral bedingten vestibulären Störung sind (Brandt, 2003b; Haid, 1990; Scherer, 1997; Schmäl, et al., 2001; Stoll, et al., 2004):

- deutliche Diskrepanz zwischen Nystagmusintensität und dem subjektiven Schwindelgefühl

- Ataxie (bei relativ geringen Schwindelbeschwerden)

- nicht genau definierbare Schwindelsymptomatik (unsystematischer Schwindel)

- vertikaler oder torsioneller Nystagmus

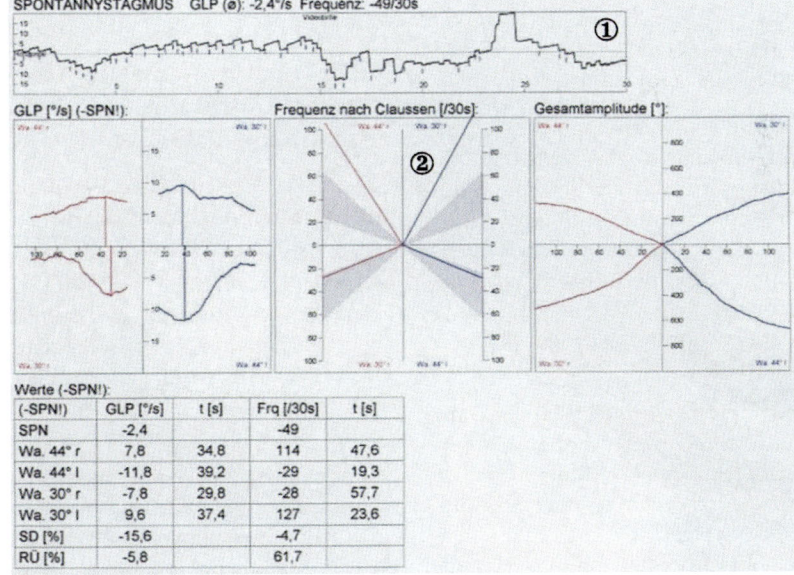

(-SPN!)	GLP [°/s]	t [s]	Frq [/30s]	t [s]
SPN	-2,4		-49	
Wa. 44° r	7,8	34,8	114	47,6
Wa. 44° l	-11,8	39,2	-29	19,3
Wa. 30° r	-7,8	29,8	-28	57,7
Wa. 30° l	9,6	37,4	127	23,6
SD [%]	-15,6		-4,7	
RÜ [%]	-5,8		61,7	

Abb. 13.11: CNG. Aufzeichnung eines dysrhythmischen Spontannystagmus (①), Richtungsüberwiegen der Rechtsnystagmen bei thermischer Prüfung (②): Akute zentrale Vestibularisstörung.

- sakkadierte langsame Augenfolgebewegungen (Störungen der langsamen Blickmotorik)

- Blickrichtungs- oder regelloser Nystagmus

- jeder Lagenystagmus von über 2 min. Dauer

- fehlende Nystagmushemmung durch optische Fixation (bei CNG-Aufzeichnung)

- kleine (petite écriture), dysrhythmische und dysmetrische Nystagmusschrift im CNG

- Richtungsüberwiegen im CNG (Abb. 13.11)

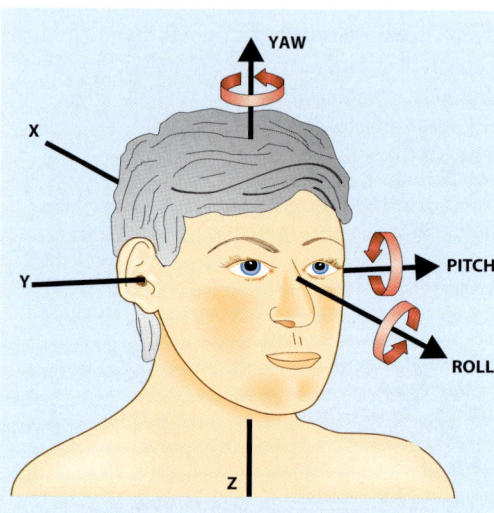

Abb. 13.12: Nystagmen in den drei Hauptarbeitsebenen des VOR: Pitch - vertikale Nystagmen, Yaw - horizontale Nystagmen, Roll - torsionelle Nystagmen.

Störungen des VOR sind klinisch nicht nur durch Augenbewegungsstörungen gekennzeichnet, sondern auch durch Störungen der Perzeption aufgrund einer Beeinträchtigung vestibulocorticaler Projektionen und durch Störungen der Haltungsregulation aufgrund einer Beeinträchtigung vestibulospinaler Projektionen. Eine Analyse des Nystagmus kann für die Zuordnung der einzelnen Läsionen hilfreich werden.

Die Schwindelsymptome können nach der Dauer der Symptomatik differenziert werden. Man unterscheidet kurze, Sekunden bis Minuten oder wenige Stunden andauernde Dreh- oder Schwankschwindelanfälle, Stunden bis wenige Tage andauernde Schwindelbeschwerden, meist verbunden mit weiteren Hirnstammsymptomen, und Dauerschwankschwindel über viele Tage bis Wochen.

Ein zentral bedingter Dauerdrehschwindel ist selten.

Grundsätzlich kann man akute (z.B. VBI, SHT, entzündliche Hirnstammprozesse) und chronische zentral-vestibuläre Erkrankungen (z.B. MS, stoffwechselbedingte dystrophische Prozesse, Pseudobulbärparalyse, Syringobulbie) unterscheiden.

Die einseitigen zentral-vestibulären Schwindelformen lassen sich entsprechend der Gefäßversorgung nach dem Ort der Schädigung (vestibulärer Kortex, Cerebellum, Vestibulocerebellum, Hirnstamm) einteilen. Die zentralen vestibulären Hirnstammsyndrome kann man dagegen zur einfachen klinischen Übersicht nach den 3 Hauptarbeitsebenen bzw. -richtungen der vom VOR generierten Augenbewegungen klassifizieren. Man unterscheidet "Pitch", "Roll" und "Yaw":

- Tonusimbalanz des VOR in der sagittalen ("Pitch") Ebene - vertikaler Nystagmus

- Tonusimbalanz in der frontalen ("Roll") Ebene - torsioneller Nystagmus

- Tonusimbalanz in der horizontalen ("Yaw") Ebene - horizontaler Nystagmus (Abb. 13.12)

Diese Einteilung erlaubt eine frühe diagnostische Einordnung des Schwindels. Die Klassifikation nach der Ursache der Schädigung, d.h. Infarkt, Blutung, Tumor oder MS-Plaques, ist dagegen aus der Sicht der Therapie praktikabler.

13.2.1. Zentrale vestibuläre Hirnstammsyndrome in den Arbeitsebenen des VOR

13.2.1.1. Vestibuläre Syndrome in der horizontalen (Yaw-)Ebene

Diese Syndrome entstehen durch Läsionen im Bereich der Eintrittszone des Vestibularisnerven, des medialen bzw. superioren Vestibulariskerns und den benachbarten Integrationszentren für horizontale Augenbewegungen. Ätiologisch handelt es sich meist um MS-Plaques oder ischämische Infarkte im Vestibulariskerngebiet oder -faszikel.

Klinisch ähnelt die Symptomatik einer akuten peripheren vestibulären Symptomatik mit einem horizontalen Nystagmus. Daher wird auch der Begriff "Pseudoneuritis vestibularis" verwendet. Bei der Untersuchung zeigt sich eine ipsilaterale kalorische Untererregbarkeit, eine horizontale Blickdeviation, eine Fallneigung zur erkrankten Seite sowie ein Vorbeizeigen. Wenn die Läsion über den Bereich des Vestibulariskerngebiet hinaus geht, sind weitere Hirnstammsymptome nachweisbar.

Da es sich um einseitige Läsionen handelt und die Kompensation über die Gegenseite erfolgt, ist die Prognose in Abhängigkeit von der Grundkrankheit relativ günstig. Die Symptomatik kann sich innerhalb von Tagen bis Wochen zurückbilden. Die zentrale Kompensation kann durch eine frühzeitige physikalische Therapie gefördert werden.

13.2.1.2. Vestibuläre Syndrome in der sagittalen (Pitch-)Ebene

Die Syndrome in der sagittalen (Pitch-)Ebene sind bisher durch Läsionen an nur drei Orten beschrieben worden (Brandt, 2003b; Dieterich, 2004; Dieterich und Eckhardt-Henn, 2004):

- paramedian bilateral im ponto-medullären Hirnstamm
- paramedian bilateral im ponto-mesencephalen Hirnstamm
- im Flokkulus beiderseits.

Klinisch unterscheidet man vor allem zwei verschiedene Syndrome:

1. das Downbeat-Nystagmus- und

2. das Upbeat-Nystagmus-Syndrom.

▶ Downbeat-Nystagmus-Syndrom

Das durch Downbeat-Nystagmus, Oszillopsien und Gangataxie gekennzeichnete Syndrom wurde erstmals von Cogan (1968) als klinische Einheit beschrieben. Bei dem Downbeat-Nystagmus-Syndrom handelt es sich um einen Fixationsnystagmus, der meist erworben ist. Beim Blick geradeaus schlägt er nach unten, wobei er beim Blick zur Seite, nach unten sowie in Kopfhängelage verstärkt wird und eine rotatorische Komponente aufweist. Beim Blick nach oben nimmt er ab. Außerdem besteht eine Kombination aus visueller und vestibulozerebellärer Ataxie mit einer Fallneigung nach hinten und einem Vorbeizeigen nach oben. Oft ist auch eine Lageabhängigkeit mit meist stärkerer Ausprägung in aufrechter Körperhaltung, seltener im Liegen, nachweisbar. Die Patienten klagen wegen der spontanen Augenbewegungen ohne adäquate Efferenzkopie über anhaltende vertikale Scheinbewegungen fester Sehziele. Die Stand- und Gangunsicherheit kann nicht allein durch den

Nystagmus erklärt werden. Außerdem klagen die Patienten über wechselnd ausgeprägte Doppelbilder.

Der Downbeat-Nystagmus ist meist auf eine bilaterale Schädigung des Flokkulus bzw. Paraflokkulus zurückzuführen. Ursächlich weisen 25 % der Patienten kraniozervikale Übergangsanomalien (Arnold-Chiari-Malformation), in 20 % zerebelläre Degenerationen und seltener eine MS oder medikamentös-toxische Schäden (Lithium, Alkohol, Toluol) auf. Weitere Ursachen sind Kleinhirntumoren, Kleinhirn- und Hirnstamminfarkte, Syringobulbie, SHT, Wernicke-Encephalopathie, paraneoplastische Syndrome, Vitamin-B_{12}-Mangel oder Hypomagnesiämie. Selten ist dieser Nystagmus angeboren.

▶ Upbeat-Nystagmus-Syndrom

Bei dem Upbeat-Nystagmus, der seltener als der Downbeat-Nystagmus vorkommt, handelt es sich um einen Fixationsnystagmus, der ruckförmig nach oben schlägt. Beim Blick nach oben nimmt er zu und beim Blick nach unten nimmt er ab. Im Gegensatz zum Downbeat-Nystagmus soll der Upbeat-Nystagmus beim Blick zur Seite nicht zunehmen. Oft bestehen weitere okulomotorische Abnormalitäten, d.h. Störungen der langsamen Folgebewegungen und klinische Zeichen einer Kleinhirn- und/oder Hirnstammfunktionsstörung (Stand- und Gangataxie mit Fallneigung nach hinten, Vorbeizeigen nach unten). Die Oszillopsien sind beim Upbeat-Nystagmus aufgrund der meist größeren Amplitude sehr störend und beeinträchtigen den Visus.

Eine Reihe sehr unterschiedlicher, bilateral gelegener Kleinhirn- und/oder Hirnstammerkrankungen können einen Upbeat-Nystagmus verursachen: degenerative Kleinhirnerkrankungen, Kleinhirn- und Hirnstamminfarkte, Kleinhirn- und Hirnstammtumoren, MS und Intoxikationen. Ein kongenitaler Upbeat-Nystagmus ist sehr selten.

Ein Upbeat-Nystagmus wird meist in Zusammenhang mit Läsionen der Medulla oblongata beobachtet. Zu den betroffenen Strukturen zählen die perihypoglossalen Nuclei und das ventrale Tegmentum, in dem neben Projektionen der Vestibulariskerne auch zentrale Projektionen der oberen Bogengänge verlaufen. Durch Schädigung zentraler Projektionen der oberen Bogengänge kann es zu einer Imbalanz im vertikalen VOR oder zu einer

Unterbrechung zentraler exzitatorischer Projektionen von den vorderen Bogengängen kommen (Brandt, 2003b; Brandt, et al., 2004; Thömke, 2001).

■ Therapie

Verlauf und Prognose hängen von der Grundkrankheit ab. Über erfolgreiche Behandlungsversuche wurden bei einzelnen Patienten und kleineren Patientengruppen mit verschiedenen Substanzen berichtet. Diese symptomatische Behandlung ist bei persistierendem Downbeat- und Upbeat-Nystagmus-Syndrom indiziert. Durch die Gabe von Clonazepam (oral 3 x 0,5-2 mg/d), ein GABA$_A$-Agonist, und Baclofen (oral 3 x 5-20 mg/d), ein GABA$_B$-Agonist, kommt es oft zur Besserung des Downbeat-Nystagmus. Alternativ ist ein medikamentöser Versuch mit Gabapentin (oral 3 x 200 mg/d) möglich. Auch wurde bei einigen Patienten nach der i.v.-Gabe von Scopolamin eine Besserung beobachtet. Das beim Downbeat-Nystagmus empfohlene 3,4-Diaminopyridon, ein Kalziumkanalblocker (Brandt, 2003b; Brandt, et al., 2004), ist als Fertigarzneimittel in Deutschland nicht zugelassen.

Weiterhin ist ein gezieltes Gleichgewichtstraining zur Verbesserung der Stand- und Gangataxie indiziert.

13.2.1.3. Vestibuläre Syndrome in der vertikalen (Roll-)Ebene

Bei diesem Syndrom besteht eine akute Schädigung "gravizeptiver" Bahnen, die von den oberen (vertikalen) Bogengängen und Otolithen über den ipsilateralen medialen und superioren Vestibulariskern und den kontralateralen MLF zu den Augenmuskelkernen bzw. den Integrationszentren für vertikale und torsionelle Augenbewegungen im rostralen Mittelhirn verlaufen.

Für die Hirnstammdiagnostik ist die pontine Kreuzung des MLF mit der Projektion des VOR für die Perzeption in der Rollebene über die vestibulären Subnuclei im posterolateralen Thalamus zum parietoinsulären vestibulären Kortex (PIVC) in der hinteren Insel bedeutungsvoll. Bei Mittelhirnschädigungen können durch die Kombination einer vestibulären Störung in der Rollebene mit Okulomotoriusläsion komplizierte okulomotorische Syndrome ausgelöst werden.

Der torsionelle Nystagmus ist hinsichtlich der Lokalisation unspezifisch und kann bei medullären, pontinen und mesencephalen Schädigungen auftreten, wobei die Höhenlokalisation für die Schlagrichtung von Bedeutung ist.

Bei unilateralen pontomesencephalen Hirnstammläsionen oberhalb der Kreuzung zeigen z.B. alle Zeichen in der Rollebene, d.h. okulomotorische, perzeptive und posturale, eine kontraversive Auslenkung (kontralaterales Auge tiefer). Bei den sehr seltenen, unilateralen peripheren vestibulären oder den häufigen pontomedullären Läsionen, d.h. medialer und superiorer Vestibulariskern, unterhalb der Hirnstammkreuzung, weisen alle Läsionszeichen in der Rollebene (einzeln oder als komplette OTR, d.h. Kopfneigung, vertikale Divergenzstellung der Augen, Augenverrollung, Auslenkung der subjektiven visuellen Vertikale) eine ipsiversive Neigung (ipsilaterales Auge tiefer) auf. Einseitige Schädigungen vestibulärer Bahnen rostral der Integrationszentren für vertikale und torsionelle Augenbewegungen zeigen perzeptive Störungen, d.h. Auslenkung der subjektiven visuellen Vertikalen, ohne dass okulomotorische Störungen oder Kopfneigung bestehen. In 50 % wird eine OTR bei einseitigen paramedianen Infarkten des Thalamus durch eine gleichzeitige Läsion im paramedianen rostralen Mittelhirn verursacht.

Ätiologisch handelt es sich bei diesen einseitigen Läsionen oft um Hirnstamminfarkte oder paramedian lokalisierte Thalamusinfarkte, welche bis in das rostrale Mittelhirn reichen. Auch eine MS kann ein entsprechendes Syndrom hervorrufen.

Der Verlauf und die Prognose hängen von der Art der Grunderkrankung ab. Durch die zentrale Kompensation über die Gegenseite kommt es bei den Ischämien innerhalb von wenigen Tagen bis Wochen zu einer partiellen bis völligen Symptomrückbildung (Brandt, 2003b).

13.2.2. Spezielle zentrale vestibuläre Syndrome

13.2.2.1. Vestibuläre Migräne - Basilarismigräne

■ Anamnese und Klinik

Die vestibuläre Migräne bzw. der MiS ist eine häufige Ursache spontan rezidivierender Schwindelanfälle. Mit einem Anteil von etwa 10 % ist sie häufiger als die PVP oder der Morbus Menière. Leitsymptom sind rezidivierende Schwindelattacken, die Sekunden bis Stunden anhalten. Gelegentlich kommt es zu Hörstörungen. Statistisch gesehen handelt es sich bei Migräne und Schwindel um etwa gleich häufige Erkrankungen, so dass eine statistische Korrelation zu erwarten ist. Allerdings treten Drehschwindelattacken dreimal häufiger bei Patienten mit Migräne als bei Patienten mit Spannungskopfschmerzen auf. Die Attacken können sich nicht nur monosymptomatisch repräsentieren. Wenn die Schwindelattacken mit anderen Hirnstammsymptomen (Stand- und Gangataxie, Sehstörungen, meist begleitet von occipital betonten Kopfschmerzen, Übelkeit und Erbrechen) und seltener mit Bewusstseinsstörungen, Wesensänderungen oder psychomotorischen Defiziten assoziiert sind, spricht man von einer **Basilarismigräne** (Brandt, 2003b; Brandt, et al., 2004). Die monosymptomatische Verlaufsform, d.h. die **vestibuläre Migräne** mit cochleovestibulären Attacken kommt deutlich häufiger vor als die Basilarismigräne. Sie ist auch schwieriger zu diagnostizieren, vor allem, wenn Kopfschmerzen fehlen (bei etwa 30 %).

Im Gegensatz zu anderen vestibulären Erkrankungen weist der MiS ein sehr heterogenes Erscheinungsbild auf. Es können spontaner Drehschwindel, lageabhängiger Schwindel, Gleichgewichtsstörungen bei Kopfbewegungen und Störungen i.S. eines BPPV auftreten. Die Attacken können Sekunden bis zu Tagen andauern. Sie korrespondieren nur in 10-30 % mit der Dauer einer Migräneaura. Über die Hälfte der Patienten berichten über eine Schwindeldauer von Stunden bis Tagen. Nur wenige Patienten haben bei dem Schwindel auch Kopfschmerzen. Der Schwindel kann auch häufig von Photophobie, Phonophobie und von einer Aura begleitet sein. Es können auch Übelkeit, vorübergehende Hörstörungen und Tinnitus auftreten.

■ Ätiologie und Pathophysiologie

Die Pathophysiologie des MiS ist unklar. Offenbar liegen verschiedene pathogenetische Mechanismen zugrunde. Diskutiert werden: Vasospasmus der Labyrintharterie, anhaltende Depolarisation des Kortex, Freisetzung von Neurotransmittern, die bei vestibulären Aktivitäten und bei Migräne eine Rolle spielen, sowie paroxysmale Dysfunktionen von Ionenkanälen, vor allem in zentralen ve-

stibulären Strukturen. Die seltene episodische Ataxie Typ II kommt in einigen Familien in Kombination mit einer hemiplegischen Migräne vor, wobei beide auf dem Chromosom 19 lokalisiert wurden. Die zentralen Okulomotorikbefunde im Intervall bei den Patienten mit vestibulärer Migräne könnten wie bei der episodischen Ataxie auf vererbte neuronale Hirnstammfunktionsstörungen hinweisen. Die Funktionsstörungen werden auch bei der Migräne ohne Aura diskutiert (Brandt, et al., 2004). Der Nucleus locus coeruleus im pontinen Hirnstamm wurde bei diesem neurovaskulären Kopfschmerzsyndrom als Regler des zentralen Blutflusses identifiziert. Das trigeminovaskuläre System steht hierbei mit neurogenen Entzündungsreaktionen im Mittelpunkt. Der im Mittelhirn lokalisierte serotonerge Nucleus raphe dorsalis ist während einer Migräneattacke ebenfalls aktiviert.

■ Diagnose

Die Diagnose stützt sich auf die Anamnese. In der Klassifikation der International Headache Society (IHS) ist der MiS nicht enthalten, sondern nur der benigne paroxysmale Schwindel der Kindheit, welcher ein Äquivalent der Migräne ist, und die Basilarismigräne, die bei 60 % der Patienten mit Schwindel verbunden ist. Der MiS bzw. die vestibuläre Migräne ist jedoch von der Basilarismigräne abzugrenzen, da weitere vertebrobasiläre Aurasymptome fehlen. Die Diagnose ist einfach, wenn die Attacken - in etwa 70 % - von occipital betonten Kopfschmerzen begleitet sind, wenn anamnestisch - in etwa 50 % - eine Migräneform sowie eine positive Familienanamnese vorliegt oder wenn wiederholt mehr als 5 voll reversible Attacken auftreten. Symptome wie Sehstörungen, Licht- und Geräuschempfindlichkeit, Gang- und Standataxie, Müdigkeit und Ruhebedürfnis erleichtern ebenfalls die Diagnose, wenn typische Kopfschmerzen nicht bestehen. Die Diagnose wird schwieriger, wenn die Schwindelattacken ohne Kopfschmerzen auftreten, monosymptomatische vestibulocochleäre Attacken überwiegen und die Dauer der Schwindelattacken von Sekunden bis wenige Minuten oder über mehrere Stunden reicht (Tab. 13.3).

Bei der Untersuchung findet sich oft eine einseitige kalorische Untererregbarkeit, selten ist im Inter-

Sichere Zeichen	Mögliche Zeichen
A) episodischer Schwindel mit mäßiger oder heftiger Intensität in Form von Drehschwindel, bei Änderung der Kopfposition und Kopfbewegungen	A) episodischer Schwindel mit mäßiger oder heftiger Intensität
B) Migränesyndrom entsprechend den Kriterien der IHS	B) mindestens eines der Symptome besteht, das auf eine Migräne als Ursache hinweist:

C) Migränesymptome während der Schwindelattacke
    - migränetypischer Kopfschmerz
    - Phonophobie
    - Photophobie
    - Flimmerskotome
    - andere Aurasymptome
	- Migränesyndrom entsprechend den Kriterien der IHS
	    - migränetypischer Auslöser (unregelmäßiger Schlaf, bestimmte Nahrungsmittel, Menstruation)
	    - Besserung des Schwindels durch Schlaf
	    - Ansprechen des Schwindel auf eine antimigränöse Therapie während der Attacke oder als Prophylaxe

D) Ausschluss anderer Ursachen	C) Ausschluss anderer Ursachen

Tab. 13.3: Mögliche Zeichen, die sicher für einen Migräneschwindel (MiS) sprechen oder die auf einen migräneassoziierten Schwindel hindeuten. Alle jeweiligen Kriterien (A-D bzw. C) müssen hierbei erfüllt sein (Lempert und Neuhauser, 2001; Neuhauser, et al., 2001; von Brevern, et al., 2004).

vall eine geringgradige zentrale Augenbewegungsstörung nachweisbar.

> **Merke:**
> Nicht jeder Migränepatient mit Schwindel hat einen MiS. Jedoch kann der probatorische Versuch einer Migränetherapie diagnostisch wegweisend sein.

■ Verlauf

Der MiS beginnt einerseits typischerweise in der Kindheit bis zum 10. Lebensjahr. In der Kindheit entspricht die monosymptomatische Form wahrscheinlich dem benignen paroxysmalen Schwindel, der als Migräneäquivalent der Kindheit angesehen wird. Im Erwachsenenalter zwischen dem 18. und dem 60. Lebensjahr kann ebenfalls der MiS auftreten, wobei zwischen der 3. und der 5. Dekade ein Häufigkeitsgipfel nachweisbar ist. Frauen sind häufiger als Männer betroffen (1,5 : 1 bzw. bis zu 80 %).

■ Differenzialdiagnose

Die Differenzialdiagnose kann mitunter gegenüber einer TIA, dem Morbus Menière oder einer Vestibularisparoxysmie schwierig sein. Manchmal kann erst durch Ansprechen auf die entsprechende Behandlung die korrekte Diagnose gestellt werden

bzw. eine Abgrenzung zum Morbus Menière oder einer Vestibularisparoxysmie erfolgen (Brandt, et al., 2004). Der MiS wird auch als Chamäleon unter den Schwindelerkrankungen bezeichnet, da er fast alle vestibulären Störungen imitiert. Bezüglich der MiS und dem Morbus Menière werden pathophysiologische Beziehungen diskutiert. Der BPPV soll dreimal häufiger bei Migränepatienten als bei Traumapatienten vorkommen. Es werden rezidivierende Funktionsstörungen im Innenohr während Migräneattacken vermutet, wobei die Therapie des BPPV bei Migränepatienten dem des idiopathischen BPPV entspricht. Eine TIA im vertebrobasilären Bereich kann mit nackenbetonten Kopfschmerzen einhergehen und ist eine wichtige und umgehend auszuschließende Erkrankung.

■ Therapeutische Prinzipien

Angriffspunkte der medikamentösen Therapie sind die trigeminovaskulären Prozesse und die neurogenen Entzündungskaskaden. Hierbei haben sich die selben Prinzipien wie bei der Migräne ohne Aura bewährt. Das betrifft die Prophylaxe und auch die Attackenbehandlung. Die Behandlungsempfehlungen beruhen jedoch auf unkontrollierten Fallserien, während große placebokontrollierte Studien noch nicht vorliegen.

Zur Behandlung der Attacken wird die Einnahme eines Antiemetikums (z.B. Domperidon, Metoclopramid, Dimenhydrinat, Kombinationspräparat Migraeflux® MCP bestehend aus Paracetamol und Metoclopramid) in Kombination mit einem nichtsteroidalen Antirheumatikum (z.B. Diclofenac, Ibuprofen), einem Analgetikum (z.B. Paracetamol als Supp. oder ASS als Brausetablette) oder einem Ergotaminpräparat (Dihydroergotamin - agit® depot sanol, Angionorm®, Verladyn®) empfohlen. Bei kurzen Attacken von weniger als 45 Minuten ist die symptomatische Therapie mit einem Antiemetikum möglich. Die bei der Migräne ohne Aura sehr wirkungsvollen Tryptamine (z.B. Zolmitriptan) sind für die Behandlung der Migräne mit Aura nicht zugelassen, da die Gefahr eines Hirn- oder eines Herzinfarktes durch Vasokonstriktion besteht (Brandt, 2003a; b).

Mittel der ersten Wahl bei der Migräneprophylaxe ist neben einer Regulierung des Lebensrhythmus und Vermeidung individueller Auslösefaktoren die Verabreichung des β-Rezeptorenblockers Metoprolol (50 bis 200 mg/d) über den Zeitraum von 6 Monaten. Der Kalziumantagonist Flunarizin (5-10 mg/d am Abend, z.B. Sibelium® - 1-2 Kps.) oder Valproinsäure (z.B. Ergenyl® 500 bis 600 mg/d) sind ebenfalls zur Therapie geeignet. Propranolol (40-240 mg/d), Pizotifen oder Methysergid sind oft auch wirksam.

13.2.2.2. Zentraler Lageschwindel bzw. -nystagmus

■ **Klinik**

Bei dem zentralen Lageschwindel wird ein Nystagmus durch die Einnahme einer bestimmten Lage, d.h. Seiten- oder Kopfhängelage, ausgelöst. Der zentrale Lageschwindel und auch der zentrale Lagerungsnystagmus werden durch infratentorielle Läsionen ausgelöst, die die Verbindungen zwischen den Vestibulariskernen in der Medulla oblongata und den mittelliniennahen zerebellären Strukturen betreffen. Im Gegensatz zum BPPV tritt ein zentraler Lagenystagmus umgehend, also ohne Latenz auf, wenn die nystagmusauslösende Position eingenommen wird. Diese Nystagmusform ist unerschöpflich und habituiert bei wiederholter Auslösung nicht. Charakteristisch ist die Diskrepanz zwischen der Intensität des Nystagmus und der nur gering ausgeprägten Schwindelsymptomatik. Dagegen können Übelkeit oder Erbre-

chen auftreten, die jedoch nicht notwendigerweise mit dem heftigen Nystagmus assoziiert sind. Die Schlagrichtung des Nystagmus ist variabel. Er kann sowohl zum unten liegenden als auch zum oben liegenden Ohr oder vertikal schlagen. Weiterhin können noch neurologische Begleitsymptome wie Ataxie, sakkadierte Blickfolge oder Downbeat-Nystagmus nachweisbar sein (Thömke, 2001).

■ **Ätiologie und Pathogenese**

Häufigste Ursachen sind MS, VBI, Anomalien des kraniozervikalen Übergangs, zerebelläre Degenerationen und Intoxikationen. Das Einnehmen einer Position, die einen Nystagmus auslöst, führt zu veränderten afferenten Signalen von den graviceptiven Otolithenorganen. Liegt eine Schädigung zentral-vestibulärer Verbindungen vor, wird die Ursache unter Ruhebedingungen noch kompensiert. Durch einen otolithischen Input kommt es aber zu einer Imbalanz des zentralen vestibulären Systems. Durch physiologische graviceptive Afferenzen wird also die zentral vestibuläre Schädigung manifest.

■ **Differenzialdiagnose**

Die Differenzierung zwischen zentralen und peripheren Funktionsstörungen, d.h. besonders dem BPPV, ist von großer Bedeutung, da sich bei ersterem weitere apparative diagnostische Maßnahmen ergeben. Allerdings sind die zentralen viel seltener als die peripheren Störungen. Weiterhin ist der zentrale Lagerungsnystagmus abzugrenzen, der im Gegensatz zum zentralen Lageschwindel von einer ausgeprägten Schwindelsymptomatik begleitet ist. Ursachen sind Läsionen in der hinteren Schädelgrube, insbesondere Tumoren, Blutungen oder Infarkte.

Der Nystagmus tritt bei Lagerung mit nur kurzer Latenz auf. Die Schlagrichtung ist rein vertikal oder torsionell. Wichtig ist, dass die Richtung des Nystagmus nicht mit der Ebene des durch die Kopfbewegung gereizten Bogengangs korrespondiert. Nystagmus, Schwindel und Übelkeit sistieren innerhalb von 10 bis 60 Sekunden. Häufig bestehen zerebelläre und okulomotorische Störungen.

■ **Verlauf und Therapie**

Der Spontanverlauf hängt von der Ursache ab, wobei es oft zu einer Erholung innerhalb von Wochen kommt. Die Behandlung richtet sich nach der Grundkrankheit.

13.2.2.3. Vestibuläre Epilepsie

Die vestibuläre Epilepsie ist die **einzige Schwindelform mit Drehschwindel ohne nachweisbaren Nystagmus**. Sie ist durch kurze, Sekunden bis Minuten dauernde Dreh- oder Schwankschwindelattacken mit Übelkeit, aber ohne Erbrechen gekennzeichnet. Die Anfälle gehen vom temperoparietalen Kortex aus, insbesondere dem parietoinsulären vestibulären Kortex. Daher kommt es auch oft zu akustischen Sensationen. Es können auch epileptische Anfälle auftreten, die vom Kortex ausgehen und die durch Nystagmus ohne Schwindel und Fallneigung gekennzeichnet sind. Hierbei handelt es sich nicht um eine vestibuläre, sondern um eine visuelle Epilepsie. Die Behandlung der vestibulären Epilepsie entspricht der der fokalen Anfälle. In Frage kommen Carbamazepin (Tegretal®, Timonil® - 600-1200 mg/d) oder Phenytoin (Phenhydan®, Epanutin® - 200-300 mg/d). Der Plasmaspiegel sollte hierbei kontrolliert und mögliche allergisch-toxische Nebenwirkungen beachtet werden. Die Gabe von Valproinsäure (Ergenyl®, Orfiril®, Valproat-neuraxpharm®, -RPh®, Sandoz® - 20 mg/kgKG/d) wird ebenfalls empfohlen, jedoch nicht als Mittel der ersten Wahl.

13.2.2.4. Paroxysmale Hirnstammattacken

Es handelt sich um kurze, häufige Attacken mit Schwankschwindel, Standunsicherheit (Sekunden bis Minuten) bzw. Ataxie und auch Dysarthrie. Die Attacken können bis zu 100-mal pro Tag auftreten. Ausgelöst werden sie oft durch Hyperventilation oder plötzliche, leichte körperliche Anstrengung (z.B. Aufstehen). Diese Anfälle nichtepileptischer Genese treten meist bei MS und selten nach Hirnstamminfarkt auf. Offenbar kommt es zum ephaptischen Überspringen neuronaler Erregung zwischen partiell demyelisierenden Axonen im Bereich der Brücke und des Brachium conjunctivum. Antikonvulsiva wie Carbamezepin sind Mittel der ersten Wahl (Dieterich, 2004).

13.2.2.5. Familiäre episodische Ataxie

Die familiären episodischen Ataxien sind seltene Erkrankungen, die autosomal dominant vererbt werden. Bei der episodischen Ataxie Typ II kommt es auch zu Schwindel mit Nystagmus. Pathogene-

tisch handelt es sich um erbliche Kalium- bzw. Kalziumkanalerkrankungen. Beim Typ II liegt eine Mutation des zerebralen P/Q-Typs des Kalziumkanals $\alpha 1$ vor, die auf dem Chromosom 19p lokalisiert ist.

Therapeutisch ist Acetazolamid (Diamox® 60-750 mg/d) das Mittel der Wahl. Eine Langzeitwirkung bleibt bestehen, wobei auch die progrediente Ataxie günstig beeinflusst werden kann. Die Gabe des Kalziumkanalblockers Flunarizin (Sibelium®) ist ebenfalls möglich.

13.2.2.6. Encephalomyelitis disseminata (multiple Sklerose)

Bei der MS handelt es sich um eine chronisch verlaufende Erkrankung des ZNS, die aus histopathologischer Sicht einen heterogenen Charakter aufweist (Gold, et al., 2005). Das Krankheitsbild der MS ist nicht durch einen einzelnen Symptomenkomplex gekennzeichnet, sondern sie kann in Form von sehr unterschiedlichen Krankheitsbildern erscheinen. Die Retrobulbärneuritis ist ein typisches Frühsymptom, welches noch vor einem pathologischen Nystagmus, wie z.B. einem Blickrichtungsnystagmus oder einem dissoziierten Nystagmus, auftritt. Die Nystagmen können mit einer internukleären Ophthalmoplegie als Ausdruck einer Schädigung des medialen Längsbandes gekoppelt sein. Überwiegend ist die MS durch ein diffuses Schwindelgefühl gekennzeichnet. Klinisch ist oft nur bedingt zu unterscheiden, ob die Gleichgewichtsstörungen und/oder die Standunsicherheit auf vestibuläre Störungen im Hirnstamm oder Läsionen im Cerebellum bzw. Afferenzen im Rückenmark oder Pyramidenbahn zurückzuführen sind. Nur selten zeigt sich bei einer umschriebenen Läsion der Vestibulariskerngebiete ein typischer systematischer Drehschwindel mit Nystagmus und vegetativen Symptomen.

Neben der Anamnese und dem neurologischen Befund stützt sich die Diagnose auf die Ableitung evozierter Potentiale, MRT und die Liquorpunktion.

Die genaue Ursache der MS ist weitestgehend ungeklärt. An erster Stelle wird eine Autoimmungenese angenommen. Vieles spricht dafür, dass autoimmune T-Zellen, die gegen Myelinbestandteile gerichtet sind, vor allem in den frühen Stadien der schubförmigen MS eine besondere Bedeutung haben. Histologisch ist das Krankheitsbild durch fokale entzündlich entmarkende Läsionen im ZNS mit unterschiedlich ausgeprägtem Verlust an Axonen und reaktiver Gliose gekennzeichnet. Die überwiegend diffusen Gleichgewichtsstörungen sind als Folge der unterschiedlich lokalisierten und ausgedehnten Entmarkungsherde zu werten.

Eine kausale Therapie der MS ist nicht bekannt. Vor allem bei der schubförmig verlaufenden MS kann in vielen Fällen die Krankheit durch adäquate Behandlung langfristig stabilisiert werden. In der Akutphase steht die immunsuppressive Behandlung mit Glucocorticoiden (Methylprednisolon 1000 mg/d über 3 Tage oder 500 mg/d über 5 Tage i.v.) im Vordergrund. Eine zunehmende Bedeutung besitzt die Plasmapheresetherapie (Substitution von Humanalbumin, 4 Austausche à 500 ml/kg Körpergewicht), die Interferontherapie (IFN-β-Präparate: Avonex®; Rebif® 22; Betaferon®) und Glatirameracetat (Copaxone® 20 mg s.c.). Die Gabe inhibierender Antikörper (Anti-VLA-4, Natalizumab) stellen einen neuen therapeutischen Ansatz dar. Beim Versagen dieser Therapie ist unter strenger Indikationsstellung die Gabe von Zytostatika (Azathioprin 2,5-3 mg/kg Körpergewicht täglich oral; Mitoxantron 12 mg/m² Körperoberfläche alle 3 Monate i.v.) möglich (Gold, et al., 2005).

Unter funktionellen Gesichtspunkten sind Gleichgewichtsübungen indiziert, wobei aufgrund der zerebellären Störung bzw. der Vestibulariskernläsionen eine zentrale Kompensation nur in eingeschränktem Maß zu erwarten ist.

13.3. Kombinierter peripher- und zentral-vestibulärer Schwindel

In diesem Abschnitt werden einerseits die Schwindelformen besprochen, die einen kombinierten peripher- und zentral-vestibulären Schwindel hervorrufen können und andererseits diejenigen, die hinsichtlich ihrer Ätiologie sowohl einen peripheren als auch einen zentralen vestibulären Schwindel verursachen können.

13.3.1. Trauma

Schwindel ist nach dem Kopf- oder Nackenschmerz eine der häufigsten Komplikation eines SHT. Der Schwindel kann hierbei peripher, zentral oder zervikogen verursacht werden. Schwindelbeschwerden unterschiedlicher Pathomechanismen können nach einem SHT bei etwa 20 bis 60 % der Fälle auftreten (Dieterich und Eckhardt-Henn, 2004). Im Gegensatz zu anderen Schwindelsyndromen ist die Ursache schon bekannt. Je nach Lokalisation der Schädigung kann z.B. ein Schwindel vom Otolithentyp mit Schwankschwindel und Oszillopsien bei Kopfbeschleunigungen und Gehen wie auf einem Wasserkissen oder ein Drehschwindel auftreten. Die Diagnostik der Schwindelbeschwerden ist wegen der Multimorbidität des Verletzten schwierig.

13.3.1.1. Traumatischer peripherer vestibulärer Schwindel

▶ Benigner paroxysmaler Lagerungsschwindel

In etwa 20 % kann der BPPV als postraumatischer Lagerungsschwindel auftreten (☞ Kap. 13.1.1.). Hierbei kommt es oft zu einer bilateralen Ausbildung eines BPPV, so dass die Behandlungsdauer mit entsprechenden Befreiungsmanövern gegenüber einem BPPV anderer Genese verlängert sein kann. Die verschiedenen Manöver (Sémont, Epley, Brandt-Daroff) können mit Erfolg zur Behandlung einer posterioren Canalolithiasis eingesetzt werden (☞ Kap. 10.2.). Die Canalolithiasis des lateralen Bogengangs ist dagegen selten und kann mit dem Barbecue-Manöver therapiert werden (☞ Kap. 10.2.4.).

▶ Traumatische Labyrinthschädigung

N. vestibularis oder Labyrinth können durch eine Felsenbeinfraktur oder eine Einblutung direkt geschädigt werden, so dass ein über Tage anhaltender Drehschwindel, ein ipsiversiver rotatorischer Nystagmus, Stand- und Gangunsicherheiten sowie Übelkeit und Erbrechen resultieren. Die klinische Symptomatik entspricht einer einseitigen peripheren vestibulären Schädigung. Man unterscheidet bei den Felsenbeinfrakturen prinzipiell zwei Formen: Einmal die Längsfraktur, die in 80 % der Fälle auftritt und durch eine Schädigung des Mittelohres bzw. Einblutung gekennzeichnet ist, sowie die Querfraktur mit Labyrinthläsion und möglicher Facialisparese. In der Praxis ist der Übergang zwischen den Frakturarten fließend bzw. die Abgrenzung schwierig. Bei der direkten Schädigung des Labyrinths durch ein Trauma ohne otoskopische oder röntgenologische Veränderungen spricht man von einer Labyrinthkontusion. Entsprechend dem Schädigungsmechanismus kann es bei traumatischen Labyrinthschädigungen auch zu einem Hörverlust und/oder einem Tinnitus kommen.

Die Behandlung entspricht der einer PVP. Nur in den ersten Tagen dürfen sedierende Antivertiginosa verordnet werden, da sonst die zentrale Kompensation verzögert wird. Dementsprechend sollte auch die Mobilisation so früh wie möglich beginnen. Da neben Drehschwindel auch Hörstörungen oder Tinnitus bestehen, erfolgt eine antiphlogistisch-rheologische Infusionstherapie. Eine Glucocorticoidgabe ist auch wegen der traumatisch bedingten Ödembildung indiziert.

▶ Otolithenschwindel

Diese traumatische Schwindelform kommt offenbar häufiger vor, als allgemein angenommen wird (Brandt, 2003b; Brandt, et al., 2004). Patienten berichten nach einem SHT oft über einen Schwankschwindel, welcher sich nach Kopfbewegungen verstärkt. Oszillopsien bei Kopfbewegungen und eine Gangunsicherheit sprechen für eine Otolithenfunktionsstörung. Weiterhin treten Raumorientierungsstörungen und Gangataxie auf. Pathogenetisch kommt es durch Beschleunigungen zu einem Absprengen von Otokonien, so dass eine Asymmetrie der Otolithenmasse bzw. eine Otolithenimbalance resultiert. Durch die zentrale Kompensation wird das Otolithenungleichgewicht ausgeglichen und die Beschwerden bilden sich innerhalb von Tagen bis Wochen wieder zurück.

▶ Perilymphfistel

Infolge eines SHT kann es im Mittelohr zu erheblichen Druckänderungen kommen, so dass die Mittelohrfenster rupturieren oder selten der Steigbügel in Richtung Innenohr luxiert wird. Infolge der bestehenden PLF treten Schwindelattacken mit fluktuierender Schwerhörigkeit oder sogar Taubheit, Ohrdruck und Tinnitus auf.

Klinisch kann entweder ein Schwindel vom Bogengangstyp mit Drehschwindel oder ein Schwindel vom Otolithentyp mit Oszillopsien und Schwankbeschwerden beobachtet werden.

▶ Barotrauma

Durch rasche Druckveränderungen beim Tauchen oder beim Fliegen können ein vorübergehender Drehschwindel mit Nystagmen, die nach Sekunden bis Stunden wieder abklingen, und ein Völlegefühl im Ohr auftreten. Die Druckänderung führt

zu einer Reizung der Bogengänge über das runde oder das ovale Fenster. Weitere Symptome sind Otalgie und Schwerhörigkeit.

13.3.1.2. Traumatischer zentraler vestibulärer Schwindel

Beim SHT kann Schwindel als Früh- oder als Spätsymptom auftreten. Die zentralen Schwindelsymptome werden durch Hirnstammfunktionsstörungen in Folge einer Kontusion oder Blutung hervorgerufen. Je nach Lokalisation der Blutung können alle Bereiche des Hirnstamms, des Cerebellums oder des Mesencephalons geschädigt werden. Klinisch unterscheidet man eine Commotio cerebri und eine Contusio cerebri.

13.3.1.3. Traumatischer zervikogener Schwindel

Sowohl bei einem direkten SHT als auch bei einem Kopf-Hals-Beschleunigungstrauma (sog. Schleudertrauma) kann es zu morphologischen HWS-Schäden, zu Luxationen sowie zu Distorsionen kommen. Bei etwa 15-20 % aller Unfallopfer bestehen länger dauernde posttraumatische Zustände nach einem Schleudertrauma (Hülse, 1983).

Es ist immer noch nicht geklärt, ob es einen zervikogenen Schwindel überhaupt gibt (☞ Kap. 13.5.2.). In bestimmten Fällen handelt es sich um eine Verlegenheitsdiagnose. Die Efferenzen im Nackenbereich sind auch bei der Orientierung des Körpers im Raum und bei der Haltungskontrolle beteiligt, so dass eine traumatische Läsion durchaus einen zervikogenen Schwindel auslösen kann. Der bei bestimmten Tierarten gezeigte Lagenystagmus, der auf eine Tonusdifferenz von den oberen Zervikalwurzeln zurückzuführen ist, lässt sich beim Menschen nicht nachweisen. Bei Patienten z.B. mit C_2-Wurzelblockaden kann es jedoch zu Gangabweichungen und -unsicherheiten kommen. Entsprechende Symptome müsste man damit bei einem zervikogenen Schwindel verbunden mit lokalen Schmerzen erwarten können, nicht jedoch Nystagmen oder Drehschwindel.

Die Symptomatik eines zervikogenen Schwindels ist sehr unspezifisch. Erschwerend hinsichtlich der Diagnostik und auch der gutachterlichen Beurteilung kommt hinzu, dass Schädigungen in den sehr komplizierten Regelkreisen des Halses über Rückenmark zum Hirnstamm, zum Kleinhirn und zum Hypothalamus Schwindel und vegetative Symptome verursachen können.

13.3.1.4. Iatrogener Schwindel

Schwindel kann als Komplikation bei allen chirurgischen Eingriffen am Mittel- oder Innenohr auftreten. Häufigste Ursachen sind sicher Operationen am Steigbügel in Form von Stapes- oder Ossikuloplastiken durch Eröffnung der Perilymphräume. Letzteres ist bei der Stapesplastik die Regel, so dass Komplikationen durch umsichtiges Vorgehen und sorgfältige Präparationstechniken vermieden werden können. Weitere Ursachen von Schwindel nach Stapesplastik kann eine entzündliche Komplikation in Form einer Labyrinthitis oder eine zu lange, weit in das Vestibulum reichende Prothese sein. Hierbei kann es durch Kopf- oder Körperbewegungen zu einer Stimulation von Sacculus und Utriculus mit einer vestibulären Reizung und einem Sekundenschwindel kommen. Durch Fußplattenanteile kann außerdem ein Lagerungsschwindel auftreten, der mit dem BPPV vergleichbar ist.

Neben Drehschwindel, Übelkeit bzw. Erbrechen sind Hörstörungen, Tinnitus oder sogar Taubheit weitere, noch bedeutungsvollere Komplikationen, da sie meist therapeutisch schlecht zu beeinflussen sind. Bei Eingriffen am Labyrinth mit Eröffnung bzw. Zerstörung, wie eine Labyrinthektomie oder ein transmastoidaler Zugangsweg zum inneren Gehörgang, tritt regelmäßig Schwindel auf.

Kommt es intraoperativ zu einer entsprechenden Komplikation, so muss der entstandene Defekt umgehend mit Bindegewebe, Knochenmehl und/oder Fibrinkleber gedeckt werden und es erfolgt die Gabe von 300 mg bis 1000 mg Prednisolut i.v. und eines Antibiotikums (Milewski, et al., 1995). Postoperativ werden dann antiphlogistisch-rheologische Medikamente in Form eines entsprechenden Infusionsschemas gegeben (☞ Kap. 8.7.). Die Antibiose wird fortgesetzt. Bei Übelkeit und Erbrechen wird symptomatisch vorgegangen, wobei in den ersten Tagen Bettruhe zu empfehlen ist. Treten dagegen erst postoperativ Schwindel oder andere otologische Komplikationen auf, so muss das Ohr in Abhängigkeit vom intraoperativem Befund operativ revidiert werden, wobei ein möglicher Defekt gedeckt oder eine zu lange Mittelohrprothese ausgewechselt werden muss (Milewski, et al., 1995).

Erwähnt werden soll, dass Schwindelbeschwerden auch durch eine chiropraktische Manualtherapie von Halsbeschwerden in Form einer Vertebralisdissektion ausgelöst werden können (Brandt, 2003b).

13.3.1.5. Somatoformer Schwindel nach Trauma

Persistiert Schwindel lange nach einem SHT oder einer HWS-Distorsion, ohne dass objektivierbare neurootologische Befunde nachweisbar sind, so kann das für einen somatoformen bzw. psychogenen Schwindel sprechen. Ein somatoformer Schwindel, sekundär ausgelöst durch verschiedene organische Schwindelformen oder Schädigungen, ist sehr häufig und wird auch z.T. als phobischer Schwankschwindel bezeichnet (☞ Kap. 13.4.).

13.3.2. Tumoren

Prinzipiell kann man bei der Pathogenese des Schwindels drei Hauptgruppen unterscheiden:

1. Tumoren bzw. raumfordernde Prozesse im Bereich des Ohres
2. Tumoren des Kleinhirnbrückenwinkels
3. intrakranielle Tumoren bzw. Tumoren des Kleinhirns und des Hirnstamms

Tumoren sind gegenüber der großen Anzahl an Gleichgewichtsstörungen selten. Trotzdem haben viele Patienten mit Schwindel Angst, dass sie einen Hirntumor haben. Eine isolierte Gleichgewichtsstörung wird jedoch nur äußerst selten durch ein Tumorgeschehen verursacht. Alle Tumoren verlaufen im Frühstadium asymptomatisch und erst im weiteren Verlauf treten unterschiedliche Beschwerden auf.

▶ Tumoren bzw. raumfordernde Prozesse im Bereich des Ohres

Der Glomustumor ist eine Geschwulst, die ihren Ausgangspunkt in gefäßbegleitenden Paraganglien hat. Synonyme sind Chemodektom oder Paragangliom. Nach der Lokalisation gibt es hauptsächlich zwei Typen: den Glomus-tympanicum-Tumor und den Glomus-jugulare-Tumor. Die Symptome hängen von der Lokalisation und der Größe des Tumors ab. Ein pulssynchroner Tinnitus ist ein Symptom des Anfangsstadiums. Bei zunehmender Größe kommt es zu einem Labyrintheinbruch und später zu weiteren Hirnnervenläsionen, außerdem zu Gleichgewichtsstörungen mit

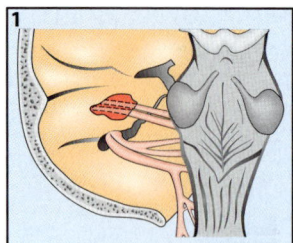 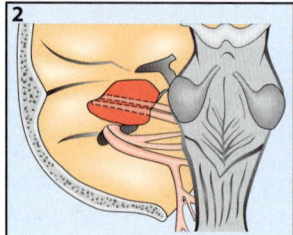 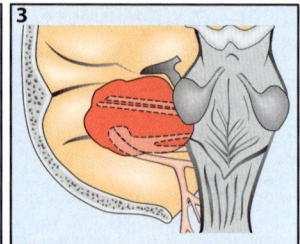

Abb. 13.13: Ausbreitungsformen eines Akustikusneurinoms: 1 = intrameataler Tumor, 2 = intra- und extrameataler Tumor, 3 = vorwiegend extrameataler Tumor.

Ataxie sowie diffusen Kopfschmerzen. Die Therapie besteht in einer chirurgischen Entfernung des Tumors.

Das Gehörgangs- und Mittelohrkarzinom, welches durch eine fötide Sekretion aus dem Gehörgang gekennzeichnet ist, verursacht Schwindel und cochleäre Schwerhörigkeit durch Arrosion der Labyrinthkapsel.

Abzugrenzen davon ist das Cholesteatom, welches eine raumfordernde und destruierende Entzündung ist, wobei es zu einem langsamen Funktionsverlust der cochleären und vestibulären Strukturen oder zu einer akuten Funktionsstörung in Form einer Labyrinthfistel kommen kann (☞ Kap. 13.1.7.2.).

▶ Tumoren im Kleinhirnbrückenwinkel

Tumoren im Kleinhirnbrückenwinkel sind die wichtigsten Schädelbasistumoren, die die hintere Schädelgrube befallen. Das Akustikusneurinom ist ein benigner Tumor. Etwa 10 % aller intrakraniellen raumfordernden Prozesse und etwa 70 bis 80 % aller Kleinhirnbrückenwinkeltumoren erweisen sich histologisch als Akustikusneurinom. Die korrekte Bezeichnung ist Vestibularisneurinom, da die meisten Neurinome ihren Ausgang vom Gleichgewichtsnerven haben. Man unterscheidet drei Hauptwachstumsformen: intrameatal, intra- und extrameatal und vorwiegend extrameatal mit Kompression von Hirnstamm und Kleinhirn (Abb. 13.13). Die Symptome lassen sich nach der Größe einteilen:

1. Hörverlust, Tinnitus und Schwindel (Beteiligung des N. vestibulocochlearis)
2. Sensibilitätsstörungen, Fazialisparese, Schluckstörung oder Heiserkeit, Doppelbilder (Beteiligung anderer Hirnnerven)
3. zerebelläre Ataxie, Kopfschmerzen, Gleichgewichts- und Koordinationsstörungen (Druckwirkung auf Pons, Cerebellum und/oder Medulla oblongata)
4. Einklemmungserscheinungen, Stauungspapille (Fernwirkungen)

Akustikusneurinome wachsen langsam, d.h. weniger als 0,5 cm im Jahr. Die Diagnostik umfasst audiologische Verfahren (Audiometrie, überschwellige Tests, BERA, OAE), CNG und das MRT. Die Behandlung kann entweder chirurgisch oder radiotherapeutisch durch Gamma-Knife erfolgen. In Abhängigkeit von der Tumorgröße, vom Alter und den Symptomen können auch die Tumoren in halbjährlichem Abstand mit dem MRT kontrolliert werden ("wait and see") (Abb. 13.14).

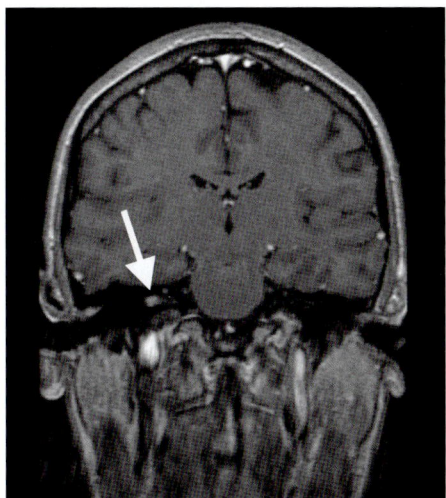

Abb. 13.14: Kleines intrameatales Akustikusneurinom rechts (Pfeil). Symptome waren akute Hörstörung und initialer Drehschwindel.

▶ Intrakranielle Tumoren bzw. Tumoren des Kleinhirns und des Hirnstamms

Tumoren des Kleinhirns sind vor allem Astrozytome, Ependymome, Medulloblastome, Hämangioblastome und Metastasen. Initialsymptome sind meist Gleichgewichtsstörungen und Lageschwindel, später treten mit weiterem Wachstum Kopfschmerzen, Ataxie sowie Übelkeit und Erbrechen auf. Im Spätstadium kommt es dann zu Hirndruckzeichen und weiteren Hirnnervenausfällen. Mit dem MRT kann eine Raumforderung frühzeitig nachgewiesen werden. Primäre Kleinhirntumoren werden in der Regel primär chirurgisch behandelt. Ependymome und Medulloblastome werden auch bestrahlt. Medulloblastome werden ebenfalls mit Chemotherapie behandelt.

Bei den Tumoren des Hirnstamms kommen in der Regel Gliome, Metastasen und Kavernome vor. Die Symptome hängen von der Größe und dem Sitz des Tumors ab. Es kann zu Ataxie, Lateropulsion, Upbeat- oder Downbeat-Nystagmus, Lagerungs- oder Lageschwindel, Blickrichtungsnystagmus, Pendelnystagmus usw. kommen. Bei Kavernomen kann eine akute Blutung verbunden mit akuten Symptomen auftreten. Im Bereich der Vestibulariskerne kann es zu akuten Schwindelbeschwerden kommen, die von einer VBI abgegrenzt werden müssen. Die definitive Diagnose eines Tumors erfordert meist eine Biopsie, was aufgrund des Tumorsitzes problematisch ist. Hirnstammtu

moren werden in der Regel bestrahlt, nur in bestimmten Fällen chirurgisch entfernt.

Tumoren im Bereich des Schläfenlappens, meist das Glioblastoma multiforme, können rezidivierende Schwindelattacken verursachen. Diese Attacken können mit zeitweiser Orientierungslosigkeit, Amnesie und Dysphagie verbunden sein. Die genauen Mechanismen der Schwindelauslösung sind nicht bekannt, es existieren aber Verbindungen zwischen den Vestibulariskernen und dem Schläfenlappen.

13.3.3. Vaskulärer Schwindel

■ **Einteilung**

Ein vaskulär bedingter Schwindel kann sich sowohl peripher als auch zentral manifestieren. Er kann also als systematische oder unsystematische Vertigo sowie als Dauerschwindel oder anfallsweise auftreten. Ursachen sind Blutungen, Ischämien und andere vaskuläre Erkrankungen (Tab. 13.4).

Mechanismus	Syndrom/Struktur
Infarkt oder Blutung	• akute einseitige periphere Vestibulopathie (PVP)/ Labyrinth • Pseudoneuritis/Hirnstammeintrittszone N. vestibularis • ipsiversive OTR mit Lateropulsion/Vestibulariskern • kontraversive OTR/pontomesencephale Läsionen • Downbeat-Nystagmus/bilaterale Flokkulusläsion oder Kommissurenfasern der Vestibulariskerne • zentraler Lageschwindel/ Vestibulocerebellum
neurovaskuläre Kompression	• Vestibularisparoxysmie/ Vestibularisnerv
Migräne	• basiläre/vestibuläre Migräne
venöse Obstruktion	• Hyperviskositätssyndrom (Polyzythämia vera, Morbus Waldenström)/Labyrinth

Tab. 13.4: Vaskuläre Schwindelformen und Strukturen.

Die vaskulären vestibulären Syndrome können auf einseitige oder bilaterale Störungen verschiedener Gefäßterritorien zurückgeführt werden, die das periphere, zentrale bzw. integrative Gleichgewichtssystem versorgen.

Der Begriff VBI ist eine ätiologisch eher unscharf definierte Bezeichnung für eine passagere Minderdurchblutung im hinteren Stromgebiet der Schädelgrube im Sinne einer TIA oder eines PRIND (prolongiertes reversibles ischämisches neurologisches Defizit) (Gerlach und Bickel, 2005). Die globale Bezeichnung "zerebrovaskuläre Insuffizienz" ist nur unwesentlich genauer als VBI, wobei aber bei der VBI die insuffizienten Gefäßareale auf beide Aa. vertebrales und die A. basilaris eingrenzt werden. Abzugrenzen ist die VBI von der Insuffizienz im Karotiskreislauf, die aber deutlich seltener vorkommt. Der Terminus VBI ist heute zunehmend ungebräuchlich, da die Bezeichnung zu unspezifisch ist und früher zu unkritisch als Ursache unspezifischer Schwindelbeschwerden verwendet wurde.

> **Merke:**
> Die VBI ist ein Symptomenkomplex und kein eigenständiges Krankheitsbild.

Die Blutversorgung des Labyrinths, des 8. Hirnnerven, der Vestibulariskerngebiete mit Stammhirn und Cerebellum stammt aus zahlreichen Abzweigungen des Basilarisgefäßsystems und dem Vertebralisgefäßsystem.

Das Innenohr wird von der A. labyrinthi versorgt, die in 83 % der Fälle aus der AICA oder direkt aus der A. vertebralis und in 17 % aus der A. basiliaris entspringt. Die A. labyrinthi teilt sich in eine A. vestibularis anterior, welche die Bogengänge versorgt, in eine A. vestibulocochlearis, die das Vestibulum mit Utriculus und Sacculus sowie die basale Schneckenwindung versorgt, und eine A. cochlearis, die den mittleren und oberen Anteil der Schnecke versorgt. Bei der A. labyrinthi handelt es sich um eine Endarterie, so dass es bei einem kompletten Verschluss zu einer Infarzierung im entsprechenden Versorgungsgebiet kommt. Wenn ein Endast der A. labyrinthi betroffen ist, kann eine kollaterale Versorgung innerhalb des Labyrinths möglich sein (Abb. 13.15).

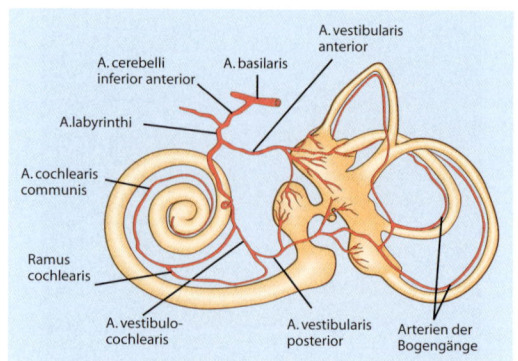

Abb. 13.15: Arterielle Versorgung des Innenohres.

Die Medulla oblongata wird einerseits von Ästen der A. vertebralis oder A. cerebelli inferior posterior (PICA) versorgt. Klinisch kann sich der Schwindel bei einer Ischämie der lateralen Medulla oblongata in Form des Wallenberg-Syndroms (akuter Schwindel, N.-trigeminus-Affektion mit ipsilateralen Sensibilitätsstörungen des Kopfes, Rekurrensparese, Glossopharyngeusparese, kontralaterale Schmerz- und Temperaturempfindungsstörung sowie Sympathikusläsion mit Horner-Syndrom, ☞ Abb. 13.16) oder auch als "Pseudoneuritis vestibularis" äußern. Die Schädigung des superioren Vestibulariskerns, welcher von der AICA versorgt wird, manifestiert sich in einer ipsiversiven OTR.

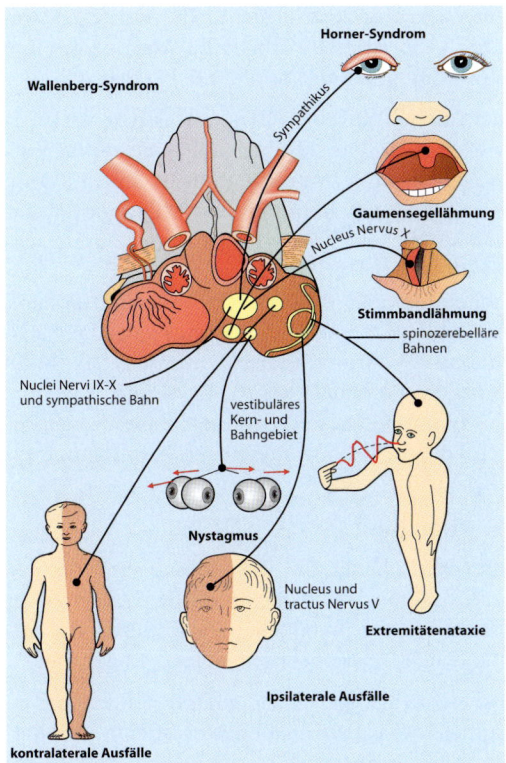

Abb. 13.16: Wallenberg-Syndrom (nach Berlit, 1998).

Ischämien im Bereich der AICA können nicht nur zentrale Areale schädigen, sondern auch das Innenohr. Als Folge eines Labyrinthapoplex kommt es zu Schwindel und Hörstörungen bzw. meist Taubheit. Paramediane Thalamusarterien bzw. Äste der A. basilaris versorgen Pons und Mittelohr bzw. das entsprechende Gebiet des Thalamus. Klinisch äußert sich die Schädigung in einer OTR, die z.T. kontraversiv ist, und die des posterolateralen Thalamus (Aa. thalamogeniculatae) und des temporoparietalen Kortex in einer Fallneigung zur Seite und einer Auslenkung der subjektiven visuellen Vertikalen (Brandt, 2003b; Dieterich, 2002; 2004; Dieterich und Eckhardt-Henn, 2004; Hofferberth, 2003).

Pathogenese

Die Blutversorgung der Vestibulariskerne im Hirnstamm ist besonders gefährdet, da es sich um das Endstromgebiet der Zirkumferenzarterien der pontomedullären Haube handelt.

Pathogenetisch können hämodynamische von embolischen Faktoren (kardiale Embolien, arte-

rioarterielle Embolien) unterschieden werden. Pathophysiologisch spielen im Vertebralisstromgebiet die hämodynamischen Faktoren eine größere Rolle. Die Arterie ist in der HWS verankert und ist gezwungen, deren Bewegungen mitzumachen. Bereits bei der gesunden A. vertebralis und einer jugendlichen HWS führt dies zu einer Änderung des Stromvolumens. Als hämodynamische Faktoren kommen insbesondere in Frage:

- manifeste Gefäßstenosen durch Arteriosklerose bzw. atherosklerotische Plaques sowie andere Gefäßveränderungen
- Osteophyten der HWS
- hypertone oder hypotone Blutdruckschwankungen beispielsweise durch Körperlagewechsel oder starke Kopfbewegungen mit und ohne Herzrhythmusstörungen sowie Herzinsuffizienz

Die Kombination degenerativer HWS-Veränderungen und einer stenosierenden Arteriosklerose ist ein wichtiger Faktor. Durch eine Kopfbewegung mit Reklination kann eine Durchblutungsstörung provoziert werden. Nach einem Trauma oder chiropraktischen Manövern kann es zu einer Vertebralisdissektion kommen, die durch Hinterhauptkopfschmerzen, Nackendruckschmerzen, Schwindel und andere Hirnnervenausfälle gekennzeichnet ist (Hofferberth, 2003).

Bei dem Hyperviskositätssyndrom infolge von Erkrankungen des hämatopoetischen Systems kommt es zu einer Obstruktion der peripheren Gefäße bzw. einer venösen Abflussstörung mit Hypoxie des Labyrinths.

Symptome

In Abhängigkeit von der Lokalisation des Gefäßverschlusses sind folgende Symptome im Bereich des Labyrinths möglich: Ein Verschluss der A. labyrinthi vor Teilung in die Endäste führt zu einem kompletten Ausfall des Labyrinths, d.h. Hörsturz oder Ertaubung und Ausfall des Gleichgewichtsorgans. Die Prognose ist schlecht. Beim Verschluss der A. vestibularis anterior kommt es zu einem Ausfall des Gleichgewichtsorgans. Ist die A. vestibulocochlearis betroffen, zeigt sich eine Hochtoninnenohrschwerhörigkeit, welche mit einem Liftgefühl oder Unsicherheit kombiniert sein kann. Letzteres ist bedingt durch einen Ausfall der Macula saccula und Teilen der Macula utricula.

Schwindel kann ein Leit- bzw. Frühsymptom der VBI sein (Berlit, 1998; Dieterich, 2004; Dieterich und Eckhardt-Henn, 2004). Im höheren Erwachsenenalter kommt es häufig zu Drehschwindelattacken im Rahmen einer VBI. Bei 60 % der Patienten können isolierte Schwindelbeschwerden als Prodromalzeichen auftreten. Eine TIA im vertebrobasilären System und besonders eine Basilaristhrombose und eine Hirnstamm/Kleinhirnblutung gehen oft mit nackenbetonten Kopfschmerzen einher, die als Frühsymptom gelten. Die Basilaristhrombose und die Hirnstammblutung weisen oft eine mehr oder weniger schnelle Progredienz mit Vigilanzstörungen bis zum Koma, zunehmende Ausfälle von Hirnnerven sowie Doppelbilder, Dysarthrie, Dysphagie, Sensibilitätsstörungen und Paresen der Extremitäten auf (Tab. 13.5).

Gerade bei älteren Menschen mit episodischem Schwindel und typischem Gefäßrisiko muss bei einer scheinbar eindeutigen peripheren einseitigen Vestibularisstörung an einen vertebrobasilären Gefäßprozess als Ursache gedacht werden, um Hirninfarkten im hinteren Stromgebiet rechtzeitig vorbeugen zu können.

Bei dem Hyperviskositätssyndrom kommt es in Abhängigkeit vom Grad der Viskosität neben Kopfschmerzen, Müdigkeit, Hörminderung und Tinnitus auch zu einem episodischen Schwindel.

- Schwindel (50-80 %)
- Kopfschmerzen (10-50 %)
- Gesichtsfeldstörungen (40-60 %)
- transitorisch-bulbäre Störungen, d.h. Dysarthrie und Dysphagie (20-30 %)
- "drop attacks" bzw. Sturzattacken (5-15 %)
- Hörstörungen (unter 10 %)
- Augenmuskelparesen, Blickparesen
- visuelle Halluzinationen
- Vigilanzstörungen
- transitorisch-globale Amnesie

Tab. 13.5: Symptome vaskulärer Hirnstamm- und Kleinhirnerkrankungen (VBI) mit Angabe der Häufigkeit (Hofferberth, 2003).

Diagnostik

Durchblutungsstörungen im Innenohr sind diagnostisch nicht nachweisbar. Nur indirekte Zeichen oder allgemeine Arteriosklerose deuten auf eine vaskuläre Ursache hin. Zu den indirekten Zeichen gehören eine diabetische Angiopathie und eine erhöhte Blutviskosität (z.B. bei Pleozytose).

Bei Verdacht auf eine VBI oder andere zentrale Ursachen steht die bildgebende Diagnostik im Vordergrund. In der Akutsituation ist das CCT zum Ausschluss von Blutungen oder Raumforderungen ausreichend, ein MRT ist jedoch zum Nachweis lakunärer Infarkte besser. Mit der Dopplersonographie können die Aa. vertebrales und basilares hinsichtlich Stenosen, Verschluss oder Subclavian-Steel-Syndrom beurteilt werden. Akustisch evozierte Potentiale (AEP), ENG und Ableitung des Blinkreflexes sind richtungsweisende elektrophysiologische Untersuchungen (Gerlach und Bickel, 2005).

Therapie

Prinzipiell hängt die Behandlung einer akuten Ischämie von der Art der Läsion, dem Ausmaß, der Dauer und der potentiellen Reversibilität der entstandenen Innenohr- bzw. Hirnschädigung ab.

Bei einer alleinigen Schädigung des Innenohrs im Sinne eines Labyrinthapoplexes ist eine antiphlogistisch-rheologische Infusionstherapie, eine symptomatische Behandlung des Schwindels mit Antivertiginosa und eine physikalische Therapie wie bei der PVP indiziert.

Bei einer Hirnschädigung gibt es je nach Ausmaß der Schädigung mehrere therapeutische Optionen, die ischämischen Ausfälle zur Rückbildung zu bringen. Dazu gehören die Reperfusion, Eingriffe in das Gerinnungssystem, Homöostase physiologischer Parameter, Verbesserung der zerebralen Perfusion und Neuroprotektion.

Die Basistherapie bzw. die allgemeine Therapie zielt je nach Ausmaß darauf ab, die bestmöglichen Grundvoraussetzungen zu schaffen. Im Akutstadium beinhaltet das die Aufrechterhaltung eines normalen Blutdrucks (z.B. Urapidil oder Clonidin bei Hypertonie), die Behandlung einer Herzinsuffizienz bzw. Arrhythmien, die Normalisierung eines etwaig erhöhten Blutzuckers (Insulin) und bei zusätzlichen neurologischen Ausfällen die Gabe von Sauerstoff sowie therapeutische und pflegerische Maßnahmen zur Vermeidung von Komplikationen, d.h. Infektionen oder Dekubitalulzera.

Bei ischämischen Schlaganfällen sollte mit Hilfe der Thrombolyse (systemisch mit Gewebeplasminogenaktivator, z.B. Prourokinase-rt-PA) versucht werden, so früh wie möglich eine Reperfusion eines ischämischen Bereichs herbeizuführen. Durch Einsatz von Antikoagulanzien (Heparin) und Thrombozytenaggregationshemmern wird das sekundäre Wachstum von Thromben und eine zusätzliche Thrombosierung verhindert. Dieser Aspekt der frühen Sekundärprävention ist im Akutstadium nicht wirksam, jedoch bei nachgewiesenen Stenosen und rezidivierender Symptomatik indiziert.

Neuroprotektive Präparate sollen geschädigte Neurone vor den Sekundärfolgen der Ischämie schützen. Bei experimentellen Schlaganfällen bzw. Ischämien wurde zwar eine Wirksamkeit gezeigt, klinisch ist diese Form der Behandlung jedoch nicht erfolgreich. In Frage kommen z.B. Kalziumantagonisten wie Flunarizin, welche den Schwindel günstig beeinflussen. Sie haben eine gewisse die Labyrinthfunktion fördernde und auch hämorheologische Wirkung. Sekundäre Komplikationen, wie ein Hirnödem bzw. raumfordernde Infarkte, können dagegen gezielt behandelt werden (Osmotherapie mit Mannitol oder Glycerol, operative Dekompression mit Entfernung eines Knochendeckels bei großen Hirninfarkten, Hypothermiebehandlung).

Ein physikalisches Training in Form von Gleichgewichtsübungen sollte so früh wie möglich begonnen werden. Eine chiropraktische Behandlung ist insbesondere bei einer vertebrobasilären Insuffizienz kontraindiziert. Abrupte und extreme Kopfreklinationen sollten unbedingt vermieden werden.

Zur Behandlung des Hyperviskositätssyndroms kommen neben symptomatischen Maßnahmen Plasmapherese, Chemotherapie (Morbus Waldenström) oder Phlebotomie (Polyzythämia vera) in Frage.

13.4. Somatoformer Schwindel

■ Klinik

Beim somatoformen Schwindel (früher psychogener Schwindel; engl.: "psychiatric dizziness", auch "funktioneller" Schwindel) handelt es sich um eine Erkrankung, bei der Schwindelsymptome unterschiedlicher Qualität und daraus resultierende Beeinträchtigungen der Alltagsaktivitäten im Vordergrund stehen. Objektivierbare organpathologi-

sche Befunde können jedoch nicht nachgewiesen werden. Schwindel ist ein häufiges Symptom, das in vielen Fällen trotz intensiver somatischer Diagnostik ungeklärt bleibt.

In etwa 1/3 der Fälle ist eine organische Schwindelerkrankung anamnestisch nachweisbar: PVP, Morbus Menière oder BPPV. Die bestehenden Beschwerden können aber dadurch nicht mehr erklärt werden. Man spricht daher auch von einem somatoformen Schwindel in der Folge organischer Schwindelerkrankungen. Alle psychischen Krankheitszeichen in Form von Ängsten, Erwartungsängsten oder depressiven Symptomen werden von den Patienten als Folgesymptome des Schwindels empfunden.

Man kann also zwei verschiedene pathogenetische Mechanismen unterscheiden:

1. Primäre somatoforme Schwindelerkrankung und

2. Sekundärer somatoformer Schwindel.

Beide somatoformen Schwindelformen treten zunächst scheinbar ohne psychopathologische Symptomatik auf, so dass die Patienten zuerst den Allgemeinmediziner, HNO-Arzt, Internisten oder Neurologen aufsuchen.

Der somatoforme Schwindel, der primär zur Vorstellung beim HNO-Arzt oder Neurologen führt, wird auch als "phobischer Schwankschwindel" bezeichnet (Brandt, 2003a; b; Brandt, et al., 2004; Stoll, et al., 2004). Die Patienten berichten über Schwank- oder Benommenheitsschwindel, Kopfleere, Unsicherheit beim Gehen und auch über Drehschwindel mit vegetativen Symptomen. Der Schwindel kann dauernd bestehen oder anfallsweise auftreten. Möglich sind auch Leistungsabfall, Konzentrationsstörungen, subjektiver Leistungsknick sowie Herzrasen, Luftnot, Erstickungsangst, Appetitlosigkeit oder Angstsymptome. Es ist ganz typisch, dass diese Symptome von den Patienten auf die Schwindelbeschwerden zurückgeführt werden. Selten wird spontan von Belastungs- oder Konfliktsituationen berichtet. Auch ist den Patienten ein Zusammenhang mit den Schwindelbeschwerden nicht bewusst.

■ Verlauf, Ätiologie und Pathogenese

Der Anteil somatoformer Schwindelsyndrome beträgt bei Patientengruppen, die an verschiedenen Schwindelerscheinungen leiden, etwa 30-50 %. Im weiterer Verlauf weisen etwa 70 % der Patienten mit somatoformen Schwindelerkrankungen auch noch nach mehreren Jahren Schwindelbeschwerden und eine stärkere Beeinträchtigung ihres Allgemeinzustandes auf. Patienten mit somatoformem Schwindel haben eine deutlich längere Krankheitsdauer als Patienten mit organisch bedingtem Schwindel. Nur jeder 4. Patient erhält nach dem gegenwärtigen Stand eine Behandlung, da über lange Zeit Verlegenheits- oder falsche Diagnosen gestellt werden.

Die Prognose ist im Allgemeinen recht günstig, wobei sie von exogenen und endogenen Faktoren abhängt. Jüngere Patienten und Frauen sollen überwiegend befallen sein (Haid, 1990; Haid, et al., 1997).

Somatoforme Schwindelsyndrome werden entsprechend ihrer Ätiologie klassifiziert (Dieterich und Eckhardt-Henn, 2004):

- Ausdruck einer Angststörung
- Ausdruck einer phobischen Störung
- Ausdruck einer depressiven Störung
- Ausdruck einer dissoziativen Störung
- Ausdruck einer somatoformen Störung i.e. S.
- Ausdruck eines Depersonalisations-/Derealisationssyndroms

Angst und phobische Störungen sind die häufigsten psychischen Störungen, die somatoformen Schwindelerkrankungen zugrunde liegen. Der in der Literatur 1986 eingeführte Begriff des "phobischen Schwankschwindels" stützt sich dagegen auf verschiedene somatoforme Schwindelzustände (Eckhardt-Henn, et al., 1997).

■ Diagnose

Aus der Schwindelqualität lässt sich die Diagnose eines somatoformen Schwindels nicht ableiten. Der zuerst konsultierte Arzt, der nicht mit somatoformen Schwindelsyndromen vertraut ist, verkennt oftmals die richtungsweisenden Symptome. Nicht selten werden unter der Annahme eines organischen Substrats auch kleine pathologische Befunde (z.B. leichte degenerative HWS-Veränderungen) als Ursache der Beschwerden angenommen. Daher muss immer nach einer sorgfältigen Diagnostik mit Ausschluss einer organischen Ursache eine differenzierte psychiatrisch-psychodynamische Untersuchung durch einen erfahrenen Untersucher erfolgen. In 2/3 der Fälle kann somit

bereits die Diagnose eines somatoformen Schwindels gestellt werden. So können psychometrische Tests als Screeninguntersuchungen entsprechend belastete Patienten herausfiltern.

Psychopathologische Begleitsymptome müssen immer sorgfältig erfragt werden, da sie von den Patienten nicht spontan geschildert werden. Oftmals ist ein anhaltender Schwank- oder Benommenheitsschwindel bei Fehlen von neurologischen oder internistischen Defiziten verdächtig.

Die spezifische Diagnostik der einzelnen somatoformen Schwindelsyndrome richtet sich nach der Klinik.

> **Merke:**
> Die Diagnose eines somatoformen Schwindels sollte nur dann gestellt werden, wenn organische Störungen als Ursache des Schwindels ausgeschlossen wurden.

■ Therapeutische Prinzipien

Die Behandlung einzelner somatoformer Schwindelsyndrome hängt von der zugrundeliegenden Störung und vom klinischen Bild ab. Eine symptomatische pharmakologische Behandlung mit Antivertiginosa oder eine physikalische Therapie z.B. bei HWS-Veränderungen ist nicht indiziert, da sie, abgesehen von vorübergehenden Placeboeffekten, wirkungslos ist und auch da dadurch die Patienten weiter auf eine organische Ursache fixiert werden.

Ein wichtiger therapeutischer Schritt ist neben der gründlichen Untersuchung des Patienten die Erklärung des psychogenen Mechanismus. Jedoch ersetzt die korrekte Aufklärung nur selten eine professionelle und differenzierte Psychotherapie.

Eine sorgfältige interdisziplinäre Aufklärung über psychosomatische Zusammenhänge ist bei allen Patienten von großer Bedeutung. Sie erfordert teilweise viel Geduld und ein besonderes Engagement seitens der Behandler. Die Patienten sollten von der Angst entlastet werden, an einer organischen Erkrankung zu leiden.

Ein wichtiger Aspekt ist eine Behandlung in Form von Desensibilisierung durch Eigenexposition. Die Patienten sollten die für sie Schwindel auslösenden Situationen nicht meiden, sondern suchen (☞ Kap. 12.).

13.5. Verschiedene Schwindel-syndrome

13.5.1. Pharmakogener und toxischer Schwindel

■ Anamnese und Klinik

Es existieren zahlreiche Medikamente und gewerbliche Stoffe, die auf das Innenohr toxisch wirken können. Schwindel, der durch Medikamente ausgelöst wird, ist relativ häufig. Die Nebenwirkungen von Medikamenten sind sicher eine Hauptursache iatrogener Schwindelbeschwerden.

Die Anamnese muss bei Verdacht auf medikamentösen Schwindel ganz besonders sorgfältig erhoben werden, wobei der zeitliche Zusammenhang zwischen Beginn der medikamentösen Behandlung und dem Beginn des Schwindels zu beachten ist. Die Beschwerden und das klinische Bild sind entsprechend der unterschiedlichen Mechanismen sehr uneinheitlich. Oftmals ist der auslösende Mechanismus nicht bekannt. Man kann davon ausgehen, dass Medikamente aus allen Anwendungsgruppen als Nebenwirkung Schwindel hervorrufen können. Eine antivertiginöse Arzneimitteltherapie selbst kann Schwindelbeschwerden verursachen. Das ist vor allem dann der Fall, wenn die Medikamente unkritisch verschrieben werden. Unter der Behandlung kommt es dann zu uncharakteristischen Schwindelbeschwerden.

Initial klagen die Patienten oft über Tinnitus, später dann über Schwerhörigkeit, Schwindel unterschiedlicher Intensität, Koordinationsstörungen beim Gehen und Oszillopsien. Subjektiv stehen die cochleären Störungen oft im Vordergrund. Die vestibulären Symptome werden oft zunächst nicht bemerkt, vor allem wenn die Patienten bettlägerig sind.

In der Regel ist bei unerwünschten Nebenwirkungen die Einwirkung auf das Gleichgewicht symmetrisch, so dass eine bilaterale Vestibulopathie resultiert.

■ Ätiologie und Pathogenese

Schwindel kann nicht nur als unerwünschte Nebenwirkung eines Medikaments entstehen, sondern auch:

- bei zu raschem Anfluten eines Medikaments
- beim Absetzen eines Medikaments
- bei Überdosierung eines Medikaments
- bei chronischer Wirkung auf das Nervensystems (Scherer, 1997)

Man unterscheidet hinsichtlich des Wirkungsmechanismus vor allem Medikamente mit bekannter ototoxischer Wirkung, d.h. Aminoglykosidantibiotika, Diuretika oder Salizylate, von Medikamenten, die zentrale Okulomotorikstörungen hervorrufen können, d.h. z.B. Antikonvulsiva (Carbamazepin, Diphenylhydantoin) oder Barbiturate. Rein vestibulotoxische Veränderungen werden oft von Schäden im Bereich der Vestibulariskerne und des Kleinhirns begleitet. Auch können bestimmte Medikamente, wie z.B. Antiarrhythmika oder Antihypertensiva, zu einer orthostatischen Dysregulation führen, welche von vielen Patienten als kurzzeitiger Schwankschwindel nach dem Aufrichten beschrieben wird, so dass es zu Stürzen kommen kann.

In der "Roten Liste" sind insgesamt 1124 (12,6 %) von 8933 Präparaten verzeichnet, bei denen als Nebenwirkung Schwindel (Sucheingabe: Schwindel*, Gleichgewichtsstö* oder Vertigo) auftreten kann. Schwindelauslösende Arzneimittelgruppen sind vor allem:

- Antibiotika (oto- bzw. vestibulotoxische Wirkung)
- Diuretika (vestibulotoxische Wirkung)
- Zytostatika (Haarzellschädigung, zerebelläre Ataxie oder Augenmuskellähmung)
- trizyklische Antidepressiva (Okulomotorikstörungen)
- Benzodiazepine (Okulomotorikstörungen)
- Lithiumsalze (Ataxie)
- Antikonvulsiva (Okulomotorikstörungen)
- Antiarrhythmika (Okulomotorikstörungen, Blutdruckabfall oder vestibulotoxisch)
- Antihypertonika (orthostatische Dysregulation)
- Antirheumatika
- Antikonzeptiva

Eine vestibuläre Ototoxizität hängt von verschiedenen Faktoren ab: Individuelle Empfindlichkeit, Nierenfunktionsstörung, weitere Gabe von ototoxischen Medikamenten, Alter, Dosierungsstrategie.

Verschiedene gewerbliche toxische Substanzen können ebenfalls Schwindel auslösen, z.B. Ethylalkohol, Nikotin, CO-Vergiftung, Methylalkohol,

Bleiverbindungen, Quecksilberverbindungen und Chlorwasserstoff. Zu den Erkrankungen oder Vergiftungen, bei denen endogene Toxine freigesetzt werden und die toxische Labyrinthschäden verursachen, gehören Typhus, Scharlach, Röteln, Fleischvergiftung, Pilzvergiftung und Stoffwechselerkrankungen (Leber, Schilddrüse, Niere). Grippe-, Masern-, Adeno- und Cocksackieviren sind weitere endogene Toxine. Das Mumpsvirus hat eine besondere Affinität zur Cochlea.

▪ Diagnostik

Die Diagnostik richtet sich nach dem möglichen schwindelauslösenden Mechanismus. Bei ototoxischen Medikamenten sind eine thermische Gleichgewichtsprüfung und ein Hörtest richtungsweisend, bei dem Verdacht auf orthostatische Dysregulation ein Schellong-Test oder ein Kippbühnentest. Beachtet werden sollte, dass die klinischen Gleichgewichtsprüfungen durch die Medikamente selbst gestört werden können.

▪ Therapie

Bei der Therapie steht entweder das Umsetzen bzw. die Dosisreduktion des Medikaments oder im Fall der ototoxischen Medikamente die Prophylaxe im Vordergrund. Für manche toxische Stoffe kann ein Antidot bzw. Protektivum gegeben werden (z.B. α-Liponsäure, Glutathion, ASS bei der Gabe von Aminoglykosidantibiotika). Eine antiphlogistisch-rheologische Infusionstherapie ist angezeigt. Der Schwindel kann symptomatisch beeinflusst werden bzw. es sind vor allem bei peripheren Störungen aktive Gleichgewichtsübungen indiziert.

Wichtig ist die Prophylaxe bei der Gabe ototoxischer Medikamente (Reiß und Reiß, 2003b):

- Indikation ototoxischer Präparate genau überprüfen. Die Gabe sollte nicht länger als notwendig erfolgen.

- Vor, während und nach der Therapie ist ein Monitoring erforderlich (neurootologische Untersuchungen, Serumspiegel).

- Die Nierenfunktion ist regelmäßig zu überprüfen

- Aminoglykosidantibiotika nicht mit anderen ototoxischen oder mit nephrotoxischen Arzneimitteln kombinieren.

- Eine Schädigung ist auch bei lokaler Gabe als Ohrentropfen möglich, aber auch bei der Instillation in Organe (Pleura, Harnblase oder Nasennebenhöhle - Resorption von 2,5-5 %).

13.5.2. Zervikogener Schwindel

Die Frage, ob es einen zervikogenen Schwindel bzw. ein Zervikalsyndrom gibt, wird nach wie vor kontrovers diskutiert, was sich auch in der Terminologie niederschlägt (HWS-, halsbedingter, zervikaler, vertebragener oder orthopädischer Schwindel). Das betrifft nicht die Störungen im vertebrobasilären Gefäßsystem, sondern insbesondere im Bereich des Rezeptorsystems oder vegetative Störungen im Bereich der HWS.

Für die Existenz eines zervikogenen Schwindels spricht vor allem die allgemeine klinische Erfahrung (Hülse, 1983; 2005; Hülse und Hölzl, 2000). Die Nackenafferenzen sind nicht nur bei der Koordination von Auge, Kopf oder Körper beteiligt, sondern auch bei der Orientierung im Raum und der Haltungskontrolle. Sensibilitätsstörungen infolge Hinterstrangerkrankungen oder Polyneuropathie werden tagsüber für die Haltungsregulation und die Orientierung im Raum visuell substituiert, führen aber in der Dunkelheit und bei Seherkrankungen zu Schwankschwindel. Damit kann prinzipiell durch eine Reizung oder Störung der Halsafferenzen ein zervikogener Schwindel ausgelöst werden. Dieser Schwindel wäre aber besser in der Gruppe des arthrokinetischen Nystagmus bzw. Schwindels einzuordnen. Passive Bewegungen großer körpernaher Gelenke können einen arthrokinetischen Nystagmus auslösen. Dieser Nystagmus wird als Ausdruck wechselseitiger somatosensorisch-vestibulärer Beziehungen interpretiert. Informationen über Gelenkstellungen und -bewegungen leisten einen Beitrag zur Wahrnehmung der Körperposition und -bewegung.

Der Hinweis auf die HWS fördert nur die falsche Meinung, dass die Wirbelsäule die alleinige Ursache des Schwindels ist. Auch die mangelhaften pathophysiologischen Kenntnisse über Funktion und Interaktion der einzelnen Sinnesrückmeldungen erschweren die klinische Beurteilung. Es existieren verschiedene Störungen, die alle zu der großen Gruppe der zervikovestibulären Erkrankungen zu rechnen sind. Neben den funktionellen Störungen im Bereich der HWS, die vorzugsweise dem zervikogenen Schwindel entsprechen, sind angeborene, erworbene, traumatische und vaskuläre Veränderungen im zervikooccipitalen Übergang zu differenzieren.

■ Anamnese und Klinik

Der zervikogene Schwindel ist in der Regel uncharakteristisch und es werden sehr vielgestaltige Symptome angegeben. Durch den verstärkten afferenten Informationsfluss durch die gestörten Kopfgelenke treten Defekte in verschiedenen Systemen auf, die aber nicht als isolierte Symptome in Erscheinung treten, sondern nur als eine Alteration von Reflexen. Anamnestisch richtungsweisend sind Begleitbeschwerden, wie Nackenkopfschmerzen bzw. Verspannungen im Nacken oder Ohrdruck. Es werden auch Unsicherheiten bei Kopfbewegungen (Reklination oder Rotation) angegeben. Manchmal ist der Schwindel kopfhaltungsabhängig. Er tritt oft nachts auf und ist morgens am stärksten. Er kann anfallsartig auftreten, unterscheidet sich durch das fehlende Crescendo-Decrescendo-Verhalten vom BPPV und durch fehlendes Erbrechen vom Morbus Menière (Haid, 1990; Hülse, 1983; Scherer, 1997).

■ Diagnostik

Die Anamnese hat in Zusammenhang mit der HWS eine große Bedeutung, denn oft lässt sich die Diagnose eines zervikogenen Schwindels schon alleine durch die Anamnese stellen. Der zur klinischen Untersuchung vorgeschlagene Halsdrehtest mit Untersuchung des statischen zervikookulären Reflexes ist unspezifisch und nicht ausreichend standardisiert. Der mit Kopfdrehungen bei fixiertem Körper nachgewiesene Nystagmus ist nämlich auch bei gesunden Probanden genauso häufig auslösbar. Ein negativer Halsdrehtest beweist nicht, dass bei einem Patienten keine zervikale Gleichgewichtsstörung vorliegt. Anhaltspunkte kann die Untersuchungstechnik zur Auffindung des Atlasquerfortsatzes geben. Weitere richtungsweisende Untersuchungen sind die vestibulospinalen Tests, die Hüftabduktion, der Zwei-Waagen-Test, der Einbeinstand, die Posturographie und die CCG (Hülse, 2005). Ein entsprechender spezifischer Test zum Nachweis eines zervikogenen Schwindel fehlt derzeit noch.

Das Funktionsröntgen der HWS gibt zwar einen guten Überblick über die knöchernen Strukturen, jedoch wird die Wertigkeit immer wieder in Frage gestellt. Viele Menschen mit pathologischen HWS-Befunden haben keine Beschwerden. CT oder MRT werden bei speziellen Fragestellungen eingesetzt (Maurer, 1999).

Bei der Diagnostik ist es wichtig, andere Ursachen auszuschließen, bevor ein zervikogener Schwindel erwogen wird. Die Diagnose wird mehr oder weniger "ex juvantibus" gestellt, d.h. wenn der Schwindel nach Manualtherapie und nach anderen physikalischen Behandlungsmaßnahmen der HWS verschwindet oder sich bessert und wenn die Schwindelsymptomatik eindeutig von Positionsänderungen der HWS abhängig ist.

■ Ätiologie und Pathogenese

Ätiologisch kommen vor allem in Frage: SHT, Schleudertrauma, Degeneration, Sportverletzung, Narkose und Überlastungen (Hülse, 1983; Maurer, 1999).

Informationen kommen von Rezeptoren in Muskeln und Bändern der Kopfgelenke zwischen Occiput und Atlas sowie Atlas und Axis. Beim Gesunden ist der zervikookuläre Reflex unbedeutend, da andere Systeme, insbesondere das vestibuläre System, einen präzisen Überblick über das Geschehen liefern. Anders ist die Situation bei einer Dysfunktion der Kopfgelenke nach funktionellen oder traumatischen Störungen. Es erscheint aber zweifelhaft, dass ohne Hirnstamm- und/oder Kleinhirnschädigungen beim Menschen ein zervikaler Schwindel auftritt. Eine alleinige Störung der Afferenzen von den Gelenkrezeptoren der HWS kann bei intaktem Hirnstamm und intaktem Kleinhirn kompensiert werden.

Im Tierexperiment beim Primaten wird nach einseitiger Lokalanästhesie oder Durchtrennung der oberen Zervikalwurzeln eine Fallneigung und ein Vorbeizeigen ausgelöst. Ein Lagenystagmus wird dagegen nur bei bestimmten Tieren hervorgerufen. Beim Menschen ruft eine einseitige Anästhesie des tiefen hinteren Nackenbereiches z.B. in Form von C_2-Blockaden beim zervikogenen Kopfschmerz eine passagere Ataxie mit ipsiversiver Gangabweichung und Vorbeizeigen hervor. Ein Nystagmus ist jedoch nicht nachweisbar. Entsprechende Symptome wie Gangunsicherheit würde man bei dem zervikogenen Schwindel erwarten, wobei gleichzeitig eine Bewegungseinschränkung der HWS und entsprechende Schmerzen bestehen würden, nicht jedoch ein Drehschwindel und ein

Provokationsnystagmus. Damit ist es schwierig, die experimentellen Befunde auf einen Patienten mit Nackenschmerzen, Schwankschwindel und Gangunsicherheit zu übertragen (Brandt, 2003a; b; Brandt, et al., 2004). Klinisch wird jedoch eine Unsicherheit oft mit Drehschwindel angegeben.

Berücksichtigt werden sollte, dass zervikale Funktionsstörungen verschiedene Auswirkungen nicht nur auf das vestibuläre, sondern z.B. auch auf das akustische System haben können. Dazu gehören Hörstörungen, Tinnitus, Dysphonie oder Dysphagie. Diese Symptome treten auch bei den posttraumatischen Erkrankungen nach Kopf-Hals-Beschleunigungstraumen auf. Weitere Ursachen können Spondylarthrosen der zervikalen Halswirbel, Osteophyten am Prozessus uncinatus, Missbildungen des kraniozervikalen Überganges, degenerative HWS-Veränderungen oder beruflich bedingte Kopfzwanghaltungen sein.

> **Merke:**
> Die zervikalen Afferenzen sind im Vestibulariskerngebiet schlecht repräsentiert, so dass eine Störung leicht durch andere Systeme kompensiert werden kann.

■ Therapeutische Aspekte

Der zervikale Schwindel ist eine der Hauptdomänen der Manualmedizin (Belzl, 2004). Damit sind Spezialkenntnisse auf manualmedizinischem und orthopädischem Gebiet erforderlich. Zur Behandlung zählen Gelenkmobilisationen, Schmerzausschaltungen und auch die Behandlung von Triggerpoints z.B. mittels Injektion von Lokalanästhetika.

In der Literatur wird z.T. von exzellenten Therapieerfolgen berichtet, wobei bei einem Großteil der Schwindelpatienten eine deutliche Beschwerdelinderung erreicht wird (Hülse, 2005). Bei der Bewertung der entsprechenden chiropraktischen Maßnahmen mit Berichten über die Erfolge bei der Behandlung des Schwindel müssen jedoch die pathophysiologischen Besonderheiten berücksichtigt werden (Brandt, 2003b; Brandt, et al., 2004). Weiterhin kommen bei der Therapie noch symptomatische und physiotherapeutische Maßnahmen in Frage, wie z.B. die Lockerung des Schultergürtels und bei Bedarf eine Wärmebehandlung.

Beachtet werden muss, dass zervikogene Funktionsstörungen verschiedene vestibuläre Erkrankungen imitieren können. Eine manualmedizinische Behandlung kann in diesen Fällen zwar oft Beschwerdelinderung bringen. Jedoch kann von der eigentlichen Erkrankung abgelenkt bzw. die Grundkrankheit verschlimmert werden. Neben einer Ausschlussdiagnose sind daher immer Nachuntersuchungen zu fordern.

13.5.3. Schwindel im Kindesalter

Im Gegensatz zum Erwachsenenalter ist Schwindel im Kindesalter ein seltenes Symptom. Der kindliche Schwindel spielt auch erst ab dem 3. Lebensjahr eine Rolle, da jüngere Kinder diesen Begriff noch nicht kennen bzw. verwenden. Die überwiegende Zahl der Schwindelsyndrome des Erwachsenen können ebenso im Kindesalter vorkommen. Dementsprechend kann man bei Kindern einen Dauerdrehschwindel, Schwindelattacken und Gangunsicherheit bzw. Oszillopsien unterscheiden (Haid, 1990).

Bei Geburt ist das Gleichgewichtsorgan vollständig ausgebildet und die wichtigsten zentralen Leitungsbahnen sind funktionstüchtig. Das Kleinhirn reift dagegen langsam und ist damit funktionell störbar, so dass die Ataxie das dominierende Symptom vestibulärer Störungen ist.

Paroxysmale Schwindelbeschwerden können im Kindesalter insbesondere durch Migräne, durch eine epileptische Aura und bei einer PLF auftreten, aber auch bei der seltenen familiären episodischen Ataxie. Dauerdrehschwindel kann bei Kindern auf eine Labyrinthitis, eine PVP oder ein SHT zurückgeführt werden. Der BPPV ist bei Kindern oft traumatisch bedingt. Eine bilaterale Vestibulopathie mit Oszillopsien bei Kopfbewegungen und Gleichgewichtsstörungen im Dunkeln entsteht in der Regel durch eine Meningitis oder durch ototoxische Medikamente. Der benigne paroxysmale Schwindel der Kindheit ist eine Erkrankung, die zwischen dem 1. und 4. Lebensjahr beginnt und durch plötzlich einsetzenden, kurzdauernden Schwindel mit Nystagmus gekennzeichnet ist. Ursächlich wird eine Unterform der Migräne angenommen. Die Behandlung entspricht im Wesentlichen der Migränetherapie. Nach einigen Jahren kann es zur Remission kommen oder diese Unterform geht in eine klassische Migräne über.

Die Behandlung der einzelnen Schwindelformen entspricht der der Erwachsenen, wobei sie aber in enger Zusammenarbeit mit dem Kinderarzt erfolgen sollte. Beachtet werden müssen die bei Kindern geltenden Dosierungen und entsprechenden Kontraindikationen. Nur wenige Präparate bzw. Antivertiginosa (z.B. Dimenhydrinat) können bei Kindern der verschiedenen Altersstufen eingesetzt werden.

13.5.4. Schwindel im Alter

Ältere Menschen klagen häufiger über Schwindelbeschwerden als jüngere. Mit steigendem Lebensalter nimmt auch die Zahl der Stürze zu.

Schwindel im Alter bzw. schwindelartige Beschwerden besitzen eine besondere Bedeutung, da sie durch eine Kombination vielfältiger vestibulärer und nichtvestibulärer Ursachen hervorgerufen werden. Es handelt sich meist um Schwindelbeschwerden, die sich ätiologisch oft nur schwer einordnen lassen. Bei dem Schwindel im Alter bzw. Altersschwindel handelt es sich nicht um eine Diagnose. In der Altersgruppe über 65 Jahre sind Schwindelbeschwerden mit deutlichem Abstand die häufigste Ursache für eine Arztkonsultation. Mehr als die Hälfte aller über 70-jährigen Patienten klagen über Schwindelbeschwerden. 46 % der älteren Menschen, die sich aufgrund von Schwindelbeschwerden in Erstbehandlung begeben, berichten auch über Synkopen und Stürze.

Gangunsicherheit und Taumel führen im Alter nicht selten zu Stürzen. Patienten mit Gleichgewichtsstörungen stürzen weitaus häufiger als Patienten ohne diese (Nikolaus, 2005).

Die Patienten klagen über allgemeine Unsicherheit, Desorientiertheit und unbestimmte Gefühle im Kopf. Diese Begriffe werden unter dem Oberbegriff eines Schwindels zusammengefasst.

Ausgeprägte pathologische Störungen werden bei der Vestibularisuntersuchung nicht gefunden, jedoch oft Zeichen einer zerebrovaskulären Insuffizienz. Bei dem "Altersschwindel" oder dem Presbyvertigo handelt es sich um eine Ausschlussdiagnose, wenn keine spezifische Zuordnung möglich ist (Füsgen, 1998).

Die Therapie besteht in physikalischen Rehabilitationsmaßnahmen. Die Wirksamkeit präventiver Maßnahmen konnte durch mehrere Untersuchungen belegt werden. Sowohl eine Kranken-gymnastik als auch eine vestibuläre Rehabilitation kann die Beschwerden bessern. Kontinuierliche Gleichgewichtsübungen tragen zu einer Besserung sensomotorischer Leistungen bei. Auch im Alter verfügt das Gehirn über eine gewisse Plastizität, so dass ein Training zur Verbesserung der Koordination und Beweglichkeit angewandt werden kann. Auch die Stürze im Alter können durch eine Übungsbehandlung reduziert werden.

Ein weiterer Aspekt ist die sinnvolle Verordnung von Medikamenten, da viele Präparate Schwindelbeschwerden verursachen können.

13.6. Physiologischer Schwindel

13.6.1. Kinetose

■ **Klinik**

Unter einer Kinetose versteht man einen Symptomenkomplex, der durch verschiedene Beschleunigungsreize ausgelöst werden kann. Die Bewegungskrankheit wird akut während eines aktiven Transportes, z.B. in Fahrzeugen oder auf Schiffen, hervorgerufen, wobei es nach Wegfall der auslösenden Reizsituation spätestens nach einem Tag zu einer spontanen Rückbildung kommt. Obwohl die Symptome, die durch Auto-, See- oder Flugreisen hervorgerufen werden, z.T. als Krankheit bezeichnet werden, handelt es sich um eine physiologische Reaktion. Der Begriff Bewegungskrankheit oder Reise-"Krankheit" ist daher nicht korrekt. Die Kinetose kann auch als ein Warnsignal aufgefasst werden, das dem Körper signalisiert, dass eine bedrohliche Situation vorliegt, aus der man sich möglichst rasch zurückziehen sollte. Es können sensorische Konflikte zwischen verschiedenen Systemen unterschieden werden: visuell-vestibuläres System, Bogengänge und Otolithen.

Das klinische Bild einer Kinetose kann mit einer Vergiftung verglichen werden. Die Erstsymptome äußern sich in Blässe, Schwindel, Übelkeit, Erbrechen, Durchfall oder Verstopfung. Auch kommt es zu einer Tachykardie, Schweißausbrüchen, Hypersalivation, Teilnahmslosigkeit und Apathie. Eine Bewegungskrankheit kann auch mit gesteigerter Erregung einhergehen. Man kann Kinetosen auf der See, im Wagen oder beim Fliegen unterscheiden. Jedoch ist das Symptomenbild bei all diesen Erscheinungsformen mehr oder weniger gleich.

■ Pathogenese

Jeder Mensch mit einem normalen Gleichgewichtsorgan kann eine Kinetose entwickeln. Die vestibulären, die visuellen und die propriozeptiven Reize müssen stark genug sein, damit ein Sinneskonflikt ausgelöst werden kann. Der jeweilige Sinneskonflikt ist jedoch an eine individuelle Schwelle gebunden. Diese Schwelle kann durch Training verändert werden, wie es z.B. bei einem Eiskunstläufer (Pirouette) zu beobachten ist. Alle Kinetosen sind auf einen Konflikt zwischen 2 oder mehren kongruierenden Sinneseindrücken zurückzuführen. Die möglichen Konflikte werden in zwei verschiedene Kategorien eingeteilt. Die 1. Kategorie umfasst den visuell-vestibulären und die 2. den Bogengang-Otolithen-Konflikt.

Bezüglich der Empfindlichkeit, an einer Kinetose zu leiden, bestehen große individuelle Unterschiede. Etwa 5-10 % aller Menschen sind gegenüber Kinetosen sehr empfindlich und 5-15 % sind unempfindlich. Die restlichen 80 % der Menschen können an einer mäßigen Kinetose leiden. Säuglinge sind kinetosenfrei, bei 8-jährigen Kindern kann dagegen bis zu 80 % der Fälle mit einem Auftreten von Kinetosen gerechnet werden. Zwischen dem 2. und dem 12. Lebensjahr besteht ein Altersgipfel. Die Kinetosen sind nach dem 50. Lebensjahr seltener anzutreffen, da die Otolithen im Alter degenerieren. Frauen sind anfälliger als Männer, ganz besonders am Beginn der Menstruation und während der Schwangerschaft. Auch spielen bei der Kinetosebereitschaft psychische Faktoren eine Rolle.

■ Prophylaxe und Therapie

Zur Prophylaxe und Therapie von Kinetosen stehen im Wesentlichen drei Formen zur Verfügung: Verhaltensweisen, Adaption und medikamentöse Therapie.

▶ Verhaltensweisen

Beim Auftreten von Symptomen sollte der Kopf möglichst nicht bewegt werden. Dadurch werden Bogengangs-Otolithen-Konflikte vermieden. Der Kopf kann dazu an die Rückenlehne des Sitzes gepresst werden, wobei allerdings keine Erschütterungen oder Vibrationen bestehen sollten. Die liegende Haltung scheint einen positiven Einfluss auf die Ausbildung einer Kinetose zu haben, da hierbei Kopfbewegungen vermieden werden. Es muss jedoch beachtet werden, dass bei See- und Flugreisen in liegender Position besonders Kinetosen auftreten können, da hier ausgeprägte vertikale lineare Beschleunigungen resultieren. Daher sollte man auf einem Schiff nach Möglichkeit den Horizont oder die Küste fixieren, damit der Eindruck einer Bewegung entsteht, was zu einer Minderung des intersensorischen Konflikts führt. Empfindliche Patienten sollten bei Kreuzfahrten nach Möglichkeit eine Außenkabine mit Fenster wählen. Das beste Mittel gegen eine Seekrankheit ist die Übernahme des Steuerruders, da sich durch die Ablenkung die Kinetosesymptome vermindern. Wenn auf Schiffen ein Blick nach außen nicht möglich ist, wird empfohlen, sich in der Schiffsmitte aufzuhalten, da dort die Bewegungen geringer sind.

Bei Auto- oder Busfahrten sollten empfindliche Personen einen Platz auswählen, der ihnen eine optische Kontrolle der Fahrbahn durch Geradeausblick ermöglicht. Hingegen sind Blicke aus dem Seitenfenster unbedingt zu vermeiden. Da Alkohol die zentrale Verarbeitung stört, auf das periphere vestibuläre Organ wirkt und die Fixationssuppression vermindert, sollte auf entsprechende Getränke verzichtet werden.

Wenn die Symptome einer Kinetose bereits aufgetreten sind, dann ist eine liegende Position einzunehmen. Außerdem sollte man versuchen, zu schlafen. Dadurch wird die Konfliktbereitschaft vermindert.

▶ Adaptation

Bei der Adaptation handelt es sich um eine Anpassung an einen Dauerreiz. Bei Seereisen setzt die Adaptation meist nach 2 bis 4 Tagen nach der Reizexposition ein. Der Reiz muss aber gleicher Dauer, Intensität und Frequenz sein. Dieser Effekt ist jedoch nach einer dreimonatigen Reisekarenz wieder vollständig verschwunden. Das führt dazu, dass auch erfahrene Seefahrer eine Seekrankheit nach entsprechender Karenz erleiden könnten.

Beachtet werden muss bei der Adaptation das Phänomen der Spezifität. Gewöhnt man sich beispielsweise an die Bewegung auf großen Schiffen, so bedeutet das nicht unbedingt eine Adaptation an das Schlingern von kleinen Booten. Auch können Seefahrer, die sich an die Schiffsbewegungen gewöhnt haben, durchaus Beschwerden bei einer Flugreise bekommen. Personen, die häufig im Auto fahren, zeigen in einem Flugsimulator ausgeprägte Symptome einer Kinetose als Personen, die nur manchmal ein Auto benutzen. Man kann davon ausgehen, dass bei trainierten Personen die spezifische Adaptation besonders gefestigt ist und sich schlecht ändern lässt.

▶ Medikamentöse Therapie

Die medikamentöse Therapie hat das Ziel, die Adaptation zu beschleunigen, die vegetativen Symptome zu lindern und den Widerspruch zwischen den Informationen der verschiedenen sensorischen Organe zu beseitigen. Zur Behandlung der Kinetosen werden unterschiedliche Stoffgruppen eingesetzt (Tab. 13.6).

Antihistaminika sind ein wichtiger Bestandteil in der medikamentösen Behandlung der Kinetose. Der Effekt beruht wahrscheinlich auf einem starken zentralen Azetylcholin-Antagonismus (Dimenhydrinat - z.B. Vomex A®). In der Literatur wird eine Erfolgsrate von 70 % angegeben. Die häufigste Nebenwirkung ist die Sedierung. Als Kombinationspräparat steht außerdem noch Arlevert® (Dimenhydrinat und Cinnarizin) zur Verfügung.

Bei den Parasympatholytika hat nur das Scopoderm TTS-Pflaster® eine weite Verbreitung gefunden, welches zur lokalen Therapie eingesetzt wird. Es hat eine Wirkungsdauer von 72 Stunden und wird vorzugsweise auf die Haut hinter dem Ohr geklebt, da dort die Hautpermeabilität am höchsten ist. Vorher sollte die Haut mit 70%igem Alkohol gereinigt werden. Die beste Wirkung wird erzielt, wenn es 8 Stunden vor Reisebeginn aufgeklebt wird. Bei Kleinkindern sollte das Pflaster wegen

der systemischen Wirkung nicht eingesetzt werden.

Neuroleptika zeigen bei der Kinetosebehandlung eine etwas stärkere Wirkung als Antihistaminika. Phenothiazine (z.B. Atosil®) haben allerdings auch einen stärkeren sedierenden Effekt. Die antikinetotische Wirkung beruht wahrscheinlich auf einem antidopaminergen Einfluss im chemorezeptiven emetischen Triggerzentrum.

Sympathomimetika finden vor allem in der Raumfahrt Anwendung. Amphetamin wird dazu in einer Dosis von 20 mg und Ephedrin in einer Dosis von 50 mg verabreicht. Eine Erregung und eine potentielle Suchtgefahr sind die wichtigsten Nebenwirkungen. Die Kombinationstherapie von Amphetamin und Scopolamin wird in der Literatur als bester therapeutischer Ansatz zur Behandlung einer Kinetose angesehen, weil sich hierbei die zentralen Nebenwirkungen des Scopolamins und der sympathomimetische Effekt des Amphetamins gegenseitig aufheben.

Bei Seglern zeigt Cinarizin (150 mg/Tag) eine gute Wirkung. Der Kalziumantagonist greift am peripheren Gleichgewichtsorgan an und hat damit keine zentral depressive Wirkung. Phenytoin wird beim Militär in einer Dosierung bis zu 1200 mg/Tag verwendet. Bei den pflanzlichen Präparaten ist Ingwer zu nennen, welches in Kapselform erhältlich ist. Betahistin (z.B. Aequamen®, Vasomotal®), das vor allem bei der Behandlung des Morbus Menière eingesetzt wird, kann nur prophylaktisch die Reizschwelle erhöhen oder die Wiederadaptation

Medikament	Handelsname (Beispiele)	Darreichungsform	Dosis (mg)	Wirkungsbeginn (h)	Wirkungsdauer (h)
Cinnarizin, Dimenhydrinat	Arlevert	oral	20-40	2	8
Cinnarizin	Cinnarizin forte R.A.N. Tbl.	oral	75-100	4	8
Dimenhydrinat	Reisetabletten-ratiopharm, Vomacur Tbl., Vomex A Dragees N	oral	50-100	2	8
Scopolamin	Scopoderm TTS	Pflaster	1,5	4-6	72
Meclozin	Postadoxin N Tbl.	oral	25	2	8
Promethazin	Atosil, Promethazin-neuraxpharm, Prothazin	oral	25	2	24
Promethazin	Atosil, Prothazin	i.m.	25	0,3-0,5	2

Tab. 13.6: Medikamente zur Kinetoseprophylaxe.

verkürzen. Die akute Symptomatik wird durch dieses Medikament nicht beeinflusst.

13.6.2. Höhenschwindel

Viele Personen leiden an Höhenschwindel. Bei dem physiologischen Höhenschwindel handelt es sich um ein visuell ausgelöstes, verstärktes Schwanken und Unsicherheitsgefühl an bestimmten, exponierten Standorten. Er tritt beim Stehen an einem Abgrund, auf Leitern, auf Hausdächern, Türmen oder Klippen auf. Neben der Standunsicherheit besteht eine interindividuell unterschiedliche Angst mit vegetativen Symptomen. Abzugrenzen ist der Höhenschwindel bzw. Höhenangst von der pathologischen Akrophobie. Diese entsteht, wenn der physiologische Höhenschwindel eine konditionierte phobische Reaktion hervorruft. Die panische Angst mit vegetativen Symptomen kann von dem Patienten dann nur schwer überwunden werden.

Der Höhenschwindel ist ein "Distanzschwindel", welcher durch eine "visuelle Destabilisierung" der Aufrechthaltung hervorgerufen wird. Es fehlen die afferenten Informationen über die Beziehung zwischen Körper und Umgebung bzw. der Abstand zwischen Auge und den nächsten Kontrasten erreicht eine kritische Distanz. Beim Blick nach unten tritt der Höhenschwindel erst mit einer kurzen Verzögerung auf und klingt nach Abbau des Reizes schnell wieder ab.

Höhenschwindel bzw. Höhenangst stellt ein genetisch bedingtes Angst- oder Schutzverhalten bei Annäherung an einen Abgrund oder in einer ungewohnten Höhe dar. Patienten mit Gleichgewichtsstörungen oder Alkoholisierte sind anfälliger. Die Ausprägung des Höhenschwindels hängt von der Körperhaltung, der Höhe, der Steigung und der Blickrichtung ab (Brandt, 2003b; Brandt, et al., 2004) (Abb. 13.17).

Eine gewisse Gewöhnung kann sich durch eine wiederholte Reizexposition einstellen. Wichtig ist die Prävention beim Höhenschwindel in Form von Körperhaltung oder Sehen. Die Körperhaltung kann durch Festhalten oder Anlehnen sowie Hinsetzen, besonders bei zusätzlichen Störreizen wie z.B. Wind oder starkem Regen, stabilisiert werden. Unphysiologische Kopfhaltungen bzw. -neigungen sind zu vermeiden. Auch beim Sehen gibt es verschiedene Möglichkeiten, einen Höhenschwin-

del zu reduzieren. Es sollte versucht werden, nahe Gegenstände bzw. Kontraste zu fixieren. Beim Blick in die Tiefe müssen zur Haltungsregulation nahe stationäre Fixpunkte im Gesichtsfeld bleiben. Bei Absturzgefahr sollte man nur durch ein Fernglas schauen, wenn die Körperlage zusätzlich z.B. durch Anlehnen gesichert ist.

Die Verhaltenstherapie der Akrophobie kann in Form einer systematischen oder einer In-vivo-Desensibilisierung erfolgen. Bei der Methode der systematischen Desensibilisierung wird eine graduierte Hierarchie verschiedener angstauslösender Szenen konstruiert, die den Patienten während der Phase der körperlichen Entspannung präsentiert werden. Die In-vivo-Desensibilisierungsverfahren sind wirkungsvoller, da die Angst durch wirklichkeitsnahen Reizkontakt reduziert werden soll (Brandt, 2003b; Brandt, et al., 2004; Stoll, et al., 2004).

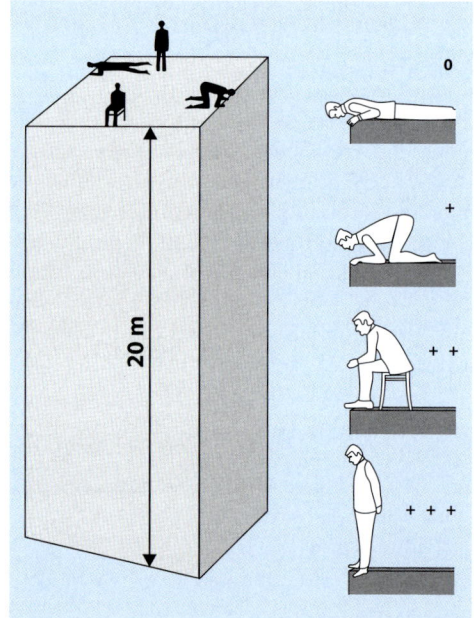

Abb. 13.17: Intensität des Höhenschwindels in Abhängigkeit von der Körperhaltung (0 bis +++).

Perspektivische Ansätze bei der Therapie von Schwindel

14. Perspektivische Ansätze bei der Therapie von Schwindel

Die Medizin befindet sich ständig im Fluss und in der Weiterentwicklung. Das betrifft auch die Behandlung von Gleichgewichtsstörungen. Zu beachten sind experimentelle Therapieansätze, bei denen die medikamentöse Schiene besonders zu berücksichtigen ist.

Benötigen wir neue Medikamente bei der Behandlung von Schwindelbeschwerden? Derzeit existiert kein Pharmakon, welches spezifisch das Gleichgewichtssystem und nicht die Hirnfunktion beeinflusst. Es handelt sich in der Regel um Medikamente, die allgemein den Hirnstoffwechsel und damit die Hirnfunktion beeinflussen.

Für viele Schwindelerkrankungen ist eine medikamentöse Behandlung nur kurzzeitig oder überhaupt nicht indiziert. Bei dem BPPV ist eine medikamentöse Therapie nicht erforderlich bzw. sogar kontraindiziert.

Für manche Erkrankungen wünscht man sich dagegen bessere Medikamente mit erhöhter Wirksamkeit. Schwindelbeschwerden, die einen akuten Anfall verursachen, erfordern die Gabe von dämpfenden Medikamenten. Dazu stehen sehr wirkungsvolle Präparate zur Verfügung. Präparate, die ausschließlich direkt am Rezeptororgan wirken, gibt es dagegen kaum.

Antihistaminika entfalten beispielsweise ihre Wirkung hauptsächlich auf zentraler und nicht auf peripher-vestibulärer Ebene. Im Bereich der Vestibulariskerngebiete ist die Interaktion zwischen den einzelnen Subtypen der Histaminrezeptoren komplex, wobei die Beziehungen Gegenstand aktueller Forschung ist. Die Entwicklung selektiver H_3-Rezeptorantagonisten könnte neue therapeutische Wirkungen aufzeigen. Wünschenswert wäre ein nichtsedierendes peripher wirkendes Antivertiginosum (Curthoys und Halmagyi, 1999; Desmond, 2004; Schmäl und Stoll, 2003).

Antioxidanzien stellen einen neueren Ansatzpunkt bei der pharmakologischen Therapie neurootologischer Krankheitsbilder dar. Ziel ist die Begrenzung des oxidativen Stresses im Innenohr bzw. in den weißen Blutkörperchen. Verschiedene Ursachen, wie Hypoxie, ototoxische Medikamente und Chemikalien, können im Innenohr zu Störungen des Gleichgewichts zwischen Bildung reaktiver Sauerstoff- sowie Stickstoffverbindungen und endogenen oxidativen Systemen und damit zu einem oxidativem Stress führen. So scheinen Haarzellen besonders empfindlich gegenüber freien Radikalen zu sein. Die ototoxische Wirkung von Aminoglykosidantibiotika, welche mit Schwindel, permanentem Hörverlust und Tinnitus einhergeht, wird auch oxidativem Stress zugeschrieben. Freie Radikale können chemisch verschiedene Zellstrukturen und damit Zellfunktionen schädigen. Endothelzellen sind hierbei besonders empfindlich, so dass damit verbundene Schädigungen Störungen in der Mikrozirkulation bewirken können. Antioxidanzien können offenbar eine Protektion der Haarzellen erreichen, indem Schäden durch oxidativen Stress verhindert oder zumindest abgeschwächt wird. Wichtige Vertreter der Antioxidanzien sind Vitamine (z.B. Beta-Carotin als Vorstufe des Vitamin A, Vitamin C und E), α-Liponsäure, Ebselen, N-Acetyl-Cystein, Glutathion und Harnsäure.

α-Liponsäure bzw. Thioctsäure wurde ursprünglich zu den Vitaminen gerechnet. Heute zählt diese Substanz nicht mehr dazu, da Mangelerscheinungen nicht bekannt sind. Sie wird intrazellulär über verschiedene Enzyme reduziert. Dadurch beeinflusst α-Liponsäure verschiedene intrazelluläre Prozesse.

Der Einsatz von Vitaminen als unterstützende Maßnahmen bei Gleichgewichtsstörungen ist hinlänglich bekannt. Inwieweit sich andere Antioxidanzien in der Zukunft bei der Behandlung von Gleichgewichtsbeschwerden durchsetzen werden, bleibt abzuwarten. Experimentelle Untersuchungen sind recht vielversprechend. So wurde die Effektivität von α-Liponsäure bei der Protektion der Cochlea bei oxidativem Stress durch ototoxische Medikamente nachgewiesen (Plontke, 2005).

Weiterhin spielt die Applikationsart des Medikaments eine Rolle. In Betracht kommt vor allem die intratympanale Gabe. Substanzen werden unter der Vorstellung in die Pauke injiziert, dass sie durch die Rundfenstermembran in die Scala tympani diffundieren und sich von dort in den Innenohrflüssigkeiten verteilen. Die Idee der topischen Medikamentenapplikation an das Innenohr ist nicht neu. Lokalanästhetika und Aminoglykosidantibiotika wurden bereits vor Jahrzehnten durch das Trommelfell in die Paukenhöhle zur Behandlung von Innenohrerkrankungen appliziert. Die am häufigsten angewandte lokale Therapieform am Innenohr ist die Injektion von Gentamycin in das Mittelohr zur chemischen Labyrinthektomie beim Morbus Menière (☞ Kap. 8.6.3.).

Die lokale Applikation von Medikamenten basiert auf dem Ansatz, dass topisch an die Rundfenstermembran applizierte Medikamente trotz niedriger Dosierung zu einem höheren Wirkstoffspiegel in den Innenohrflüssigkeiten führen als bei der systemischen Verabreichung. Potentielle systemische Nebenwirkungen einer länger dauernden systemischen Therapie können durch die topische Gabe vermieden werden. Derzeit stehen sehr unterschiedliche Medikamentenklassen wie Neurotransmitter, Neurotransmitterantagonisten oder Antioxidanzien im Mittelpunkt der Untersuchungen. In der Zukunft ist z.B. die Entwicklung von geeigneten Applikationssystemen und -strategien gefordert.

Tierexperimentelle Untersuchungen auf dem Gebiet der Regenerationsmedizin und Stammzelltherapie lassen Möglichkeiten für die zukünftige Anwendung bei der Therapie der Innenohrschwerhörigkeiten und auch der peripheren Vestibularisstörungen erkennen. Das Problem dieser Erkrankungen ist eine oft mangelnde spontane Regenerationsfähigkeit der Sinneszellen oder der Ganglienzellen. Zu diesen zukünftigen Therapieformen gehören Gentherapie, In-vivo-Regeneration und Ersatz von Körpergewebe mit Stammzellen.

Die Gentherapie ist eine experimentelle Behandlungsform, bei der durch die Einführung eines definierten Gens in die Erbsubstanz des Empfängers pathologische Veränderungen ausgeglichen werden. Man unterscheidet zwischen der somatischen und der Keimbahn-Gentherapie. Fehlende Zellen werden ersetzt, hereditäre Störungen korrigiert oder protektive Systeme werden gezielt gestärkt. Gene werden hauptsächlich mit viralen Vektoren zum Zielort gebracht. Bei der "Shaker2"-Maus, einem Tiermodell mit neuroepithelialen Innenohrdefekten, konnten durch Einführung des Wild-Typ-Gens Gleichgewichtsstörungen korrigiert werden.

Die z.Zt. vielversprechendste Ansatz zur In-Vivo-Regeneration besteht in der Anwendung von Math1. Es handelt sich um ein Gen, welches für die Ausbildung der Haarsinneszellen im Vestibularorgan erforderlich ist. Aber auch bei der Verwendung von Hath1 konnte eine verstärkte Regenerierung neuer Haarzellen in der Macula utriculi der Ratte nachgewiesen werden.

Der Ersatz von Körpergeweben mit Hilfe von Stammzellen birgt in der Zukunft große Hoffnungen auch im Bereich des Innenohrs. Die ersten Fortschritte bei der Generierung von Zellen für die Behandlung des Diabetes mellitus oder des Morbus Parkinson haben auch die Forschung mit Stammzellen im Innenohrbereich angestoßen, deren erste Ergebnisse vielversprechende Möglichkeiten in der Regeneration von sensorischem Gewebe erahnen lassen.

Denkbar wären diese therapeutischen Ansätze in erster Linie bei Patienten mit einer bilateralen Vestibulopathie oder bei Patienten mit einseitigen peripheren Störungen, bei denen die vestibuläre Kompensationsfähigkeit eingeschränkt ist.

Wirtschaftliche Aspekte

15. **Wirtschaftliche Aspekte**

Wirtschaftliche Aspekte der verschiedenen Therapieformen müssen im Zeitalter wachsender Kosten und Sparzwänge zunehmend beachtet werden. Die Kostenentwicklung ist vor allem im Bereich der medikamentösen Therapie ablesbar.

In der heutigen Zeit werden besonders die rheologischen bzw. durchblutungsfördernden Behandlungsmaßnahmen auch aus wirtschaftlicher Sicht in Frage gestellt. Ein typisches Beispiel ist das Pentoxifyllin, welches bei der Behandlung von cochleovestibulären Erkrankungen zunehmend in den Hintergrund gedrängt wird bzw. hinsichtlich der Schwindeltherapie überwiegend als nutzlos angesehen wird (Brandt, 2003a; b; Brandt, et al., 2004; Strupp und Brandt, 1999; Strupp, et al., 2004).

Die physikalische Behandlung in Form von Befreiungsmanövern und Gleichgewichtsübungen kann dagegen im Gegensatz zur Arzneimitteltherapie geradezu als preiswert und ökonomisch bezeichnet werden.

Für den Schwindel gibt es entsprechend der ICD Version 10 verschiedene Kodiermöglichkeiten (Tab. 15.1). Man kann hierbei ätiologische und symptomatische Ursachen unterscheiden. Hervorzuheben sind bei den Ursachen Krankheiten des Ohres und des Warzenfortsatzes sowie psychische bzw. Verhaltensstörungen.

Bei der Verschlüsselung der Operationen und Prozeduren (OPS 2005) schlagen sich vor allem Operationen zur Behandlung von Schwindelerscheinungen nieder, während konservative Verfahren nicht berücksichtigt werden (Tab. 15.2). In beiden Katalogen zeigen sich bezüglich des Symptoms bzw. Erkrankung Schwindel nicht immer praktikable Aspekte. So ist beispielsweise früher einmal beim Morbus Menière die Ausschaltung des Labyrinths durch Injektion von Alkohol versucht worden. Diese Methode hat sich jedoch im Gegensatz zur Ausschaltung mit Gentamycin in der Praxis nicht durchsetzen können. Die Gentamycinaus-

Kapitel	Schwindel
bestimmte infektiöse und parasitäre Erkrankungen	• epidemischer Schwindel A88.1
psychische und Verhaltensstörungen	• hysterischer Schwindel F44.88 (sonstige dissoziative Störungen) • psychogener Schwindel F45.8 (sonstige somatoforme Störungen)
Krankheiten des Ohres und des Warzenfortsatzes	• Menière-Krankheit H81.0 • benigner paroxysmaler Schwindel H81.1 • Neuropathia vestibularis H81.2 • sonstiger peripherer Schwindel H81.3 (Lermoyez-Syndrom, Schwindel Ohr-, -otogen, peripher o.n.A.) • Schwindel zentralen Ursprungs H81.4 (zentraler Lageschwindel) • sonstige Störungen der Vestibularfunktion H81.8 • Störung der Vestibularfunktion, nicht näher bezeichnet H81.9 • Schwindelsyndrome bei anderenorts klassifizierten Krankheiten H82* • Labyrinthitis H83.0 • Labyrinthfistel H 83.1 • Funktionsstörung des Labyrinths H83.3 (Funktionsverlust, Übererregbarkeit, Unterfunktion)
Symptome, abnorme klinische Befunde und Laborbefunde, die andernorts nicht klassifiziert sind	• Schwindel und Taumel R42 (Genese, unklar; spondylogen; uncharakteristisch; und Störung, Gleichgewicht; vaskulär; vertebragen; zervikal; zervikogen; Schwindelattacke)

Tab. 15.1: Klassifikation von Schwindel und Labyrinthstörungen in der ICD 10.

schaltung ist als Prozedur dagegen im Katalog nicht aufgenommen worden.

Im folgenden werden die Antiemetika/Antivertiginosa unter wirtschaftlichen Gesichtspunkten näher vorgestellt. Die Zusammenstellung soll auch dem behandelnden Arzt eine Entscheidungshilfe geben, bei gleicher Wirkstoffmenge das kostengünstige Präparat auszuwählen.

Die Angaben in Tab. 15.3 stellen eine grobe Orientierungshilfe bei der Auswahl der Präparate nach ökonomischen Gesichtspunkten dar, zumal sich die Preise jährlich ändern. Beachtet werden sollte vor allem der niedrige Preis der H_1-Antihistaminika Dimenhydrinat und Diphenhydramin. Die Arzneimittel der Serotonin-Antagonisten-Gruppe (Granisetron, Tropisetron und Ondansetron) sind dagegen am teuersten, wobei Dolasetron im Vergleich dazu etwas preiswerter ist.

OPS	Maßnahme
5-017.01	Inzision, Resektion und Destruktion an intrakraniellen Anteilen von Hirnnerven und Ganglien: N. vestibulocochlearis
5-017.1	Inzision, Resektion und Destruktion an intrakraniellen Anteilen von Hirnnerven und Ganglien: Resektion
5-017.2	Inzision, Resektion und Destruktion an intrakraniellen Anteilen von Hirnnerven und Ganglien: Destruktion
5-199.1	Vestibulotomie
5-200.4	Parazentese (Myringotomie) ohne Legen einer Paukendrainage
5-200.5	Parazentese (Myringotomie) mit Legen einer Paukendrainage
5-202.2	explorative Tympanotomie
5-202.3	explorative Tympanotomie mit Abdichtung der runden Fenstermembran
5-202.4	explorative Tympanotomie mit Abdichtung der ovalen Fenstermembran
5-208.0	Inzision und Destruktion (Ausschaltung) des Innenohrs: Cochleosaccotomie
5-208.1	Inzision und Destruktion (Ausschaltung) des Innenohrs: Dekompression oder Drainage des Saccus endolymphaticus
5-208.2	Inzision und Destruktion (Ausschaltung) des Innenohrs: Labyrinthektomie, transtympanal
5-208.3	Inzision und Destruktion (Ausschaltung) des Innenohrs: Labyrinthektomie, transmastoidal
5-208.4	Inzision und Destruktion (Ausschaltung) des Innenohrs: Labyrinthdestruktion, transtympanal
5-208.5	Inzision und Destruktion (Ausschaltung) des Innenohrs: Labyrinthdestruktion, transmastoidal
5-208.x	Inzision und Destruktion (Ausschaltung) des Innenohrs: Sonstige (Dekompression Labyrinth; Destruktion Bogengänge, Innenohr bzw. Vestibulum durch Injektion {Alkohol}, Drainage Innenohr; Eröffnung knöchernes Labyrinth; Fistulisierung Labyrinth)
5-208.y	Inzision und Destruktion (Ausschaltung) des Innenohrs: N. n. bez.
5-209.4	andere Operationen am Mittel- und Innenohr: Verschluss einer Labyrinthfistel
5-209.y	andere Operationen am Mittel- und Innenohr: N. n. bez.
8-020.x	sonstige therapeutische Injektionen, Injektion Innenohr
8-56	physikalisch-therapeutische Einzelmaßnahmen
9-41	Psychotherapie

Tab. 15.2: Operationen- und Prozedurenschlüssel (OPS 2005) zur Behandlung des Schwindels.

Gruppe/ Wirkstoff	Handelspräparat	A	Menge Wirk-stoff	N	Fest-be-trag in Euro	Preis in Euro	Preis 100 mg Wirk-stoff in Euro
pflanzliche Präparate							
Ingwer	Zintona Kps.	oral	250 mg	10		5,00	0,2
Kalziumantagonisten							
Flunarizin	flunarizin 5 von ct Kps.	oral	5 mg	30	18,40	18,39	12,26
	flunarizin 10 von ct Kps.	oral	10 mg	30	25,22	25,21	8,4
	Flunarizin acis 5 mg Kps.	oral	5 mg	20	15,79	15,32	15,32
	Flunarizin acis 10 mg Kps.	oral	10 mg	20	20,36	20,04	10,02
	Flunarizin ratiopharm Kps.	oral	5 mg	30	18,40	18,37	12,25
	Flunavert 5 mg Kps.	oral	5 mg	20	15,79	15,46	15,46
	Flunavert 10 mg Kps.	oral	10 mg	20	20,36	20,04	10,02
	Sibelium Kps.	oral	5 mg	20	15,79	15,79	15,79
Cinnarizin	Cinnarizin forte R.A.N. Tbl.	oral	75 mg	50		13,65	27,30
H_1-Histaminrezeptorantagonist/H_3- Histamrezeptoragonist							
Betahistin	Aequamen Tbl.	oral	6 mg	50	13,04	13,04	4,35
	Aequamen forte Tbl.	oral	12 mg	20	11,97	11,97	4,99
	Betahistin AL 6 Tbl.	oral	6 mg	20	11,23	11,21	9,34
	Betahistin AL 12 Tbl.	oral	12 mg	20	11,97	11,67	4,86
	Betahistin-ratiopharm 6 mg Tbl.	oral	6 mg	50	13,04	12,79	4,26
	Betahistin-ratiopharm 12 mg Tbl.	oral	12 mg	20	11,97	11,75	4,90
	Betahistin STADA 6 mg Tbl.	oral	6 mg	20	11,23	11,23	9,36
	Betahistin STADA 12 mg Tbl.	oral	12 mg	20	11,97	11,75	4,90
	Betavert 6 mg Tbl.	oral	6 mg	20	11,23	11,16	9,3
	Betavert 12 mg Tbl.	oral	12 mg	20	11,97	11,92	5,00
	Vasomotal 16 mg Tbl.	oral	16 mg	20	13,12	13,12	4,1
	Vasomotal 24 mg Tbl.	oral	24 mg	20	13,93	13,93	2,90
H_1-Antihistaminika							
Dimenhydrinat	Reisetabletten-ratiopharm	oral	50 mg	20	3,58	3,70	0,37
	REISETABLETTEN STADA	oral	50 mg	10	2,03	4,00	0,8
	Rodavan S Grünwalder Tbl.	oral	50 mg	20	3,58	5,00	0,5
	RubieMen Tbl.	oral	50 mg	20	3,58	2,58	0,26
	Superpep forte Reise-Kaugummi Drg.	oral	20 mg	10		6,45	3,23
	Superpep Tbl.	oral	50 mg	10		5,15	1,03
	Vertigo-Vomex SR Retard-Kps.	oral	120 mg	10		5,00	0,42
	Vertigo-Vomex S Supp.	rectal	80 mg	10	6,60	6,60	0,83
	Vomacur Tbl.	oral	50 mg	20	3,58	3,54	0,35
	Vomacur 40 Supp.	rectal	40 mg	5	3,63	3,39	1,70
	Vomacur 70 Supp.	rectal	70 mg	5	4,42	4,06	1,16
	Vomex A Dragees N	oral	50 mg	20	3,58	5,92	0,59
	Vomex A Retard-Kps.	oral	150 mg	20		13,15	0,44
	Vomex A Sirup	oral	330 mg/ 100 ml	100 ml		7,89	2,39
	Vomex A Kinder Supp.	rectal	40 mg	10	5,17	5,17	1,29

Gruppe/ Wirkstoff	Handelspräparat	A	Menge Wirk-stoff	N	Fest-be-trag in Euro	Preis in Euro	Preis 100 mg Wirk-stoff in Euro
	Vomex A Kinder Supp. 70 mg forte	rectal	70 mg	10	6,28	6,28	0,90
	Vomex A Supp.	rectal	150 mg	10	8,25	8,25	0,55
	Vomex A Injektionslsg. i.m.	i.m.	100 mg/ 2 ml	5		18,13	3,63
	Vomex A Injektionslsg. i.v.	i.v.	62 mg/ 10 ml	3		14,78	7,95
Diphenhydra-min	Emesan Tbl.	oral	50 mg	20	4,18	3,51	0,35
	Emesan E Erwachsenenzäpfchen	rectal	50 mg	10		7,90	1,58
	Emesan K Kinderzäpfchen	rectal	20 mg	5		3,85	3,85
	Emesan K Säuglingszäpfchen	rectal	10 mg	5		3,85	7,7
Neuroleptika							
Promethazin	Atosil Filmtbl. 25 mg	oral	25 mg	20	11,39	11,39	2,28
	Atosil Trpf.	oral	20 mg/ 1 ml	30 ml	12,12	12,12	2,02
	Atosil Injektionslsg. N	i.m., i.v.	50 mg	5	12,33	12,33	24,66
	Closin 10 mg Drg.	oral	10 mg	20	10,70	10,70	10,7
	Closin-N 25 mg Drg.	oral	25 mg	20	11,39	10,96	2,19
	Closin Trpf.	oral	5,5 mg/ 1 ml	50 ml	11,77	11,87	4,31
	Promethazin-neuraxpharm 10 Drg.	oral	10 mg	20	10,70	10,70	5,35
	Promethazin-neuraxpharm 25 Drg.	oral	25 mg	20	11,39	11,33	2,27
	Promethazin-neuraxpharm 50 mg Filmtbl.	oral	50 mg	20	12,08	12,08	1,208
	Promethazin-neuraxpharm 75 mg Filmtbl.	oral	75 mg	20	12,57	12,57	0,84
	Promethazin-neuraxpharm 100 mg Filmtbl.	oral	100 mg	20	12,99	12,99	0,65
	Promethazin-neuraxpharm Lösung	oral	20 mg/ 1 ml (20 Trpf.)	30 ml	12,12	12,11	2,02
	Promethazin-neuraxpharm Injektionslsg.	i.v., i.m.	50 mg (2 ml)	5	12,33	11,81	4,72
	Proneurin 25 Drg.	oral	25 mg	50	13,80	12,70	1,02
	Prothazin Filmtbl.	oral	25 mg	20	11,39	11,39	2,28
	Prothazin-Injektionslsg.	i.v., i.m.	50 mg (2 ml)	5	12,02	12,02	4,81
	Prothazin liquidum Lsg.	oral	20 mg/ 1 ml	30 ml	11,99	11,99	2,00
Perphenazin	Decentan 4 Tbl.	oral	4 mg	20	14,00	14,00	17,5
	Decentan 8 Tbl.	oral	8 mg	20	16,39	16,39	10,24
	Decentan Trpf.	oral	4 mg/ 1 ml (1 Trpf.)	15 ml	14,33	14,33	23,88

Gruppe/ Wirkstoff	Handelspräparat	A	Menge Wirkstoff	N	Festbetrag in Euro	Preis in Euro	Preis 100 mg Wirkstoff in Euro
Haloperidol	Haldol-Janssen Lsg.	oral	2 mg/ 1 ml	30 ml	12,17	12,17	20,28
	Haldol-Janssen forte Lsg.	oral	10 mg/ 1 ml	100 ml	41,90	41,90	4,19
	Haldol-Janssen 1 mg Tbl.	oral	1 mg	50	11,76	11,76	23,52
	Haldol-Janssen 2 mg Tbl.	oral	2 mg	50	13,62	13,62	13,62
	Haldol-Janssen 5 mg Tbl.	oral	2 mg	50	18,86	18,86	18,86
	Haldol-Janssen 10 mg Tbl.	oral	10 mg	20	16,98	16,98	8,49
	Haldol-Janssen 20 mg Tbl.	oral	20 mg	20	24,10	24,10	6,03
	Haldol-Janssen Injektionslsg. 5 mg/ml	i.v., i.m.	5 mg/ 1 ml	5	12,52	12,52	50,08
	Haloper von ct Trpf.	oral	2 mg/ 1 ml (20 Trpf.)	30 ml	12,17	11,95	19,92
	haloper 1 mg von ct Tbl.	oral	1 mg	50	11,76	10,31	20,62
	haloper 2 mg von ct Tbl.	oral	2 mg	50	13,62	13,36	13,36
	haloper 5 mg von ct Tbl.	oral	5 mg	50	18,86	18,66	7,46
	haloper 10 mg von ct Tbl.	oral	10 mg	20	16,98	16,31	8,15
Sulpirid	Arminol 50 mg Kps.	oral	50 mg	20	13,04	12,77	1,28
	Arminol 200 mg Tbl.		200 mg	20	21,05	19,20	0,48
	Dogmatil forte Tbl.		200 mg	20	21,05	21,05	0,53
	Dogmatil Kps.		50 mg	20	13,04	13,04	1,30
	Dogmatil Saft		25 mg/ 5 ml	200 ml	13,26	13,26	1,326
	Dogmatil Injektionslsg.	i.v.	100 mg/ 2 ml	5	12,69	12,69	2,54
	Meresa Kps.		50 mg	20	13,04	13,04	1,30
	Meresa forte Tbl.		200 mg	20	21,05	21,05	0,53
	neogama 50 Kps.		50 mg	50	17,14	17,14	0,69
	neogama forte 200 Tbl.		200 mg	20	21,05	21,05	0,53
	Sulpirid 50 1 A Pharma Hartkps.		50 mg	20	13,04	12,79	1,28
	Sulpirid 200 1 A Pharma Tbl.		200 mg	20	21,05	19,19	0,48
	Sulpirid 50 von ct Tbl.		50 mg	20	13,04	12,81	1,28
	Sulpirid 200 von ct Tbl.		200 mg	20	21,05	19,21	0,48
	Sulpirid AL 50 Tbl.		50 mg	20	13,04	12,79	1,28
	Sulpirid AL 200 Tbl.		200 mg	20	21,05	19,20	0,48
	Sulpirid beta 50 Hartkps.		50 mg	20	13,04	12,81	1,28
	Sulpirid beta 200 Tbl.		200 mg	20	21,05	19,21	0,48
	Sulpirid Hexal 50 mg Kps.		50 mg	20	13,04	12,84	1,28
	Sulpirid Hexal 200 mg Tbl.		200 mg	20	21,05	19,23	0,48
	Sulpirid-neuraxpharm 50 mg Tbl.		50 mg	20	13,04	12,99	1,30
	Sulpirid-neuraxpharm 100 mg Tbl.		100 mg	20	15,82	15,82	0,79
	Sulpirid-neuraxpharm 200 mg Tbl.		200 mg	20	21,05	19,78	0,49

Gruppe/ Wirkstoff	Handelspräparat	A	Menge Wirk- stoff	N	Fest- be- trag in Euro	Preis in Euro	Preis 100 mg Wirk- stoff in Euro
	Sulpirid-ratiopharm Tbl.		50 mg	20	13,04	12,84	1,28
	Sulpirid-ratiopharm forte Tbl.		200 mg	20	21,05	19,21	0,48
	Sulpirid RPh 50 mg Hartkps.		50 mg	20	13,04	12,81	1,28
	Sulpirid Sandoz 50 mg Tbl.		50 mg	20	13,04	12,84	1,28
	Sulpirid Sandoz 200 mg Tbl.		200 mg	20	21,05	19,21	0,48
	Sulpirid STADA 50 mg Tbl.		50 mg	20	13,04	12,84	1,28
	Sulpirid STADA 200 mg Tbl.		200 mg	20	21,05	19,23	0,48
	Sulpivert 50 mg Kps.		50 mg	20	13,04	12,81	1,28
	Sulpivert 200 mg Tbl.		200 mg	20	21,05	19,96	0,50
	Sulpivert injekt Injektionslsg.	i.v.	100 mg/ 2 ml	5	12,69	12,21	2,54
	Vertigo-Meresa Kps.	oral	50 mg	10	11,41	11,41	2,28
	Vertigo-Meresa 200 Tbl.	oral	200 mg	10	15,72	15,72	0,79
	vertigo-neogama Tbl.	oral	50 mg	20	13,04	13,04	1,30
	vertigo-neogama 100 Tbl.	oral	100 mg	20	15,82	15,82	0,79
	vertigo-neogama-forte 200 Tbl.	oral	200 mg	20	21,05	21,05	0,53
	vertigo-neogama Liquidum	oral	100 mg/ 5 ml	100 ml	16,09	18,46	0,923
	vertigo-neogama Ampullen	i.m.	100 mg/ 2 ml	5 Amp.	12,69	12,69	2,54
Serotonin-Antagonisten							
Dolasetron	Anemet 200 mg Filmtbl.	oral	148 mg	3		90,54	20,39
	Anemet 100 mg i.v. Injektionslsg.	i.v.	74 mg/ 5 ml	1		34,96	47,24
Granisetron	Kevatril Filmtbl. 2 mg	oral	2 mg	1		32,94	1647
	Kevatril Infusionslösungskonzentrat 1 mg	i.v.	1 mg/ 1 ml	1		26,62	2662
	Kevatril Infusionslösungskonzentrat 3 mg	i.v.	3 mg/ 3 ml	1		36,84	1228
Tropisetron	Navoban 5 mg Kps.	oral	5 mg	5		132,44	529,76
	Navoban 2 mg Injektionslsg.	i.v.	2 mg/ 2 ml	1		21,61	1080,5
	Navoban 5 mg Injektionslsg.	i.v.	5 mg/ 5 ml	1		37,18	743,6
Ondansetron	Zofran 4 mg Filmtbl.	oral	4 mg	10		123,52	308,75
	Zofran 8 mg Filmtbl.	oral	8 mg	10		185,46	231,87
	Zofran 4 mg Zydis Lingual Schmelztabletten	oral	4 mg	6		77,86	324,25
	Zofran 8 mg Zydis Lingual Schmelztabletten	oral	8 mg	6		115,03	239,63
	Zofran Lsg.	oral	4 mg/ 5 ml	50 ml		97,43	243,5
	Zofran i.v. 4 mg	i.v.	5 mg/ 2 ml	5		111,78	447,12
	Zofran i.v. 8 mg	i.v.	8 mg/ 4 ml	5		156,10	390,25

Gruppe/ Wirkstoff	Handelspräparat	A	Menge Wirk- stoff	N	Fest- be- trag in Euro	Preis in Euro	Preis 100 mg Wirk- stoff in Euro
andere Substanzen							
Aprepitant	EMEND 80 mg Hartkps.	oral	80 mg	2		61,94	38,71
	EMEND 125 mg Hartkps.	oral	125 mg	5		auf An- frage	
Pyridoxin	Hexobion 100 mg Drg.	oral	100 mg	20	3,70	3,70	0,18
Scopolamin	Scopoderm TTS	der- mal	1,5 mg/ 2,5 cm²	5		25,62	341,6
Alizaprid	Vergentan Tbl.	oral	50 mg	20		20,75	2,07
	Vergentan Injektionslsg.	i.v. oder i.m.	50 mg	6		15,95	5,32
Kombinationen mit H$_1$-Antihistaminika							
Cinnarizin Dimenhydrinat	Arlevert Tbl.	oral	20 mg 40 mg	20		14,98	-
Homöopathika							
	Cocculus Oligoplex	oral		100 ml		19,93	-
	PROCORDAL vertigo Mischung	oral		20 ml		4,85	-
	Vertigoheel Tbl.	oral		100		9,64	-
	Vertigoheel Trpf.	oral		30 ml		7,68	-
	Vertigoheel Injektionslsg.	i.v., i.m., s.c., i.c.	1,1 ml (1 Amp.)	5		8,07	-
	Vertigo-Hevert Tbl.	oral		50		4,98	

Tab. 15.3: Preise für Antivertiginosa/Antiemetika anhand der "Roten Liste" (2005). In Anlehnung an Schmäl und Stoll (2003). A: Applikation; N: Packungsgröße.

Anhang

16. **Anhang**

16.1. **Medikamentöse Therapie des Schwindels - Zusammenfassung**

In Tab. 16.1 sind noch einmal die Indikationen der einzelnen Präparate zusammengestellt. Die Thera-

piemöglichkeiten, geordnet nach den Krankheitsbildern, zeigt Tab. 16.2.

Präparat	Indikation	Bemerkungen
1. symptomatisch		
1.1. sedierend		
1.1.1 Benzodiazepine		
Diazepam Clonazepam Lorazepam	• akuter Schwindel*, nicht zur Langzeittherapie • PVP (Akutphase)* • traumatischer Schwindel (Akutphase)* • Schwindel nach Mittel- oder Innenohroperation • Kinetosen (akut in schweren Fällen)	Ausnutzung des anxiolytischen Effekts
1.1.2 H_1-Antihistaminika [Histamin (H_1)-Antagonisten]		
Dimenhydrinat	• akuter Schwindel (mäßige vegetative Symptome) • PVP (Akutphase) • Kinetosen • traumatischer Schwindel • BPPV* (initial)	unter strenger Indikationsstellung möglich bei schwangerschaftsbedingtem Schwindel, nicht im 3. Trimenon, insbesondere bei drohender Frühgeburt
Meclozin	• Kinetoseprophylaxe	Mittel der Wahl als Anitiemetikum in der Schwangerschaft, nicht im 3. Trimenon
Diphenhydramin	• Kinetoseprophylaxe	
1.1.3 Kalziumantagonisten (Kalziumkanalblocker)		
Cinnarizin	• akuter Schwindel (leicht) • Kinetoseprophylaxe • Morbus Menière (Prophylaxe)	
Flunarizin	• Kinetoseprophylaxe • akuter Schwindel (leicht) • Morbus Menière (Prophylaxe) • evtl. bei familiäre periodische Ataxie* • Basilarismigräne	• lange Halbwertszeit • zur Prophylaxe
1.1.4 Neuroleptika [Dopamin-(D_2-)Antagonisten]		
Promethazin	• akuter Schwindel (stark) • Kinetosen (in schweren Fällen) • traumatischer Schwindel BPPV* (initial, ½ vor Lagerungsmanöver)	Wirkung und Sedierung stärker als bei Antihistaminika, bei schwerer Form von Hyperemesis gravidarum
Haloperidol	• akuter Schwindel (stark)* • zentral bedingter Schwindel	
Sulprid	• Morbus Menière* • akuter Schwindel* • "phobischer Schwankschwindel"	zur Langzeittherapie unter Vorbehalt geeignet

Präparat	Indikation	Bemerkungen
1.1.5 Prokinetika		
Metoclopramid	• leichtere Formen des medikamenteninduzierten Erbrechens oder PONV • Kinetosen	Nebenwirkungen geringer, aber auch geringe Wirkung, Mittel der Wahl als Antiemetikum im 2. und 3. Trimenon
Domperidon		
1.1.6 Anticholinergika		
Scopolamin	• Kinetoseprophylaxe • Kinetosetherapie • Morbus Menière (Attacke)*	keine teratogenen Effekte, jedoch plazentagängig
1.2 nicht sedierend		
5-HT3-Antagonisten		
Ondansetron Dolasetron Granisetron Tropisetron	• chemotherapieinduziertes Erbrechen • zentraler Schwindel • PONV • Kinetosen*	• hochpotentes Antiemetikum, antivertiginöser Effekt fraglich • prophylaktisch und therapeutisch wirksam bei PONV
Kombinationspräparate (mit H_1-Antihistaminika)		
Kombination Cinnarizin und Dimenhydrinat (Arlevert®)	• "Altersschwindel" • zentraler Schwindel • Schwindel unklarer Genese • Kinetosen	synergistischer Effekt: zentral und peripher
Diphenhydramin plus Chlortheophyllin (Reisedragee Eu Rho®)	• Kinetosen	schneller Wirkungseintritt
Chlorphenoxamin plus Chlortheophyllin plus Coffein (Rodavan®)	• Kinetosen	schneller Wirkungseintritt
Homöopathika und pflanzliche Präparate		
Picrotoxin (Cocculus)	• akuter Schwindel • hohe Anfallsfrequenz bei Morbus Menière • Kinetosen	
Ingwer (Zintona®)	• Kinetosen • Schwindel unklarer Genese	
Ginkgolide	• zentraler Schwindel • durchblutungsbedingter Schwindel (PVP)*	
Belladonna	• Kinetosen • unklarer Schwindel	Bestandteil von Kombinationspräparaten (Cocculus oligoplex®, Hevertigon®)
1.3 sonstige Medikamente		
Alizaprid	• PONV • strahlentherapieinduziertes Erbrechen • akuter Schwindel	

Präparat	Indikation	Bemerkungen
Antiepileptika		
Carbamazepin	• vestibuläre Epilepsie • "phobischer Schwankschwindel"	
Nootropika		
Nimodipin	• Schwindel unklarer Genese	
Piracetam	• postkommotioneller Schwindel • zentraler Schwindel bei geriatrischen Patienten	
weitere		
Vitamin B_6	• Kinetose	in Kombinationspräparaten
Phenytoin	• Kinetose • vestibuläre Epilepsie	
2. kausal orientiert		
2.1 vaskulär und rheologisch wirkende Medikamente		
Pentoxifyllin	• akuter Schwindel (Effekt fraglich) • Morbus Menière (Prophylaxe, Effekt fraglich)	beim Morbus Menière weniger effektiv als Betahistin
ASS	• Basilarismigräne/MiS • ischämiebedingter Schwindel	
2.2 histaminerge Substanzen		
Betahistin	• Langzeittherapie beim Morbus Menière • Prophylaxe bei Kinetosen; Verkürzung der Readaptation bei Kinetosen • BPPV (bei Fehlschlagen physikalischer Befreiungsmanöver)*	Akutsymptomatik wird nicht beeinflusst, kein nennenswertes teratogenes Potential
2.3 Glucocorticoide		
Prednisolon	• PVP • Schwindel nach Mittel- und Innenohroperationen • Labyrinthfistel • Morbus Menière • Hörsturz mit Vestibularisbeteiligung • Cogan-Syndrom • Übelkeit und Erbrechen • Chemotherapie	
2.4 Diuretika		
Glycerol		zur Diagnostik des Morbus Menière, beeinflusst auch Schwindel, nicht Hörvermögen
Acetazolamid	• familiäre periodische Ataxie	
Hydrochlorthiazid	• Morbus Menière (Prophylaxe)*	
Triamteren plus Hydrochlorthiazid	• Morbus Menière (Prophylaxe)*	
2.5 Aminoglykoside		
Gentamycin	• Morbus Menière*	bewirkt chemische Labyrinthektomie

Tab. 16.1: Gegenüberstellung Medikamente und Indikation. *kein Medikament der I. Wahl.

Krankheitsbild	Therapie bzw. Medikament	unwirksam oder zweifelhaft
benigner paroxysmaler Lagerungsschwindel (BPPV)	• physikalische Befreiungsmanöver • ggf. Antivertiginosa (Dimenhydrinat vor dem Manöver)	Antivertiginosa
akute einseitige periphere Vestibulopathie (PVP)	• Glucocorticoide • sedierende Antivertiginosa (Dimenhydrinat, Metoclopramid, Alizaprid) in den ersten drei Tagen • Elektrolytsubstitution (bei schwerer Übelkeit) • physikalisches Kompensationstraining	Rheologika

Morbus Menière	• Attackenbehandlung
	  - sedierende Antivertiginosa (Dimenhydrinat oder/und Benzodiazepine)
	  - Glucocorticoide
	• prophylaktische Behandlung
	  - Betahistin
	  - Sulpirid
	  - Arlevert® (Kombination aus Cinnarizin und Dimenhydrat)
	  - Hydrochlorthiazid plus Triamteren
	• invasive Behandlung
	  - Paukendrainage
	  - Aminoglykosidantibiotika (intratympanal)
	  - Saccotomie
	  - Labyrinthektomie
		Rheologika

Vestibularisparoxysmie	• Carbamazepin (Tegretal, Timonil, 200 bis 600 mg/d) • Gabapentin • Valproinsäure • Phenytoin • mikrovaskuläre Dekompression*	• Rheologika • sedierende Antivertiginosa
Perilymphfistel (PLF)	• Glucocorticoide • antiphlogistisch-rheologisches Infusionsschema • Bettruhe • Tympanotomie	
bilaterale Vestibulopathie	• Prävention • Glucocorticoide • antiphlogistisch-rheologisches Infusionsschema • Azathioprin oder Cyclophosphamid* • physikalische Therapie	
chemotherapieinduziertes Erbrechen	• 5-HT$_3$-Antogonisten (Ondansetron, Dolasetron) • Alizaprid (Vergentan®)	

Schwindel im Alter	• Ginkgo biloba • Arlevert® (Kombination aus Cinnarizin und Dimenhydrat) • Nootropika (Nimodipin, Piracetam, Moxaverin) • physikalisches Training	
Ischämie	• Basismaßnahmen • ggf. Thrombolyse • Heparin, ASS • Osmotherapie • physikalische Therapie	
Hyperviskosi-tätssyndrom	• Plasmapherese • Chemotherapie • Phlebotomie (je nach Grundkrankheit)	
Downbeat-/Up-beat-Nystagmus-Syndrom	• Clonazepam • Baclofen • Gabapentin • physikalisches Training	
episodische Ataxie Typ II	• Acetazolamid • Flunarizin	
vestibuläre Epilepsie	• Carbamazepin • Diphenylhydantoin • Valproinsäure*	

vestibuläre Migräne/Basila-ris-Migraine	• Attacken
	  - sedierendes Antivertiginosum
	• Prophylaxe
	  - nichtsteroidale Antirheumatika/Paracetamol/ASS
	  - β-Rezeptorenblocker (Metoprolol)
	  - Flunarizin
	  - Valproinsäure	

somatoformer Schwindel	• Psychotherapie • Anxiolytikum*	Antivertiginosa Manualtherapie

Kinetosen	• Verhaltensweisen, Adaptation
	• medikamentös:
	  - Dimenhydrinat
	  - Scopolamin
	  - Ingwerwurzelextrakte- Picrotoxin (Zintona)
	  - Cocculus (Vertigoheel)
	  - Neuroleptika
	  - Arlevert® (Kombination aus Cinnarizin und Dimenhydrat)	

Höhenschwindel	• Verhaltensmaßnahmen • Gewöhnung	Antivertiginosa

Tab. 16.2: Zusammenfassung der Therapie der einzelnen Krankheitsbilder (* keine Therapie der 1. Wahl).

16.2. Verhaltensregeln für Patienten mit Schwindel

Patienten, die an Schwindel leiden, sollten verschiedene Hinweise beachten. Dazu gehören das Verhalten im Straßenwesen, beim Schwimmen und in der Dunkelheit.

■ 1. Vorsicht im Straßenverkehr

Ein Patient mit akutem oder anfallsweisem Schwindel, der selbst ein Fahrzeug führt, kann sowohl sich als auch andere Menschen in große Gefahr bringen. Das gilt auch für das Fahrradfahren und das Überqueren einer Straße. Die dadurch entstanden Unfälle bzw. Schäden können zusätzlich zu Versicherungsproblemen führen. Daher ist eine aktenkundige Belehrung durch den Arzt angezeigt.

■ 2. Vorsicht beim Schwimmen

Während akuter Schwindelbeschwerden sollte man niemals schwimmen. Patienten mit Anfallsschwindel oder nach durchgemachter Vestibularisstörung sollten nur in schwindelfreiem Zustand und nur mit einer Begleitperson schwimmen.

■ 3. Vorsicht in der Dunkelheit

Im Dunkeln können bei bestimmten Erkrankungen, vor allem bei der bilateralen Vestibulopathie, Schwindelbeschwerden auftreten oder verstärkt werden.

■ 4. Achtung bei bestimmten Tätigkeiten

Patienten mit Schwindelbeschwerden dürfen nicht an gefährlichen Maschinen oder in großer Höhe (Gerüst, Dach, Leiter) arbeiten. Sie müssen darüber belehrt werden.

■ 5. Änderung des Schwindels im Tagesablauf

Wetterumsturz und Stress können Schwindelbeschwerden verstärken. Die Schwindelbeschwerden können im Laufe eines Tages wechseln. Medikamente und Alkohol können Schwindelbeschwerden hervorrufen und auch die vestibuläre Genesung verzögern.

16.3. Glossar

ageotroper Nystagmus: Nystagmus, der bei einer Lagerungsprüfung zum oben liegenden Ohr schlägt.

Ataxie: Gangstörung (breitbeinig, schwankender Gang).

Aura: Bezeichnung für alle Wahrnehmungen unterschiedlichster Art (sensorisch, vegetativ oder psychisch), die einen kurz danach eintreffenden Anfall (z.B. Migräne oder Epilepsie) ankündigen.

Blickfolgebewegungen: willkürliche langsame Folgebewegungen (smooth pursuit). Dienen der retinalen Stabilisierung beim Verfolgen von sich bewegenden Objekten sowie bei Kopf- und Körperbewegungen.

cochleovestibuläre Erkrankungen: Erkrankungen, die das Innenohr betreffen: PVP, Hörsturz, Morbus Menière, Tinnitus.

Computernystagmographie: CNG; Registrierung der Augenbewegungen (Nystagmus) mit Hilfe der Computertechnologie.

Craniocorporographie: CCG. Optische Registrierung des Unterberger- und Romberg-Test.

Crescendo: Zunahme (des Nystagmus).

Crescendo-Decrescendo-Nystagmus: Nystagmus, der zunächst zu- und dann wieder abnimmt.

Decrescendo: Abnahme (des Nystagmus).

dissoziierter Nystagmus: abduzierendes Auge schlägt schneller und grobschlägiger als das adduzierende.

Downbeat-Nystagmus: nach unten schlagender Nystagmus.

drop attacks: Fallattacken, in der Regel ohne Bewusstlosigkeit.

Einbeinstand: pathologisch, wenn die Balance weniger als 10 Sekunden gehalten werden kann (geeignet für Kinder). Zur Diagnostik des zervikogenen Schwindels.

Elektronystagmographie: ENG; Methode zur Registrierung der Augenbewegungen auf der Basis der elektrischen Dipoleigenschaft des Auges.

Eminentia arcuata: knöcherne Begrenzung des oberen vertikalen Bogengangs.

episodischer Schwindel: Schwindel, der Sekunden bis Stunden anhält.

Fistelsymptom: durch Druckerhöhung im Gehörgang ausgelöster Drehschwindel und Nystagmus als Zeichen einer Bogengangsfistel.

Frenzel-Brille: beleuchtbare Untersuchungsbrille zum Nachweis von Nystagmen. Gläser mit 20 Dioptrien heben die Umgebungsfixation auf und durch die optische Vergrößerung sind die Augenbewegungen besser erkennbar.

fugal: von etwas weg, z.B. ampullofugal - von der Ampulle weg.

geotroper Nystagmus: Nystagmus, der bei einer Lagerungsprüfung zum unten liegenden Ohr schlägt.

Hennebert-Zeichen: positives Fistelsymptom bei intaktem Trommelfell (Lues, Morbus Menière).

Hüftabduktion: Priener-Abduktionstest. Bei einer Kopfgelenksblockierung kann die Hüftabduktion um bis zu 50° vermindert sein. Erfolgskontrolle einer Manualtherapie (Hülse, 2005).

infratentoriell: Bezeichnung von Strukturen und Prozessen, die unter dem Kleinhirnzelt in der hinteren Schädelgrube liegen: Kleinhirn bzw. Hirnstamm.

konjugierter Nystagmus: beide Augen bewegen sich in die gleiche Richtung; diskonjugierte Bewegung sind dagegen selten.

Manualtherapie: Behandlungstechniken zur Behebung von reversiblen Funktionsstörungen am Haltungs- und Bewegungsapparat (Belzl, 2004).

Mastoidektomie: operatives Eröffnen und Ausräumen des Warzenfortsatzes und des Antrums zur Beseitigung von Entzündungen oder eines Cholesteatoms.

Nystagmus: auch Rucknystagmus (jerk). Augenbewegungen mit einer langsamen und einer entgegengesetzten schnellen Phase.

ocular tilt reaction: OTR; Symptomentrias bestehend aus Augenrotation, ipsiversiver Kopfneigung und skew deviation (paroxysmal oder tonisch); bedingt durch Hirnstammischämien, Hirnstammtumoren und Blutungen (tonisch), selten durch MS oder nach akuter unilateraler peripherer Otolithenläsion (paroxysmal).

optokinetischer Nystagmus: wird ausgelöst durch Betrachten eines bewegten Reizmusters (Eisenbahnnystagmus).

Oszillopsie: Scheinbewegungen gegenüber der Umgebung.

Otokonien: Kristalle ("Ohrsteinchen", Otolithen, "Gleichgewichtssteinchen", Statolithen), die sich in den Otolithenorganen befinden (Utriculus und Sacculus) und die durch Bewegungen die Sinneszellen reizen.

Pendelnystagmus: Nystagmusform, bei der die Geschwindigkeiten der Hin- und Herbewegungen der Augen gleich sind (pendular).

Perilymphfistel: Fistel zum Perilymphraum im Bereich der Innenohrfenster oder Bogengangbereich.

petal: zu etwas heran, z.B. ampullopetal - zur Ampulle hin.

Photo-Elektronystagmographie: PENG; ältere optische Methode zur Registrierung von Augenbewegungen.

Pitch: Sagittalebene um die horizontale binaurale Y-Achse; eine der drei Hauptarbeitsebenen des VOR (entspricht Beugung und Reklination des Kopfes nach vorn und hinten). Bei Tonusimbalanz in dieser Ebene kommt es zu einem vertikalen Nystagmus.

Politzer-Ballon: Ballon zum Ausführen von Ohrtrompetenduschen; wird auch bei der Fahndung nach einem Fistel-Symptom verwendet.

Posturographie: Patient steht auf einer Standfläche bzw. Messplatte. Es werden die Körperschwankungen während des Stehens in Ruhe oder bei Bewegung aufgezeichnet. Man unterscheidet eine statische von einer dynamischen Posturographie.

Propriozeptoren: Mechanorezeptoren, die die Wahrnehmung und Kontrolle der aktuellen Lage des Körpers im Raum ermöglichen (Muskelspindeln, Sehnenspindeln, Gelenkrezeptoren).

radikale Mastoidektomie: Mastoidektomie mit Entfernung der hinteren und oberen Gehörgangswand sowie der Mittelohrstrukturen mit Anlage einer "Radikalhöhle".

Richtungsüberwiegen: Kalt-Warm-Dissoziation des kalorischen Nystagmus. Nystagmusschläge überwiegen bei der thermischen Prüfung nach rechts oder nach links. Spricht meist für ein zentrales Geschehen.

Roll: Frontalebene um die horizontale Seh-(X)-Achse; eine der drei Hauptarbeitsebenen des VOR (entspricht seitliche Bewegungen des Kopfes nach rechts und links). Bei Tonusimbalanz in dieser Ebene kommt es zu einem torsionellen Nystagmus.

Sakkaden: rasche, in Amplitude, Richtung und Geschwindigkeitsverlauf vorprogrammierte, konjugierte Augenbewegungen mit einer maximalen Geschwindigkeit von 500-700°/s und einer Dauer von 30-100 ms. Dienen zum Erfassen neuer Objekte (Lesen, Blickzielbewegungen).

skew deviation: vertikale supranukleäre Divergenzstellung der Augen (ipsilaterales Auge tiefer), wobei das untere Auge nach innen und das obere nach außen rotiert sein kann (Hertwig-Magendie`sche Schielstellung); tritt bei Schädigungen vom Mittelhirn bis zum Kleinhirn auf.

Synkope: plötzlich einsetzender, spontan reversibler Bewusstseinsverlust infolge zerebraler Minderperfusion mit und ohne Hinstürzen.

torsioneller Nystagmus: raddrehende Augenbewegungen um die Sehlinie als Achse; Augen rotieren um die Sehachse.

Torsionen: raddrehende Augenbewegungen.

Tullio-Phänomen: Auftreten von Schwindel durch akustische Reize von mehr als 90 dB.

Tympanometrie: Messung der Trommelfellbeweglichkeit.

Tympanotomie: operative Eröffnung der Paukenhöhle.

Tympanoplastik: operativer Verschluss des Trommelfells ggf. mit Aufbau der Gehörknöchelchenkette.

Upbeat-Nystagmus: nach oben schlagender Nystagmus.

vestibulärer Nystagmus: Ausdruck des VOR, eines angeborenen oder kompensatorischen Augenbewegungsmusters durch Reizung der Bogengänge des Labyrinths.

Vestibularisparoxysmie: Kurze, Sekunden bis wenige Minuten anhaltende Dreh- oder Schwankschwindelattacken mit oder ohne Ohrsymptome (Tinnitus oder Hörminderung) verursacht durch eine Gefäßkompression des 8. Hirnnerven (N. statoakustikus).

Vestibulopathie: Störung eines Vestibularorgans nicht definierbarer Ursache.

vestibulospinale Tests: Untersuchungen der Körperkoordination (z.B. Romberger- und Unterberger-Test).

Zwei-Wege-Technik: Operation im Bereich der Mittelohrräume mit Mastoidektomie, bei der im Gegensatz zur "Radikalhöhle" die Gehörgangswand belassen wird.

Zwei-Waagen-Test: Patient steht mit jedem Bein auf eine Waage. Rechts-Links-Differenzen von mehr als 5 kg sind pathologisch. Zur Diagnostik des zervikalen Schwindels.

Yaw: Horizontalebene um die vertikale Körperlängs-(Z)-Achse; eine der drei Hauptarbeitsebenen des VOR (entspricht Kopfdrehen nach rechts und links). Bei Tonusimbalanz in dieser Ebene kommt es zu einem horizontalen Nystagmus.

Abkürzungen

17. **Abkürzungen**

5-HT	5-Hydroxytryptamin
AICA	A. cerebelli inferior anterior
ACTH	adrenocorticotropes Hormon
Amp.	Ampulle(n)
ANV	anticipatory nausea and vomiting
ASS	Acetylsalicylsäure
BERA	Brainstem-evoked Response Audiometry
BPPV	benigner paroxysmaler Lagerungsschwindel (benign paroxysmal positional vertigo)
CCG	Craniocorporographie
CNG	Computernystagmographie
CT	Computertomogramm
CCT	craniale CT
dB	Dezibel
Drg.	Dragee(s)
ENG	Elektronystagmographie
Filmtbl.	Filmtablette(n)
GABA	γ-Aminobuttersäure
GLP	Geschwindigkeit der langsamen Phase (Winkelgeschwindigkeit)
HAES	Hydroxyethylstärke
HBO	hyperbarer Sauerstoff
HWK	Halswirbelkörper
HWS	Halswirbelsäule
IHS	International Headache Society
Injektionslsg.	Injektionslösung
i.v.	intravenös
Kps.	Kapsel(n)
Lsg.	Lösung
MiS	Migräneschwindel
MLF	Fasciculus longitudinalis medialis
MRT	Magnetresonanztomogramm
MS	multiple Sklerose
OAE	otoakustische Emissionen

PCNV	post chemotherapy nausea and vomiting
PICA	A. cerebelli inferior posterior
PLF	Perilymphfistel
p.o.	per os
PONV	postoperative nausea and vomiting
PVP	akute einseitige periphere Vestibulopathie
SHT	Schädelhirntrauma
Supp.	Suppositorium(ien)
Tbl.	Tablette(n)
TCM	Traditionelle Chinesische Therapie
TIA	transitorisch ischämische Attacke
Trpf.	Tropfen
VOR	vestibulookulärer Reflex
VOG	Videookulographie
VBI	vertebrobasiläre Insuffizienz
ZNS	Zentrales Nervensystem

Literatur und Abbildungsverzeichnis

18. **Literatur und Abbildungsverzeichnis**

Arab, S. F., et al.,2004. Inhibition of voltage-gated calcium currents in type II vestibular hair cells by cinnarizine. Naunyn Schmiedebergs Arch Pharmacol 369, 570-575.

Arnold, W. und Lamm, K., 2000. Kritische Analyse und neue Konzepte der Hörsturzbehandlung. Laryngorhinootologie 79, 622.

Baloh, R.W. und Halmagyi, G.M., 1996. Disorders of the Vestibular System. Oxford University Press, New York - Oxford.

Becker, W., Naumann, H. H. und Pfaltz, C. R, 1989. Hals-Nasen-Ohren-Heilkunde. Thieme, Stuttgart.

Belzl, H., 2004. Physiotherapie bei Beschwerden der Halswirbelsäule. In: Biesinger, E.und Iro, H. (Hrsg.), HNO-Praxis Heute. Springer, Berlin - Heidelberg - New York, S. 77-92.

Berlit, P., 1998. Isolierter Schwindel bei vertebrobasilärer Ischamie - gibt es das? HNO 46, 296-300.

Brandt, T., 2003a. Schwindel. In: Brandt, T., et al. (Hrsg.), Therapie und Verlauf neurologischer Erkrankungen. Kohlhammer, Stuttgart, S. 147-171.

Brandt, T., 2003b. Vertigo: its multisensory syndromes. Springer, London - Berlin - Heidelberg.

Brandt, T. und Daroff, R.B., 1980. Physical therapy for benign paroxysmal positional vertigo. Arch Otolaryngol 106, 484-485.

Brandt, T. und Büchele, W., 1983. Augenbewegungsstörungen. Klinik und Elektronystagmographie. Gustav Fischer, Stuttgart - New York.

Brandt, T., Dietrich, M. und Strupp, M., 2004. Vertigo. Leitsymptom Schwindel. Steinkopff, Darmstadt.

Büttner, U., 1999. Vestibular dysfunction and its therapy. Karger, Basel - Freiburg - Paris.

Cawthorne, T., 1946. Vestibular injuries. Proc R Soc Med 39, 270-273.

Claes, J. und Van de Heyning, P.H., 2000. A review of medical treatment for Meniere's disease. Acta Otolaryngol Suppl 544, 34-39.

Claussen, C.F., 1975. Therapie bei Schwindel. Edition, Hamburg - Neu Isenburg.

Claussen, C.F. und Claussen, E., 1988. Antivertiginöse Wirkung von Vitamin B 6 beim experimentellen, durch Minocyclin ausgelösten Schwindel des Menschen. Arzneimittelforschung 38, 396-399.

Claussen, C.F. und Kirtane, M.V., 1992. Randomisierte Doppelblindstudie zur Wirkung von Rökan bei Schwindel und Gangsicherheit des älteren Menschen. In: Diehm, C.und Müller, D. (Hrsg.), Rökan. Ginkgo biloba

EGb 761. Springer, Berlin - Heidelberg - New York, S. 183-192.

Cogan, D. G., 1968. Down-beat nystagmus. Arch Ophthalmol 80, 757-768.

Cooksey, F.S., 1946. Rehabilitation in vestibular injuries. Proc R Soc Med 39, 273-275.

Curthoys, I.S. und Halmagyi, G.M., 1999. Vestibular compensation. In: Büttner, U. (Hrsg.), Vestibular dysfunction and its therapy. Karger, Basel - Freiburg - Paris, S. 82-110.

Desmond, A.L., 2004. Vestibular functions: Evaluation and treatment. Thieme, New York - Stuttgart.

Dieterich, M., 2002. Vaskulärer Schwindel. Nervenarzt 73, 1133-1143.

Dieterich, M., 2004. Paroxysmaler Schwindel. In: Schmitz, B. und Tettenborn, B. (Hrsg.), Paroxysmale Störungen in der Neurologie. Springer, Berlin - Heidelberg - New York, S. 88-108.

Dieterich, M. und Eckhardt-Henn, A., 2004. Neurologische und somatoforme Schwindelsyndrome. Nervenarzt 75, 281-302.

Dorsey, C.W., 1949. The use of pyridoxine and suprarenal cortex combined in the treatment of nausea and vomiting of pregnancy. Am J Obstet Gynecol 58, 1073-1078.

Drechsler, S. und Färber, L., 2001. Serotonin$_3$-Rezeptorantagonisten. Pharmakologie und klinische Anwendung. Uni-Med, Bremen - London - Boston.

Düwel, P., Walther, L.E., Ilgner, J. und Westhofen, M., 2005. Differenzierung von Bogengangs- und Otolithenfunktionsstörungen im zeitlichen Verlauf des M. Menière. Laryngorhinootologie 84, 589-593.

Eckhardt-Henn, A., Hoffmann, S.O., Tettenborn, B., Thomalske, C. und Hopf, H.C., 1997. "Phobischer Schwankschwindel". Eine weitere Differenzierung psychogener Schwindelzustände erscheint erforderlich. Nervenarzt 68, 806-812.

Ernst, A., Meyer-Holz, J. und Weller, E., 1998. Manuelle Medizin an der Halswirbelsäule. Chirodiagnostik und -therapie. Thieme, Stuttgart - New York.

Ernst, E., 1989. Hämorheologie. Theorie, Klinik, Therapie. Schattauer, Stuttgart - New York.

Fleck, C., 2000. Die Schwindeltablette - nur ein Tablettenschwindel? Schwindel aus pharmakologischer Sicht. Z Ärztl Fortbild Qualitätssich 94, 501-507.

Förster, W., 1984. Mittel bei Erkrankungen des Ösophagus, Magens und Duodenums. In: Förster, W., et al. (Hrsg.), Allgemeinmedizinische Arzneitherapie. Klinisch-pharmakologische Hinweise für die Praxis. S. Hirzel, Leipzig, S. 298-307.

Frenzel, H., 1955. Spontan- und Provokationsnystagmus als Krankheitssymptom. Springer, Berlin.

Fukushima, M., et al., 2004. Changes in aquaporin expression in the inner ear of the rat after i.p. injection of steroids. Acta Otolaryngol Suppl, 13-18.

Füsgen, I., 1998. Vertigo - Schwindel. MMV Medien & Medizin Verlag, München.

Ganzer, U., 2004. Leitlinie "Hörsturz". Konsensbericht im Auftrag des Präsidiums der Deutschen Gesellschaft für Hals-Nasen-Ohren-Heilkunde, Kopf- und Hals-Chirurgie. HNO Informationen 29, 302-308.

Gerlach, R. und Bickel, A., 2005. Fallbuch Neurologie. Thieme, Stuttgart - New York.

Gleditsch, J., 1997. Akupunktur in der Hals-Nasen-Ohrenheilkunde. Hippokrates, Stuttgart.

Goebel, J.A., 2001. Practical management of the dizzy patient. Lippincott Williams & Williams, Philadelphia - Baltimore - New York.

Gold, R., et al., 2005. Neue Erkenntnisse zur Pathogenese der multiplen Sklerose. Potenzial für die Erweiterung der therapeutischen Optionen. Dt Ärztebl 102, A 1204-1210.

Greten, J., 2004. Kursbuch Traditionelle Chinesische Medizin. TCM verstehen und richtig anwenden. Thieme, Stuttgart - New York.

Haid, C.T., 1990. Vestibularisprüfung und vestibuläre Erkrankungen. Springer, Berlin - Heidelberg - New York.

Haid, C.T., Hofferberth, B. und Hortmann, G., 1997. Schwindel und Gleichgewichtsstörungen. Ullstein Mosby, Wiesbaden.

Halmagyi, G.M. und Curthoys, I.S., 1988. A clinical sign of canal paresis. Arch Neurol 45, 737-739.

Hamann, K.-F., 1987. Training gegen Schwindel. Springer, Berlin - Heidelberg - New York.

Hamann, K.-F., 1994a. Therapieplan bei Schwindel. In: Stoll, W. (Hrsg.), Schwindel und schwindelbegleitende Symptome. Springer, Wien - New York, S. 103-108.

Hamann, K.-F., 1994b. Physiologie und Pathophysiologie des vestibulären Systems. In: Naumann, H.H., et al. (Hrsg.), Oto-Rhino-Laryngologie in Klinik und Praxis. Thieme, Stuttgart - New York, S. 260-297.

Hamann, K.-F. und Arnold, W., 1999. Menière's disease. In: Büttner, U. (Hrsg.), Vestibular dysfunction and its therapy. Karger, Basel - Freiburg - Paris, S. 137-168.

Helms, J., 1996. Chirurgie an Labyrinth und inneren Gehörgang bei Gleichgewichtsstörungen. In: Helms, J., et al. (Hrsg.), Kopf- und Hals-Chirurgie. Thieme, Stuttgart - New York, S. 277-300.

Herdmann, S.J., 2000. Vestibular rehabilitation. F. A. Davis, Philadelphia.

Herrschaft, H., 2001. Antidementiva in der Praxis. Pharmakologie, Indikationen, Therapie. Uni-Med, Bremen - London - Boston.

Hofferberth, B., 2003. Pathophysiologie und Klinik zentral-vestibulärer Erkrankungen. In: Haid, C.T. (Hrsg.), Schwindel aus interdisziplinärer Sicht. Thieme, Stuttgart - New York, S. 199-205.

Hülse, M., 1983. Die zervikalen Gleichgewichtsstörungen. Springer, Berlin - Heidelberg - New York.

Hülse, M., 2005. Der vertebragene Schwindel. In: Biesinger, E. und Iro, H. (Hrsg.), HNO-Praxis Heute. Springer, Berlin - Heidelberg - New York, S. 77-98.

Hülse, M. und Hölzl, M., 2000. Vestibulospinale Reaktionen bei der zervikogenen Gleichgewichtsstörung. Die zervikogene Unsicherheit. HNO 48, 295-301.

Iro, H., et al., 2001. Chirurgische Therapieoptionen bei Schwindel. In: Stoll, W. (Hrsg.), Vestibuläre Erkrankungen. Eine interdisziplinäre Herausforderung. Thieme, Stuttgart - New York, S. 77-82.

Jäger, L., Strupp, M., Brandt, T. und Reiser, M., 1997. Bildgebung von Labyrinth und Nervus vestibularis. Klinische Bedeutung für die Differenzialdiagnose vestibulärer Erkrankungen. Nervenarzt 68, 443-458.

Jahnke, K., 1994. Entzündliche Erkrankungen des Innenohres. In: Naumann, H.H., et al. (Hrsg.), Oto-Rhino-Laryngologie in Klinik und Praxis. Thieme, Stuttgart - New York, S. 747-757.

James, A.L. und Burton, M.J., 2001. Betahistine for Meniere's disease or syndrome. Cochrane Database Syst Rev, CD001873.

Jannetta, P.J., Moller, M.B., Moller, A.R. und Sekhar, L.N., 1986. Neurosurgical treatment of vertigo by microvascular decompression of the eighth cranial nerve. Clin Neurosurg 33, 645-665.

Kaiser, H. und Kley, H.K., 2002. Cortisontherapie. Corticoide in Klinik und Praxis. Thieme, Stuttgart - New York.

Lamm, K., 1992. Experimentelle Untersuchungen zur Durchblutung und Sauerstoffversorgung des Innenohres, Klinikum rechts der Isar. Technische Universität, Habil., München.

Lamm, K., 1999. Ist eine durchblutungsfördernde Therapie bei cochleo-vestibulären Funktionsstörungen wirksam? HNO 47, 155-156.

Lamm, K. und Arnold, W., 1999. How useful is corticosteroid treatment in cochlear disorders? Otorhinolaryngol Nova 9, 203-216.

Lange, G., Mann, W. und Maurer, J., 2003. Intratympanale Intervalltherapie des Morbus Menière mit Gentamycin unter Erhalt der Kochleafunktion. HNO 51, 898-902.

Lempert, T. und Neuhauser, H., 2001. Vestibulärer Schwindel als Symptom der Migräne. Med Klin (München) 96, 475-479.

Maurer, J., 1999. Neurootologie. Mit Schwerpunkt Untersuchungstechniken. Thieme, Stuttgart - New York.

Michel, O., 1994. Der Hörsturz. Thieme, Stuttgart - New York.

Michel, O., 1998. Morbus Menière und verwandte Gleichgewichtsstörungen. Thieme, Stuttgart - New York.

Michel, O., 2002. Hals-Nasen-Ohren-Krankheiten (einschließlich Kopf- und Halschirurgie). In: Kaiser, H. und Kley, H.K. (Hrsg.), Cortisontherapie. Corticoide in Klinik und Praxis. Thieme, Stuttgart - New York, S. 477-500.

Michel, O., et al., 2000. Das antiphlogistisch-rheologische Infusionsschema nach Stennert in der Behandlung von kochleovestibularen Störungen. HNO 48, 182-188.

Milewski, C., Dornhoffer, J. und DeMeester, C., 1995. Möglichkeiten des Hörerhalts bei Labyrinth-Fisteln von unterschiedlichem Schweregrad. Laryngorhinootologie 74, 408-412.

Minor, L.B., Solomon, D., Zinreich, J.S. und Zee, D.S., 1998. Sound- and/or pressure-induced vertigo due to bone dehiscence of the superior semicircular canal. Arch Otolaryngol Head Neck Surg 124, 249-258.

Moller, M.B., Moller, A.R., Jannetta, P.J., Jho, H.D. und Sekhar, L.N., 1993. Microvascular decompression of the eighth nerve in patients with disabling positional vertigo: selection criteria and operative results in 207 patients. Acta Neurochir 125, 75-82.

Mowrey, D.B., 1982. Motion sickness, ginger and psychophysics. Lancet I, 655-657.

Murai, N., Tsuji, J., Ito, J., Mishina, M. und Hirano, T., 2004. Vestibular compensation in glutamate receptor delta-2 subunit knockout mice: dynamic property of vestibulo-ocular reflex. Eur Arch Otorhinolaryngol 261, 82-86.

Naumann, H.H. und Scherer, H., 1998. Differenzialdiagnostik in der Hals-Nasen-Ohrenheilkunde. Symptome - Syndrome - Grenzgebiete. Thieme, Stuttgart - New York.

Nawroth, P. und Lasch, H.G., 1999. Vaskuläre Medizin systematisch. Uni-Med, Bremen - London - Boston.

Neuhauser, H., Leopold, M., von Brevern, M., Arnold, G. und Lempert, T., 2001. The interrelations of migraine, vertigo, and migrainous vertigo. Neurology 56, 436-441.

Nikolaus, T., 2005. Gang, Gleichgewicht und Stürze. Dtsch Med Wochenschr 130, 957-964.

Novotny, M. und Kostrica, R., 2002. Fixed combination of cinnarizine and dimenhydrinate versus betahistine dimesylate in the treatment of Meniere's disease: a randomized, double-blind, parallel group clinical study. Int Tinnitus J 8, 115-123.

Oosterveld, W.J., 1991. Das histaminerge System und vestibuläre Störungen. Oslo Scandinavian University Press/Duphar Pharma, Oslo/Hannover.

Pausch, N.C., Reiß, M. und Reiß, G., 2001. Hörsturz. Krankheitsbild und Therapie. Med Monatsschr Pharm 24, 154-159.

Pausch, N.C., Reiß, M. und Reiß, G., 2002. Therapie von Erkrankungen des Mittelohrs. Med Monatsschr Pharm 25, 266-273.

Plontke, S., 2005. Gestörtes Hören. Konservative Verfahren. Laryngorhinootologie 84 Suppl 1, S1-S36.

Probst, R., et al., 1992. A randomized, double-blind, placebo-controlled study of dextran/pentoxifylline medication in acute acoustic trauma and sudden hearing loss. Acta Otolaryngol 112, 435-443.

Reiß, M. und Reiß, G., 2003a. Morbus Menière - Diagnostik und Therapie. Med Monatsschr Pharm 26, 239-246.

Reiß, M. und Reiß, G., 2003b. Ototoxizität von Aminoglykosidantibiotika. Schweiz Rundsch Med Prax 92, 127-133.

Rote-Liste-Service, 2005. Rote Liste 2005. ECV - Editio Cantor Verlag, Aulendorf.

Salles, N., Kressig, R.W. und Michel, J.P., 2003. Management of chronic dizziness in elderly people. Z Gerontol Geriatr 36, 10-15.

Sampson, W.I., 2003. Homeopathic vs conventional treatment of vertigo. Arch Otolaryngol Head Neck Surg 129, 497-498.

Schaaf, H., 2004. Morbus Menière. Ein psychosomatisch orientierter Leitfaden. Springer, Berlin - Heidelberg - New York.

Schaaf, H. und Hesse, G., 2003. Multifaktorielles Schwindelgeschehen. Komplexes überwiegend psychogenes ("menièreiformes") Schwindelgeschehen, angestoßen durch einen benignen paroxysmalen Lagerungsschwindel. HNO 51, 61-63.

Scherer, H., 1997. Das Gleichgewicht. Springer, Berlin - Heidelberg - New York.

Scherer, H., Helling, K. und Watanabe, S., 2001. Zur Pathogenese der sog. Neuropathia vestibularis - Experimente an der Ampulle. In: Stoll, W. (Hrsg.), Vestibuläre Erkrankungen. Eine interdisziplinäre Herausforderung. Thieme, Stuttgart - New York, S. 16-22.

Schmäl, F., 2003. Episodisch auftretendes Schwindelgefühl. HNO 51, 845-859.

Schmäl, F. und Stoll, W., 2002. Diagnostik und Therapie des benignen paroxysmalen Lagerungsschwindels. Laryngorhinootologie 81, 368-380.

Schmäl, F. und Stoll, W., 2003. Medikamentöse Schwindeltherapie. Laryngorhinootologie 82, 44-66.

Schmäl, F., Nieschalk, M., Nessel, E. und Stoll, W., 2001. Tipps und Tricks für den Hals-Nasen-Ohrenarzt. Problemlösungen von A bis Z. Springer, Berlin - Heidelberg - New York.

Schneider, D. und Richling, F., 2005. Arzneimittel A-Z. Thieme, Stuttgart - New York.

Scholtz, A.W. und Schrott-Fischer, A., 2001. Neurotransmission in den vestibulären Endorganen. In: Stoll, W. (Hrsg.), Vestibuläre Erkrankungen. Eine interdisziplinäre Herausforderung. Thieme, Stuttgart - New York, S. 30-38.

Schuknecht, H. F., 1969. Cupulolithiasis. Arch Otolaryngol 90, 765-78.

Shepard, N.T. und Telian, S.A., 1996. Practical management of the balance disorder patient. Singular Publishing Group, San Diego - London.

Smith, P.F., 2000. Pharmacology of the vestibular system. Curr Opin Neurol 13, 31-37.

Spurk, P., Dehnert, H.G. und Angelkort, B., 1991. Hämorheologische Therapie des asystematischen Schwindels. Vasa Suppl 33, 169-170.

Stennert, E., 1979. Bell's palsy - a new concept of treatment. Arch Otorhinolaryngol 225, 265-268.

Stoll, W., 1998. Differenzialdiagnose Schwindel. Springer, Berlin - Heidelberg - New York.

Stoll, W., Most, E. und Tegenthoff, M., 2004. Schwindel und Gleichgewichtsstörungen. Diagnostik, Klinik, Therapie, Begutachtung. Ein interdisziplinärer Leitfaden für die Praxis. Thieme, Stuttgart - New York.

Stone, H.E., 2004. Vertigo: a practical approach. Emerg Med Australas 16, 13-16.

Strupp, M. und Brandt, T., 1999. Vestibular neuritis. In: Büttner, U. (Hrsg.), Vestibular dysfunction and its therapy. Karger, Basel - Freiburg - Paris, S. 111-136.

Strupp, M., Arbusow, V. und Brandt, T., 2001. Exercise and drug therapy alter recovery from labyrinth lesion in humans. Ann N Y Acad Sci 942, 79-94.

Strupp, M., et al., 2000. "Innere Perilymphfistel" des anterioren Bogengangs. Ein neues Krankheitsbild mit rezidivierenden Schwindelattacken. Nervenarzt 71, 138-142.

Strupp, M., et al., 2004. Methylprednisolone, valacyclovir, or the combination for vestibular neuritis. N Engl J Med 351, 354-361.

Suckfüll, M., et al., 2003. Diagnostik, Klinik und Therapie des Hörsturzes. Uni-Med, Bremen - London - Boston.

Thömke, F., 2001. Augenbewegungsstörungen. Ein klinischer Leitfaden. Thieme, Stuttgart - New York.

Vogel, F. und Scholz, H., 2002. Rationaler Einsatz oraler Antibiotika bei Erwachsenen. Chemotherapie J 11, 47-58.

von Brevern, M. und Lempert, T., 2004. Benigner paroxysmaler Lagerungsschwindel. Nervenarzt 75, 1027-1035; 1036-1027.

von Brevern, M., Arnold, G. und Lempert, T., 2004. Migräneschwindel. Schmerz 18, 411-414.

von Deuster, C. und Schubert, C., 1994. Medizinhistorische Daten zur Oto-Rhino-Laryngologie (tabellarisch). In: Naumann, H.H., et al. (Hrsg.), Oto-Rhino-Laryngologie in Klinik und Praxis. Thieme, Stuttgart - New York, S. 921-932.

Waldfahrer, F. und Iro, H., 2003. Medikamentöse Therapie bei Schwindel. In: Haid, C.T. (Hrsg.), Schwindel aus interdisziplinärer Sicht. Thieme, Stuttgart - New York, S. 206-216.

Waldfahrer, F., Finke, C. und Iro, H., 2001. Aktuelle Aspekte der medikamentösen Schwindeltherapie. In: Stoll, W. (Hrsg.), Vestibuläre Erkrankungen. Eine interdisziplinäre Herausforderung. Thieme, Stuttgart - New York, S. 98-107.

Waldvogel, H.H., 1995. Antiemetische Therapie. Nausea und Emesis. Thieme, Stuttgart - New York.

Walther, L.E., 2005. Wiederherstellende Verfahren bei gestörtem Gleichgewicht. Laryngorhinootologie 84 Suppl 1, S70-91.

Walther, L.E. und Beleites, E., 2001. Gesellschaftspolitische Überlegungen zum Thema "Schwindel". In: Stoll, W. (Hrsg.), Vestibuläre Erkrankungen. Eine interdisziplinäre Herausforderung. Thieme, Stuttgart - New York, S. 1-13.

Wiesenauer, M., 1995. HNO-ärztliche und allergologische Praxis der Homöopathie. Hippokrates, Stuttgart.

Wutzler, P., Gross, G. und Doerr, H.W., 2003. Antivirale Therapie des Zoster: Frühzeitige Behandlung entscheidend für den Therapieerfolg. Dt Ärztebl 100, A858-A860.

Zanetti, D., Civiero, N., Balzanelli, C., Tonini, M. und Antonelli, A.R., 2004. Improvement of vestibular compensation by Levo-sulpiride in acute unilateral labyrinthine dysfunction. Acta Otorhinolaryngol Ital 24, 49-57.

Zenner, S., 1993. Die antihomotoxische Therapie von Schwindel verschiedener Genese. Aurelia-Verlag, Baden-Baden.

Index

Neurologische Fachliteratur von UNI-MED...

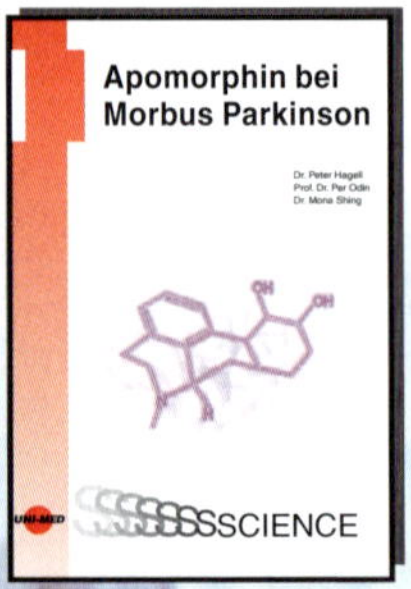

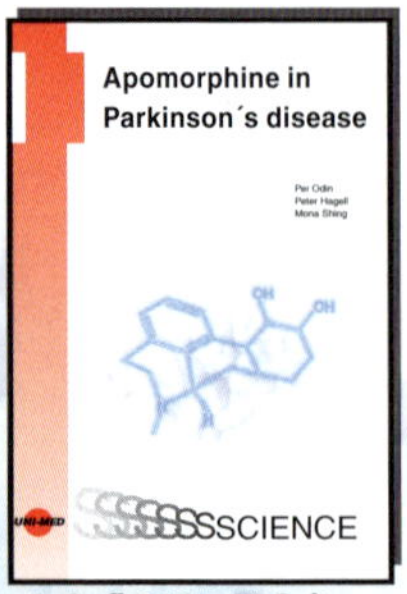

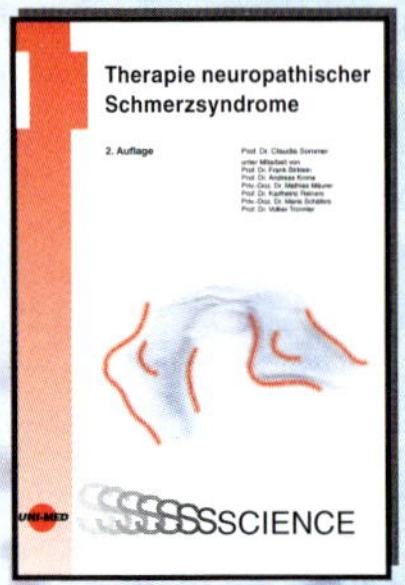

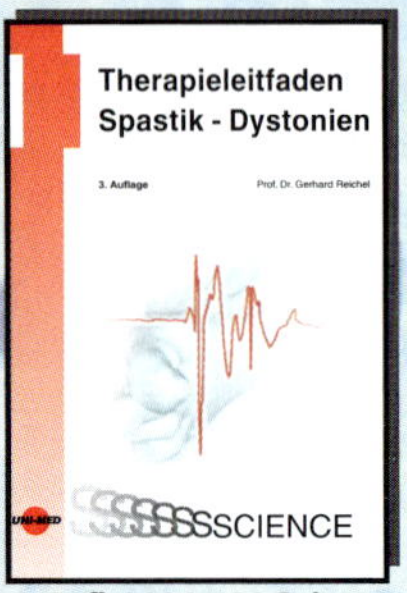

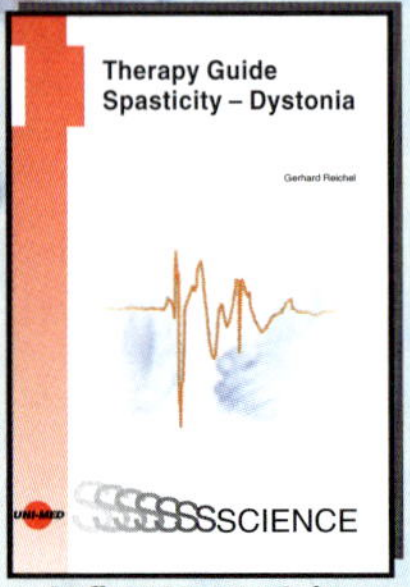

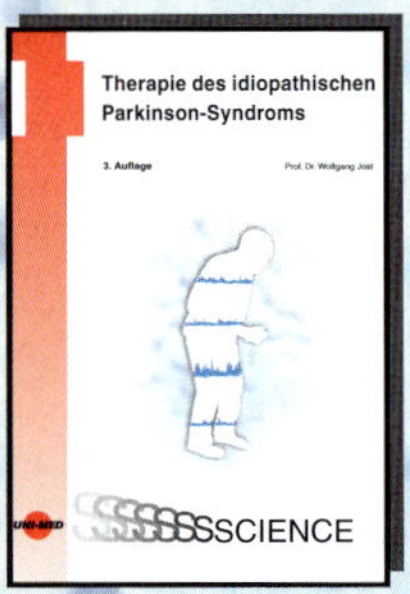

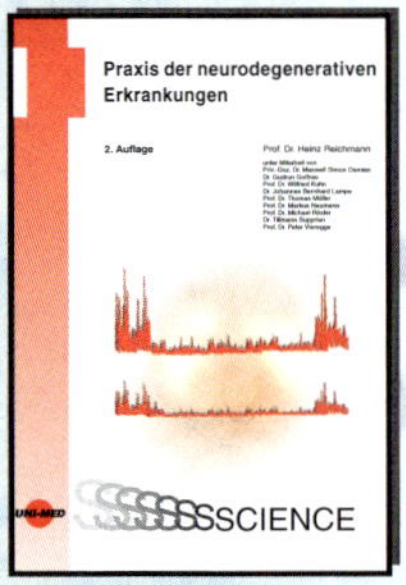

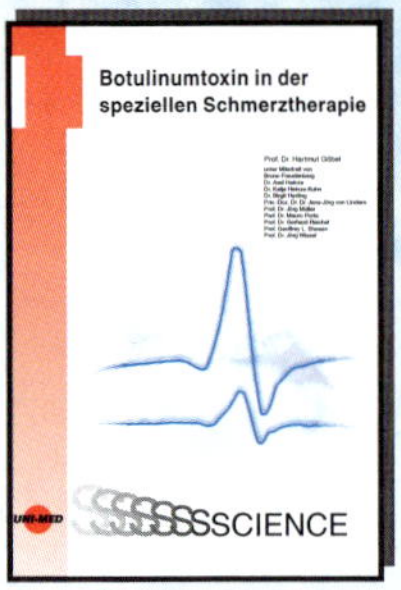

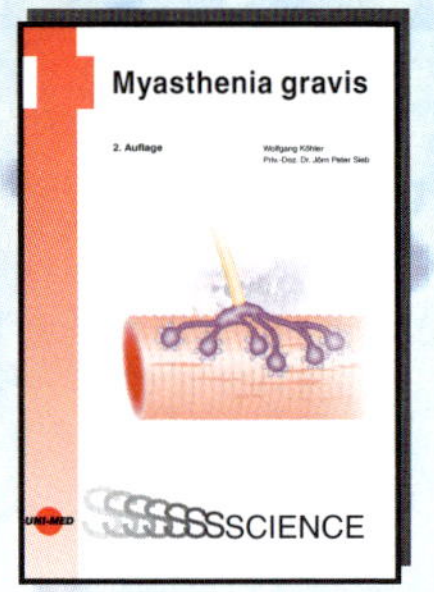

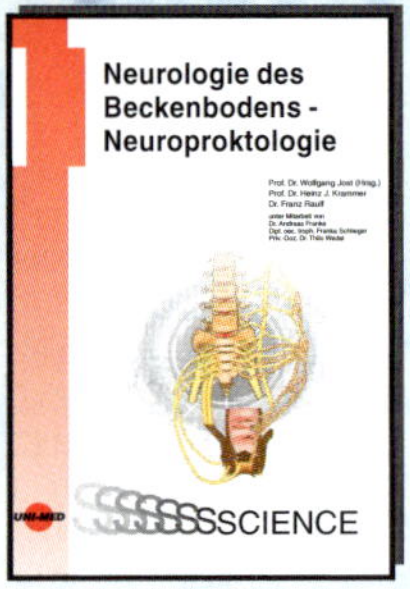

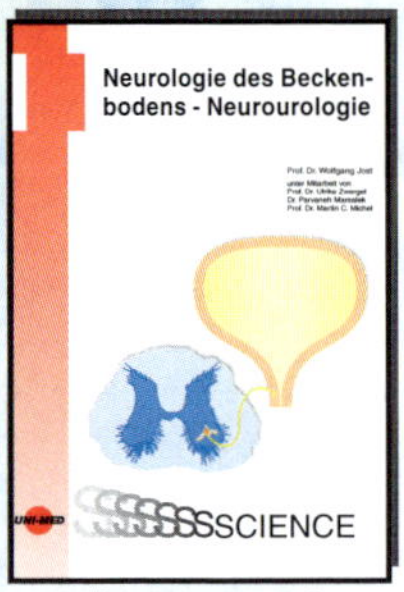

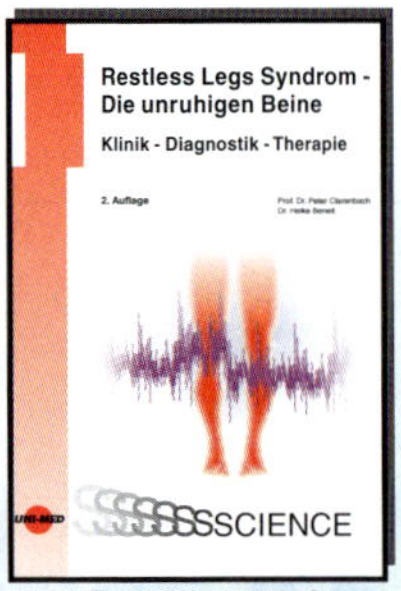

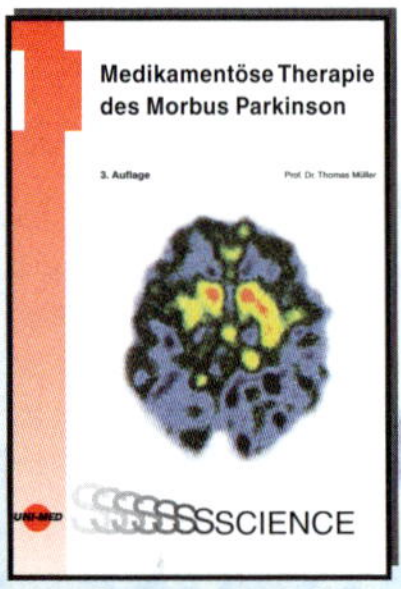

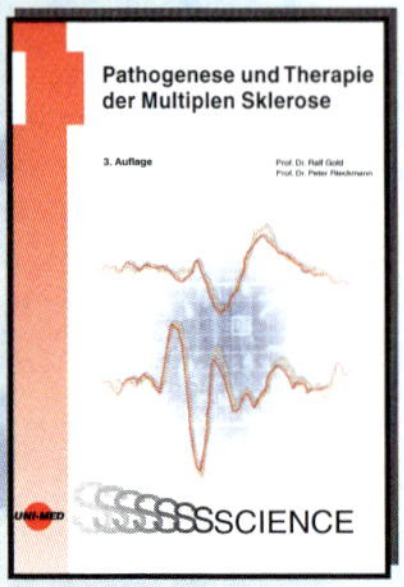

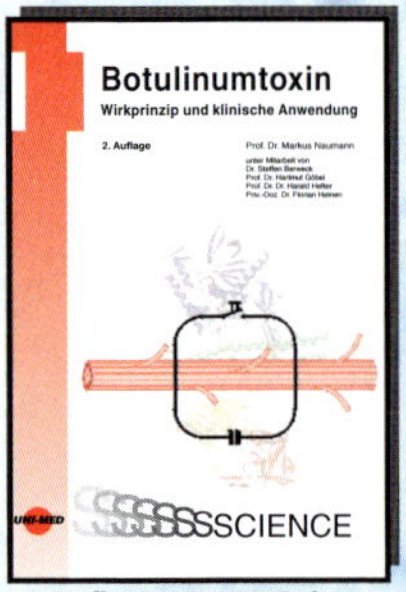

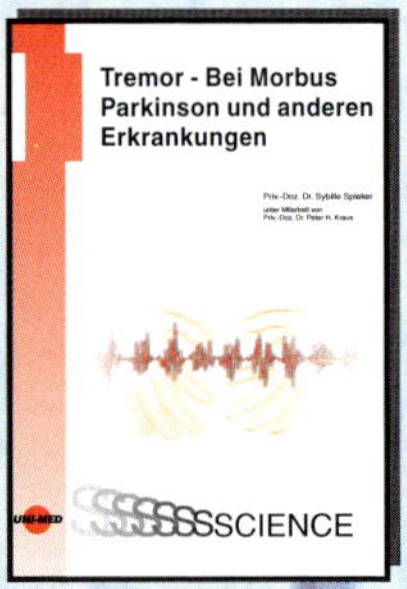

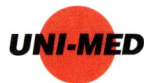